食品の腐敗と微生物

Food Spoilage and Microbes

東京家政大学生活科学研究所所長
編著者　藤井建夫
Tateo Fujii

執筆者一覧（五十音順）

■編著者

藤 井 建 夫　東京家政大学　特任教授　生活科学研究所　所長

■執筆者

泉　　秀実　近畿大学　生物理工学部　食品安全工学科　教授
上田　成子　女子栄養大学　栄養学部　教授
上門　英明　(株)明治　研究本部　技術開発研究所　課長
木村　　凡　東京海洋大学　海洋科学部　食品生産科学科　教授
後藤　慶一　三井農林(株)食品総合研究所　品質技術研究室　室長
小西　良子　国立医薬品食品衛生研究所　衛生微生物部長
駒木　　勝　(社)日本缶詰協会 常務理事　研究所長
指原　信廣　キユーピー(株)研究所　食品安全技術センター　上席研究員
佐藤　　順　東洋大学　生命科学部　食環境科学科　准教授
鮫島　　隆　プリマハム(株)基礎研究所　所長
土戸　哲明　関西大学　化学生命工学部　生命・生物工学科　教授
野﨑　一彦　アサマ化成(株)研究部長　兼　第二研究室長
深尾　　正　日本新薬(株)機能食品カンパニー　食品開発研究所　開発第三課長
日佐　和夫　東京海洋大学大学院　食品流通安全管理専攻　教授
宮尾　茂雄　東京家政大学　短期大学部　栄養科　教授
矢野　俊博　石川県立大学　生物資源環境学部　食品科学科　教授
山本　　泰　東京農業大学　名誉教授

は し が き

食品と微生物のかかわりは，人にとって有用な面と有害な面の２つに分けることができる．研究の分野でいえば，発酵・醸造など微生物利用に関する分野と腐敗・食中毒など微生物の制御に関する分野ということになる．このうち，前者については，わが国では味噌，醤油，清酒，納豆，漬物など多様な発酵食品に恵まれてきたこともあって，古くから盛んに研究が行われてきた．それに対して，後者の腐敗・食中毒に関する研究は相対的に地味に思われる．前者は人に役立つものを作り出すという点で前向きであるのに比べ，後者は非生産的で防御が目的であることから思えばやむを得ぬことであったかもしれない．

腐敗と食中毒に関する研究分野はまとめて食品衛生学と呼ばれることもあるが，両者ではかなり事情が異なる部分がある．食中毒の方は人に直接的な危害を及ぼすという意味で重要であり，最近では特に1996年のO 157事件以降，大規模食中毒が続発していることもあり，社会的に関心が高い問題である．一方，腐敗は直接病気を起こすようなことがほとんどないためか，食糧難で，低温保蔵法も普及していなかった戦後の一時期を除けば研究者の関心は低くその数も少ない．食品微生物に関する出版物を概観しても，発酵食品や食中毒関係の微生物に関しては大部の成書がいくつも刊行されているのに対し，腐敗微生物に関しては最近のものはほとんど見当たらない．しかし腐敗は多くの食品では必ず起こる問題であり，食糧の廃棄や顧客からの苦情の原因ともなるため，食品メーカーでは日常的にその対策に苦慮しているところである．また消費期限設定の関係でも重要課題の１つであることに相違ない．

本書は，そのような状況を踏まえ，とくに腐敗とその制御に関する最新の研究成果を整理・集大成した成書が必要であると考え，上梓するものである．その内容は以下の４章からなっている．

第１章　食品と微生物

第２章　食品における微生物の挙動

第３章　食品の保蔵法

第４章　食品の微生物学的品質・衛生管理

まず第１章では腐敗と食品保蔵の考え方を述べ，第２章では食品ごとに腐敗微生物の特徴・制御法と規格基準などを，第３章では代表的な保蔵法を概説した．また第４章では品質・衛生管理という観点からHACCPとISO 22000について解説を加えた．このうち第２章では，食品の微生物制御の理解には食品自体についての知識が不可欠と考え，はじめに各種食品の特徴や製造法などにも触れた．また，本書の主人公は腐敗微生物であるが，食品ごとに関連する食中毒微生物についても要点を記述するようにした．一方，食品微生物の全般的な記述については，清水潮先生が精力的にまとめられた『食品微生物の科学』（幸書房）があるので，それとの重複を避けた．

執筆に当たっては食品製造や食品微生物研究の第一線でご活躍の先生方に参加していただき，最新の情報をできるだけ取り入れて論考していただくようお願いした．その趣旨をご理解いただき，ご執筆下さった各位に厚くお礼申し上げたい．

本書が大学や短大，専門学校などの学生，食品関係の研究者・技術者のみならず，この方面に関心を持たれる一般消費者や食品関連企業に携わる方々にも広く利用され，少しでもご参考になることを願っている．

本書の内容，構成についてはかなり入念に検討したつもりであるが，未だ不十分な点があるかもしれず，お気づきの点をご教示賜れば幸いである．

最後に，本書の企画・刊行に当たっては，(株)幸書房の夏野雅博氏に多大なご援助をいただいた．厚くお礼申し上げる次第である．

2012年3月

藤井 建夫

目　　次

食品の腐敗と微生物

Food Spoilage and Microbes

第１章　食品と微生物

第１章　食品と微生物

1.1　食品と微生物の関わり

微生物はわれわれの生活圏のあらゆるところに存在しているので，食品にはその原料の段階から多種類の微生物が付着している．植物では特に根や表皮の部分に，家畜や魚介類では主に表皮や消化管内などに多数の微生物が存在しているが，それらは植物の収穫後や動物の死後，それぞれの増殖条件に適合したものが増殖し動植物の体成分を分解し始めることになる．また，食品の加工工程や貯蔵工程においても，食品は原料由来の微生物だけでなく，製造器具や従事者，作業環境などに由来する微生物の影響を受ける．

食品と微生物の関わりは，微生物がわれわれに有害に働く場合と，有益に働く場合の２つに大別して考えることができる．前者の例としては，① 生鮮食品やその加工品の腐敗・変敗，② パン，干物（ひもの）などにおける発黴（発カビ），③ 食品由来の微生物による食中毒が挙げられる．いずれも原料にもともと付いていたり，加工・流通工程で付着した様々な微生物によって起こる問題である．

一方，後者の有益な例としては，① カビや酵母，乳酸菌などの微生物を利用した発酵食品，② 微生物による食品加工用素材や加工用酵素の生産，③ 微生物タンパクとしての利用などがある．農畜産の発酵食品には味噌，醤油，納豆，清酒，ヨーグルト，漬物などのようによく知られているものが多い．微生物を用いた加工用素材としてはアミノ酸や核酸調味料，有機酸などが代表的な例であり，また食品加工用酵素としてはアミラーゼやプロテアーゼをはじめ多種類がある．微生物タンパクはSCP（single cell protein）ともいい，かつて石油タンパクと呼ばれたものと同じ考え方のもので，ヒトや動物が直接利用できない天然素材や農畜水産廃棄物を利用して微生物を培養し，その菌体タンパク質を回収して飼料や食料として用いようとするものである．

1.2　発酵，腐敗，食中毒の違い[1)]

食品における微生物作用のうち，発酵と腐敗，腐敗と食中毒の違いについて整理しておきたい．

発酵と腐敗はともに微生物の作用によるという点では共通している．そのうち，発酵は糖類が分解されて乳酸やアルコールなどが生成されるような場合がわかりやすい．一方，タンパク質やアミノ酸などの食品成分が分解され，硫化水素やアンモニアのような腐敗臭を生成し，最後には食べられなくなってしまう現象は腐敗と呼ばれる．それでは，糖類が分解される場合が発酵で，タンパク質やアミノ酸が分解される場合が腐敗かというと，そうではない．

腐敗はタンパク質を多く含む食品で顕著であるが，それだけでなく，米飯や野菜，果実類などでも普通にみられる．また原料が同じでも，蒸したダイズに枯草菌（こそうきん）を生やして納豆が作られる場合には発酵とよばれるが，煮豆に類似の微生物が増殖してネトが生じたりアンモニア臭がしたときは腐敗と呼ばれる．また，代謝産物の違いで発酵と腐敗が区別されるわけでもない．牛乳に乳酸が蓄積して凝固したものは，ある時は発酵と呼ばれ，ある時は腐敗と呼ばれる．それでは特定の菌群の違いによって区別されるのかというとそうでもない．同じ乳酸菌でもヨーグルトや味噌が作られる場合は発酵であるが，包装ハムなどでは腐敗の原因となり，清酒中で増殖する場合も火落ちといって腐敗を意味する．

発酵と腐敗という言葉は，結局，人間の価値基準によって便宜的に使い分けられているものであり，微生物自体の作用の面から区別されるものではない．一般に，食品に対する微生物作用のうち人間生活に有用な場合を発酵，逆に有害な場合を腐敗といっているのである．したがって，納豆やくさやのように腐敗臭と似た臭気を生じる場合でも，製造過程での微生物作用が有用と認められるのであれば発酵食品と呼ぶことができる．

食中毒（微生物性食中毒）も微生物の作用によるという点では腐敗と同じである．腐敗はいま述べたように，食品に微生物が増殖した結果，食品本来の味，香りなどが損なわれ食べられなくなる現象で，微生物の種類が特に限定されるわけではない．食品の成分や微生物の種類によって一様ではないが，このような変化が現れるためには普通は食品1g当たり10^7～10^8程度の菌数が必要である．一般に腐敗した食品を食べても下痢，嘔吐など特定の症状はみられない．

これに対して，食中毒は食品衛生上問題となる特定の病原微生物が食品中で増殖，または毒素を生産し，それを食べた人にその微生物特有の症状を起こすもので，腐敗を起こさない程度の菌数（少ない例では10^2/ヒト）によっても食中毒が起きる．これまでわが国で発生した微生物性食中毒はほとんどが細菌によるものであったが，最近は細菌以外にウイルス（ノロウイルスなど）や原虫（クリプトスポリジウムなど）も問題になっている．

1.3 腐敗微生物

食品にはさまざまな微生物が付着しているが，それらの微生物のすべてが腐敗に関与するわけではない．食品が置かれた環境条件（温度，気相など）や食品成分（栄養，塩分，pH，水分活性など）に適したものだけが増殖して優占し，適さないものは劣勢化する．しかし，優勢な微生物は食品成分を分解して増殖し，食品成分を変えてゆくので，その結果，周りの環境が自分自身に不利になると増殖できなくなり，代わってそれまで劣勢であった微生物の中で，新しい環境に適したものが優勢化することになる．このように多くの食品中では微生物叢が変遷しながら腐敗が進行する（図1.3.1）．これらの微生物の中で腐敗に主導的な役割を果たす微生物を腐敗微生物というが，それは必ずしも1種とは限らず，また数の上で優勢な微生物とは限らない．

腐敗微生物の来源については，① 家畜，魚介類，果実，野菜などの生物にもともと付着していた一次汚染微生物，② 加工流通の過程で二次的に汚染した微生物，の2つに整理することができる．このうち，一次汚染微生物は，農畜産食品ではその生育環境である土壌や空気中および腸内（動物の場合）の微生物の影響を，また水産食品では水圏や底土，魚の腸内の微生

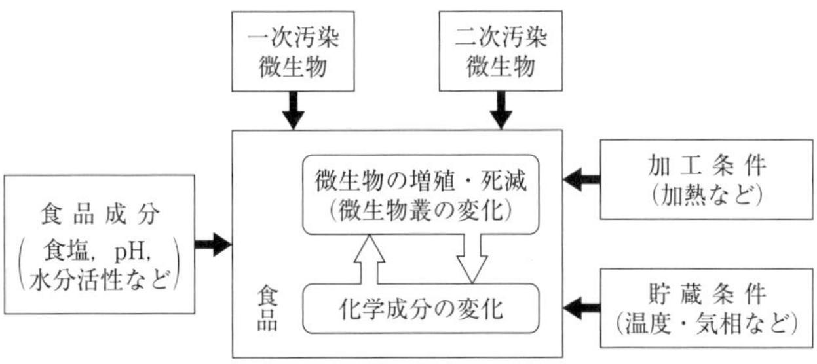

図1.3.1 食品の腐敗に及ぼす諸要因

物の影響を大きく受けるが，二次汚染微生物の範囲は特定しにくく，加工品の副原料を始め，工場の空気や用水，製造用機器などのほか，作業者の衣服や手指などに由来するものもある．

1.3.1 自然界における腐敗微生物の分布[2-4)]

大気中には地上や水面からほこりとともに舞い上がった細菌やカビの胞子が存在する．ただし，そこは栄養分に乏しく紫外線もあびるので，微生物にとっては積極的な生活圏ではない．大気中の微生物の数は場所や季節などによって異なり，細菌は都市部で $1m^3$ 当たり 10^3，農村部で 10^2 程度で，その多くは胞子形成グラム陽性菌である．カビ胞子は空気中に数千個以上いるといわれ，*Cladosporium* が 20～50%を占める．

土壌中の微生物を蛍光染色法により顕微鏡下で計数すると 1g 当たり 10^{10} 程度の微生物が観察される．その大部分は VBNC（viable but non-culturable）細菌と呼ばれ，生きているが培養できない菌群であり，これらは腐敗には関与しない．平板法により分離できるのは 10^5～10^8 程度で，水田土壌の例では，グラム陽性菌と陰性菌がほぼ半々で，陽性菌は *Bacillus* と *Corynebacterium* 属が，陰性菌では *Acinetobacter* や *Flavobacterium* が比較的多い．このほか低栄養細菌群も平板法で得られる菌数の数倍から数百倍存在する．

これに対し，海洋の微生物は *Pseudomonas, Alteromonas, Vibrio, Acinetobacter-Moraxella, Flavobacterium* などのグラム陰性菌が大部分で，低温性のものが多いのが特徴である．生菌数は沿岸域で 10^3～10^4/mL，外洋で 0.1～10/mL 程度である．これら水中にも多数の VBNC 細菌や低栄養細菌が存在するが，食品との関わりは少ない．河川や湖沼の主な細菌叢は *Acinetobacter-Moraxella, Enterobacteriaceae, Flavobacterium, Pseudomonas, Aeromonas* などで，その数は 10^1～10^5/mL 程度であるが，汚染水域では 10^7/mL に達することもある．

1.3.2 食品原料における腐敗微生物の分布[2,4-9)]

牛や豚などの家畜では，健全な場合には筋肉や血液中に微生物は存在しないが，体表には生活環境に由来する微生物が，また消化管内には嫌気性細菌（*Bacteroides* など）が 10^8～10^9/g，通性嫌気性菌（*Enterobacteriaceae* 科，*Lactobacillaceae* 科の細菌など）が 10^6～10^8/g 程度存在する．

健康な魚類の場合も筋肉や体液は無菌であるが，表皮や鰓（えら），消化管内には多数の細菌が存在している．その数は漁場や季節，魚種などによって違うが，一般に皮膚では 10^2～10^5/cm^2，鰓では 10^3～10^7/g，消化管（内容物）では 10^6～10^{10}/g である．魚の表皮に付着している細菌は生息水域のフローラを反映して *Pseudomonas, Alteromonas, Vibrio, Moraxella* などが主である．また消化管内の細菌は海産魚では *Vibrio* が，淡水魚では *Aeromonas* と腸内細菌科のものが多い．また一部の淡水魚では嫌気性の *Cetobacterium* や *Clostridium* が多数存在する．

野菜や果実の表皮には *Leuconostoc* や *Lactobacillus* などの乳酸菌のほか，*Corynebacterium, Bacillus,* 大腸菌群，*Micrococcus*，カビなどが付着している．レタスやキャベツでは表面から 1～2 葉目の生菌数が 10^4～10^7/g と多く，キュウリの表皮でも 10^5/g，ブドウでは 10^5/g の細菌がみられる．これらの数や種類は植物の種類や部位，生育環境などによっても異なる．

1.3.3 食品の加工工程における微生物汚染[1)]

食品は原料処理や加工工程中にもさまざまな原因によって二次汚染を受ける．

給食原材料の汚染状況を調べた結果では，表 1.3.1[10)] に示すように，食肉類の一般生菌数は他の食材に比べて高く，ほとんどが 10^5～10^6/g で，60 試料中 13 試料は 10^7/g を超える汚染状況であった．

魚介類や食肉，食鳥肉などでは特に腸の除去工程および冷却工程での微生物汚染が著しい．

表 1.3.1 給食原材料の汚染状況（一般生菌数）[10)]

検体名	学校給食（cfu/g）								事業所給食（cfu/g）							
	供試数	$<10^2$	10^2	10^3	10^4	10^5	10^6	10^7	供試数	$<10^2$	10^2	10^3	10^4	10^5	10^6	10^7
食肉類	32				1	10	16	5	28				3	9	8	8
食肉加工品	3			2	1				7		1	2		1	2	1
魚介類	8				2	4	2		11				4	1	4	2
魚介加工品	4		2	2					8	1		6	1			
冷凍食品	5	1	1		1	1	1		3			1		1	1	
野菜類	66	7	4	5	11	19	14	6	59	2	3	6	6	16	14	12
その他	10	2	3		1	2	2		23		5	8	3	5	2	
計	128	10	10	9	17	36	35	11	139	3	9	23	17	33	31	23
（%）		(7.8)	(7.8)	(7.0)	(13.3)	(28.1)	(27.3)	(8.6)		(2.2)	(6.5)	(16.5)	(12.2)	(23.7)	(22.3)	(16.5)

表 1.3.2 かまぼこ製造工程における一般生菌数および大腸菌群数[11, 12)]

試料	一般生菌数	大腸菌群数
冷凍すり身（A，B 社）	2.0×10^5 ～ 3.0×10^5	3.6×10^3 ～ 4.2×10^3
（D ～ F 社）	7.5×10^5 ～ 7.5×10^7	
刻みカニ足風かまぼこ		
一次裁断後製品（C 社）	1.8×10^3 ～ 4.1×10^3	陰性～ 1.5×10^2
最終製品（A ～ C 社）	2.6×10^2 ～ 1.1×10^6	陰性～ 2.3×10^2
作業員の手指（A ～ C 社）	陰性～ 1.6×10^7	陰性～ 2.2×10^6
床（A ～ C 社）	陰性～ 5.9×10^7	陰性～ 9.5×10^5
裁断後の刃（B，C 社）	2.5×10^1 ～ 2.7×10^4	陰性～ 1.1×10^2
ベルトコンベア（A ～ C 社）	陰性～ 5.9×10^7	陰性～ 9.0×10^1
製品収集コンテナ（C 社）	4.9×10^3 ～ 1.9×10^5	陰性～ 5.5×10^1
計量台（C 社）	2.0×10^3 ～ 1.9×10^5	陰性

器具などの拭き取りは原則として $25\times25\text{cm}^2$ 当たり，その他は 1g 当たり．

同じ冷凍調理食品でも，ハンバーグのように製造工程中に加熱工程のあるものでは，加熱により殺菌が行われるため，それ以前の微生物汚染が製品の微生物学的品質に影響を与えることは少ないが，凍結前未加熱のエビフライのような製品では，原料由来の一次汚染の程度によって製品の菌数レベルが決まってしまうので原料の品質管理が特に重要となる．

加工工程中の器具の付着菌は，作業開始時には少数でも，作業中に付いたわずかな食品成分を栄養として増殖するので注意が必要である．例えばハムや刺身のスライス用の刃や掃除のしにくい撹拌機の軸やベルトコンベア，ぬれたふきんやまな板などは細菌のすみかとなりやすい．食品工場の冷蔵庫は，常時原料や製品が入っていて掃除をする機会がないため，壁や床，クーラーの吹き出し口などに多数の低温菌が付着していることが多く，製品への二次汚染の原因となりやすい．

加工場における微生物汚染の例として，表 1.3.2[11, 12)] にカニ足風かまぼこの原料すり身と製品，製造器具の細菌数を示す．これらのデータは少し前のものであるので現状を示しているわけではないが，作業員の手指や床，ベルトコンベアなどは細菌汚染が著しい場合には 10^7 に達しており，衛生管理を怠れば，工程の器具類や手指も重要な汚染源となりうることがわかる．

1.3.4 食品に特有の腐敗微生物

食品の腐敗がどのような微生物によるかということは，食品や汚染微生物の種類，貯蔵条件などによって異なる．自然界にはさまざまな微生物が存在するが，それらのうちで食品の成分や貯蔵条件（温度，pH，塩分濃度など）に適し

表1.3.3 種々の食品に特徴的な腐敗微生物[13]

腐敗微生物	肉·魚介類,卵	野菜類	穀·豆類	果実類	牛乳
グラム陰性桿菌*1					
非発酵性	+++	+	+	0	++
発酵性	+	++	+	±	±
球菌*2					
カタラーゼ陽性	+	0	+	0	±
カタラーゼ陰性	±	±	0		±
Lactobacillaceae	0	+	+	++	±
Bacillaceae	0	+	+	0	++
糸状菌*3	+	++	+++	++	0
酵母*4	0	0	+	+	0

+++ 常に優占種, ++ 優占種, + かなり検出, ± わずか, 時折検出, 0 重要でない.
*1 非発酵性：*Pseudomonas*, *Acinetobacter*, *Alcaligenes* など. 発酵性：*Flavobacterium*, *Chromobacterium*, *Erwinia* など.
*2 カタラーゼ陽性：*Micrococcus*, *Staphylococcus* など. カタラーゼ陰性：*Streptococcus*, *Leuconostoc*, *Pediococcus* など.
*3 *Rhizopus*, *Mucor*, *Aspergillus*, *Penicillium*, *Thamnidium*, *Monilia* など.
*4 *Torulopsis*, *Candida*, *Rhodotorula* など.

たものだけが増殖して食品を腐敗に導く. したがって, 食品の種類やそれが置かれた環境条件に対応してある程度規則性がみられ, 表1.3.3[13] のように類似した食品にはほぼ類似した腐敗微生物がみられることが多い.

1.4 腐敗による食品の変化[14]

腐敗により食品成分はさまざまな変化を受ける. その結果, におい成分の変化がふつう最も顕著であるが, 他にも, 食中毒の原因となる腐敗アミンが生成されたり, 肉眼でも分かるネトや色素が産生されたり, あるいは包装食品の膨張の原因となるガスが発生したりする.

1.4.1 におい成分

食品の腐敗に伴うにおいは特に魚介類や食肉またはその加工品のようなタンパク質やアミノ酸を多く含む食品で著しい. 食品の腐敗臭は食品の種類や包装の状態, 貯蔵の条件などによって大きく異なるが, 一般に海産の魚介類ではアンモニアとトリメチルアミンが, 食肉ではアンモニアが, 米飯や野菜ではアンモニアと有機酸が, 卵では硫化水素やメルカプタンが主なにおい成分である.

1) アンモニア

腐敗によって生成されるアンモニアの大部分は, 食品中に主にエキス成分（水溶性の低分子物質）として存在するアミノ酸に由来する. 微生物によるアミノ酸の分解[4] は, ① 脱炭酸反応によるアミンの生成, ② 酸化的脱アミノ反応によるアンモニアとケト酸の生成, ③ 直接の脱アミノ反応によるアンモニアと不飽和脂肪酸の生成, ④ 還元的脱アミノ反応によるアンモニアと有機酸の生成の4つの経路によって行われる. これらのうち, 酸素の供給が十分な場合には, 主に ② の酸化的脱アミノ反応が進行する.

サメ, エイなどの板鰓類(ばんさいるい)の魚では, 筋肉中に多量の尿素を含んでいるので, それらが死ぬと, *Pseudomonas, Morganella, Bacillus* などが持つウレアーゼの作用で多量のアンモニアと CO_2 を生成する.

2) 硫化水素, メルカプタン

硫化水素, メチルメルカプタン（メタンチオール）, エチルメルカプタン（エタンチオール）, ジメチルスルフィドなどの硫黄化合物は種々の細菌によってメチオニン, システインなどの含硫アミノ酸から生成される. 硫化水素は *Shewanella, Alteromonas* などにより生成される.

3) インドール

インドールは*Shewanella*, *Vibrio*, 大腸菌などの細菌が有するトリプトファナーゼの作用によってトリプトファンから生成される.

4) トリメチルアミン

トリメチルアミンは海産魚介類に特有の腐敗臭成分であり, トリメチルアミンオキシド還元酵素をもつ*Shewanella*, *Alteromonas*, *Vibrio*, *Flavobacterium*などの細菌によって, 魚介類のエキス成分であるトリメチルアミンオキシドから生成される.

5) 酪酸, 酢酸

酪酸は食品が嫌気的な条件下で腐敗した際の代表的な腐敗臭成分の1つである. *Clostridium*属細菌ほか一部の嫌気性細菌により炭水化物より生成される. また, 酢酸は大腸菌, *Salmonella*, *Vibrio*, *Acetobacter*などによって生成される.

6) エタノール

エタノールをはじめとするアルコール類は食品の味や保存性に関係するが, 食品のにおいにも関係する. エタノールは酵母やヘテロ発酵型乳酸菌によって生成される.

1.4.2 その他の腐敗産物

1) ヒスタミン

アミノ酸が細菌の脱炭酸作用を受けると, ヒスタミンやプトレッシン, カダベリンなど種々のアミン類が生成される. そのうち, ヒスタミンはアレルギー様食中毒の原因物質として食品衛生上とくに重要であり, 遊離のヒスチジンを多量に含む赤身魚がこの食中毒の原因食品となりやすい(第2章p.24参照). そのほか, ワインやチーズなどでも生成されることがある. ヒスタミンを著量含んだ食品は口にしたときピリッとした辛みを感じさせる. 代表的なヒスタミン生成菌として*Morganella morganii*, *Enterobacter aerogenes*, *Raoultella planticola*, *Photobacterium damselae*, *P. phosphoreum*, *Lactobacillus* sp., *Clostridium perfringens*, *Tetragenococcus muriaticus*などが知られている.

2) 乳　　酸

食品中に生成される有機酸の種類は食品成分や貯蔵条件などによって異なる. 有機酸はにおい成分として重要なものが多いが, 食品の味や保存性にも関係する. 食品中で最もポピュラーな有機酸である乳酸は*Lactobacillus*, *Lactococcus*, *Streptococcus*, *Leuconostoc*などの乳酸菌のほか, *Escherichia*, *Salmonella*, *Staphylococcus*などにより主に糖類から生成される.

3) ガ　　ス

缶詰やレトルト食品, 包装されたハムや魚肉ソーセージ, かまぼこなどの食品中で炭酸ガス・水素ガスが生成されると膨張の原因となるが, これらのガスは主に*Clostridium*などの嫌気性細菌が糖を分解して生産する. 包装食肉製品でみられる膨張はヘテロ発酵型乳酸菌による炭酸ガスが原因のこともある.

4) ネ　　ト

魚肉ソーセージやかまぼこの表面にみられるネトの主体は*Bacillus*, *Micrococcus*, 乳酸菌などのコロニーである. これらのネトは粘液様で, 強いにおいを持っていることが多い. パンの糸引きは*Bacillus subtilis*の増殖によるものであり, 牛乳でも*Alcaligenes*の増殖によって粘稠性を増すことがある. またネトは細菌の代謝産物によることもあり, ショ糖を含むかまぼこにみられるネトは*Leuconostoc mesenteroides*の産生するデキストランである.

5) 色　　素

微生物が産生する菌体内または菌体外色素は食品の変色を起こす. 最も普通にみられるものは黄色, 褐色, 橙色, 赤色のカロテノイド色素で, *Flavobacterium*, *Sarcina*, *Corynebacterium*, *Xanthomonas*などが産生する. そのほか, *Pseudomonas*属の数種の細菌はフルオレッシン, ピオシアニン, ピオルピン, クロラフィンなどの蛍光色素を産生する.

直接色素が産生されない場合でも, 微生物の腐敗産物が食品成分と反応して着色することがある．肉や肉製品にみられる緑変は，細菌によって作られた硫化水素が肉中のミオグロビンやヘモグロビンと反応してスルフミオグロビンやスルフヘモグロビンに変化するためである．

1.5 腐敗の判定[14)]

腐敗の様相は食品の種類や関与する微生物の種類，腐敗産物の組成などによってさまざまであるので，食品の腐敗を一律に検出・判定することはできない．これまでに提案されている腐敗の判定法は，① 官能的方法，② 細菌学的方法，③ 化学的方法，④ 物理学的方法に分けることができる．

1.5.1 官能的方法

官能評価は味覚や臭覚，視覚，触覚など，人間の感覚による判定法で，日常的に市場や店頭でも用いられている方法である．食品が腐敗しているかどうかということは，食べる人が味やにおい，外観などから感知することであるので，官能的評価は他のあらゆる方法の基準となるべきものといえる．においや味のような検査項目については機器分析を上回る感度を示すことがある．また総合的な評価が得られるので，腐敗の要因が特定できない場合や，異味，異臭を判定するような場合には特に有効である．しかし，この方法は客観性に欠けるきらいがあるので，正確さが要求される場合には訓練されたパネルたちによって判定し，結果は統計学的に数値化して示される．

1.5.2 細菌学的方法

腐敗は主に細菌の作用によって起こるので，生菌数を測定することにより，食品の腐敗を判定することができる．必ずしも数の多いものが腐敗菌を代表しているとはいえないが，一般に食品1g当たりの生菌数が10^7～10^8になると腐敗に達していることが多い．

生菌数の測定はふつう，食品成分規格の検査方法に従って，標準寒天培地を用いて35℃で24～48時間培養する方法が用いられている．しかし自然界の微生物は多様であり，すべての微生物を同時に検出できる培地や培養条件を設定することはできないので，得られた生菌数がいつも食品中の全生菌数を表しているとは限らない．例えば，水産食品のように低温細菌や好塩細菌が優占する可能性のある食品では，こうして得られた生菌数が全生菌数の$1/10^3$しか示さないこともある[15)]（第3章p.161参照）．したがって，生菌数測定に当たっては目的に応じた培地・培養条件を設定する必要がある．

従来の生菌数測定法は培養法によっているため多大な労力と時間がかかるので，細菌検査を簡易迅速化するための種々の方法や装置が開発されている．例えば，従来の寒天平板による生菌数測定を自動化した方法としてスパイラルプレーティング法がある．これは試料菌液を1枚の平板上に連続希釈しながら塗抹するもので，自動寒天平板作製装置，試料の自動秤量・希釈装置，自動コロニーカウンター，データアナライザーなどを組み込むことにより，大幅な省力化が可能となる．

また，最近の生化学，生物物理化学的手法に基づくものとして，微生物を微粒子とみなしてその数を電気的に計測するCoulter Counter法，微生物の増殖に伴って生ずる化学変化を培地のインピーダンスまたはコンダクタンスとして検知する方法，光学的に濁度を測定する方法，放射化分析による方法，微生物の増殖に伴う熱の発生をカロリーメーターで測定する方法，ATPまたはポルフィリン化合物に基づく発光量を測定する方法，蛍光染色法，特殊なメンブレンフィルターを用いるアイソグリッドシステム，微生物の特定酵素の活性を測定する方法など，さまざまな機器・手法が開発されている[16,17)]．また，遺伝子手法による新しい試みとしてリアルタイムPCR法を用いた細菌の定量検出法も検討されている.

1.5.3 化学的方法

細菌の腐敗産物のうちで腐敗の進行と高い相関関係が認められ，腐敗の検出に最もよく用いられている成分は揮発性塩基窒素（volatile basic nitrogen, VBN）である．食品の抽出液をアルカリ性にした時に揮発する窒素化合物の総称であり，食肉ではアンモニアが主体であるが，海産魚介類ではアンモニアのほかにトリメチルアミン（trimethylamine, TMA）やジメチルアミンが含まれる．魚の場合，VBNが25〜30mg/100gに達すると初期腐敗とみなされる．しかし，筋肉中に多量の尿素やトリメチルアミンオキシド（TMAO）を含む板鰓魚類（サメ，エイなど）ではVBNが100mg-N/100gを超えても可食性を失わない場合が多く，この値は適用できない．

海産魚介類ではTMAが単独で腐敗の指標に用いられる．TMAは海産魚介類の特有成分であるTMAOから細菌の還元酵素によって生成されるものであり，腐敗の進行とよい相関関係がみられる．魚種や研究者によって異なるが，一般に2〜7mg-N/100gを初期腐敗レベルとすることが多い．この基準はTMAO含量の高い板鰓魚類や，逆にTMAO含量のきわめて少ない淡水魚には適用できない．VBN, TMAの測定にはConwayのユニットを用いる微量拡散法（コンウェイ法）が一般に用いられる．

嫌気条件下で食品が腐敗する場合には，VBNよりはギ酸，酢酸，酪酸などの有機酸がよい指標となる．そのほか，pHの変化や硫化水素，インドールなどの腐敗産物を指標とする方法もあるが，食品の種類による変動が大きいことや，測定方法が煩雑であることなどのためにほとんど用いられていない．

VBNやTMAに代わる腐敗指標として，ヒスタミンやポリアミン類も検討されているが，これらの蓄積量や増加開始時期，消長パターンなどは同じ魚種でも試料によって著しく異なることから，鮮度指標としては不適当な場合が多い．また，鮮魚の生鮮度指標として用いられているK値はATPとその関連化合物の分解程度を指標としたもので，この変化には細菌は関与しないので，腐敗の指標とはならない．

1.5.4 物理学的方法

食品の腐敗に伴って変化する硬さや弾性，粘性，保水性，屈折率，電気抵抗値などを指標とするものである．しかし今のところ，腐敗と明確に関連づけられて用いられている指標はないようである．

1.6 食中毒微生物

飲食物を摂取した結果起こる疾病（栄養摂取の不良や寄生虫による感染などは除く）を食中毒と呼び，それらはふつう，微生物性食中毒，化学性食中毒，自然毒食中毒に大別される．このうち，わが国では微生物性食中毒が例年，事件数および患者数で90％以上を占めており，その原因微生物として20数種類が食品衛生法の対象とされている．なお，従来細菌性食中毒と伝染病はヒトからヒトへの伝染性や発症菌数などが異なるとして区別されていたが，食中毒細菌の中にも発症菌数の少ないものや伝染性のあるもの，発症機構が伝染病と同じものもあって学問的に区別することは意味がなくなり，かつて法定伝染病（現在は三類感染症）として扱われていたコレラ，赤痢，チフス，パラチフスも飲食物を経由してヒトに腸管感染症を引き起こす場合には，行政的に細菌性食中毒として取り扱われるようになった．このほか，化学性食中毒に分類されているアレルギー様食中毒も原因物質のヒスタミンが細菌によって生成されるため，微生物性食中毒と考えることができる．

これまでわが国で発生した微生物性食中毒はほとんどが細菌によるもので，これは，(1) 食品とともに大量に摂取された細菌がさらに腸管内で増殖して下痢，嘔吐，腹痛などの胃腸炎を起こす感染型食中毒（サルモネラ，腸炎ビブリオ，カンピロバクターなど），(2) 特定の細菌が増殖する際に産生した毒素を摂取して起こる毒素型食中毒（黄色ブドウ球菌，ボツリヌス菌など），(3) それらの中間型（セレウス菌，ウエルシュ菌），(4) 細菌の作用によって食品中に産生された化学物質によって起こるアレルギー様食中毒の4つに大別できる．

また，細菌以外にウイルス（ノロウイルスなど）や原虫（クリプトスポリジウムなど）が問題になっており，とくにノロウイルスはわが国では1998年より正式に食中毒微生物として取り上げられるようになったが，これによる食中毒が近年急増している．

食中毒微生物については『食品微生物の科学』（清水潮著）などを参照されたい．ここでは食品原材料・加工品と食中毒微生物の関係，および主な食中毒微生物の特性について，要点をまとめておきたい．

1.6.1 食品原材料・加工食品における食中毒微生物の汚染

食中毒微生物はその生息環境が様々であるが，食品ごとに汚染されやすい微生物の種類が決まるため，どのような微生物によって食中毒が起こりやすいかをある程度想定することが可能である．食品ごとにどのような微生物が関係深いかを事前に把握しておくことは食品の微生物対

表1.6.1 食品原材料および加工食品に関係の深い食中毒微生物[18)]

食　品	微　生　物
牛　肉	腸管出血性大腸菌，サルモネラ，黄色ブドウ球菌，ウエルシュ菌，カンピロバクター，エルシニア，リステリア，(伝達性プリオン)
豚　肉	サルモネラ，エルシニア，黄色ブドウ球菌，腸管出血性大腸菌，リステリア，カンピロバクター，ウエルシュ菌
鶏　肉	サルモネラ，カンピロバクター，黄色ブドウ球菌，リステリア，ウエルシュ菌，腸管出血性大腸菌
家畜・家きんの内臓肉	多くの病原菌
鶏（鶉）卵	サルモネラ，黄色ブドウ球菌
食肉製品	腸管出血性大腸菌，サルモネラ，リステリア，黄色ブドウ球菌
乳・乳製品	リステリア，サルモネラ，黄色ブドウ球菌
魚介類	病原ビブリオ（腸炎ビブリオ，*V. vulnificus* など），サルモネラ，ヒスタミン生成菌，ボツリヌス菌，ウエルシュ菌
二枚貝	病原ビブリオ（腸炎ビブリオ，*V. vulnificus* など），ノロウイルス，A型肝炎ウイルス，サルモネラ
魚肉ねり製品	サルモネラ，ボツリヌス菌，ウエルシュ菌
乾燥品	
肉　類	腸管出血性大腸菌，サルモネラ，ウエルシュ菌，黄色ブドウ球菌
魚介類	サルモネラ，ヒスタミン生成菌
乾燥液卵	サルモネラ，黄色ブドウ球菌
粉乳，脱脂粉乳	黄色ブドウ球菌，サルモネラ
缶詰・びん詰・真空包装食品	ボツリヌス菌，ウエルシュ菌
スープ類	ウエルシュ菌，セレウス菌
香辛料	有胞子細菌（ボツリヌス菌，ウエルシュ菌，セレウス菌）
野　菜	腸管出血性大腸菌，サルモネラ，(その他の病原大腸菌)，リステリア
もやし類	腸管出血性大腸菌，サルモネラ，(その他の病原大腸菌)，リステリア
豆　類	サルモネラ，セレウス菌
穀　類	セレウス菌，サルモネラ
弁当，惣菜	多くの病原菌
果　物	サルモネラ，リステリア，腸管出血性大腸菌
用　水	サルモネラ，カンピロバクター，エルシニア，腸管出血性大腸菌，毒素原性大腸菌，腸管侵入性大腸菌，リステリア

策を考える上できわめて重要なことである．表1.6.1[18] に，原材料や加工食品に関係の深い微生物の種類を示す．

食肉類や卵とそれらの加工品には，動物，特に腸管由来のサルモネラ，病原大腸菌，カンピロバクター，ウエルシュ菌，リステリアなどの微生物汚染がみられる．このうち，卵にはサルモネラが，牛肉には腸管出血性大腸菌が，また鶏肉にはカンピロバクターが特に関係している．

野菜や穀類，香辛料には，土壌由来のセレウス菌やウエルシュ菌のほか，サルモネラなどが分布する．

魚介類には，好塩性の腸炎ビブリオやヒスタミン生成菌が関係している．貝類には腸炎ビブリオのほかノロウイルスが関係する．

また，食中毒微生物の種類は食品の加工・包

表1.6.2　主な食中毒微生物の分布，感染源，原因食品，特徴など[14]

食中毒微生物	主な分布，感染源	食品との関係	微生物の特徴など
一般のサルモネラ (*Salmonella*)	家畜，家きん，ネズミ，魚介類，食肉	食肉，乳，卵，ウナギ，野菜，ケーキ	1988年までの主要血清型はネズミチフス菌（*S.* Typhimurium）
サルモネラ (*S.* Enteritidis)	鶏卵，家きん，ネズミ，魚介類，食肉	鶏卵とその加工品によるものが多い．	1989年以降の流行型
ブドウ球菌 (*Staphylococcus aureus*)	ヒト，動物の皮膚，粘膜	特に手指からおにぎり，弁当などへの汚染．	毒素型食中毒．通常の調理加熱では菌は死滅するが毒素は失活しない．
ボツリヌス菌 (*Clostridium botulinum*)	魚介類，土壌	缶詰，レトルト食品，日本ではいずしによるものが多い．	嫌気性．胞子形成．毒素型食中毒．死亡率が高い．通常の調理加熱では毒素は失活するが胞子は生残する．
腸炎ビブリオ (*Vibrio parahaemolyticus*)	海産魚介類，沿岸海水，汽水	すし，刺身．夏季の魚介類の生食に注意．	好塩性．増殖速度が速い．真水や凍結には弱い．血清型O3:K6が主流．発生は夏季に多い．
腸管出血性大腸菌 (*Escherichia coli*)	家畜，家きん	ウシの糞便が主な汚染源．特に牛肉の生食，焼肉などに注意．	血清型O157:H7が主流．少菌量でも発症しやすい．
その他の病原大腸菌 (*E. coli*)	ヒト，動物の糞便，水，下水	糞便に二次汚染された多様な食品．	腸管病原性大腸菌，腸管侵入性大腸菌，毒素原性大腸菌，腸管付着性大腸菌がある．
ウエルシュ菌 (*Clostridium perfringens*)	家畜，家きん，ネズミ，魚介類，土壌，食肉，	通常の加熱調理では生残する．大量調理したカレー・スープなどによることが多い．	嫌気性．胞子形成．腸管内で発芽時に毒素産生．
セレウス菌 (*Bacillus cereus*)	土壌，河川水，穀類	通常の加熱調理では生残する．日本では焼飯，ピラフ，パスタなどによるものが多い．	嘔吐型（ブドウ球菌食中毒に類似）と下痢型（ウエルシュ菌食中毒に類似）がある．日本では嘔吐型が多い．
エルシニア (*Yersinia enterocolitica*)	家畜(特にブタが保菌)，ネズミ，河川，食肉(鶏肉)	食肉加工品，生乳，豆腐など．	0℃付近の低温でも増殖する．
カンピロバクター (*Campylobacter jejuni/coli*)	家畜，家きん，ネズミ，食肉	特に鶏肉，焼鳥に注意．	微好気性．少菌量でも発症しやすい．
リステリア (*Listeria monocytogenes*)	土壌，河川水，下水，家畜，食肉	チーズ，生ハム，野菜，魚卵などready-to-eat食品に注意．	0～45℃で増殖できる．少菌量でも発症しやすく，死亡率が高い．
コレラ菌 (*Vibrio cholerae* O1)	ヒト，河川		旧来は伝染病菌．食品媒介の場合は食中毒として扱われる．
赤痢菌（*Shigella*）	ヒト		旧来は伝染病菌．食品媒介の場合は食中毒として扱われる．
ヒスタミン生成菌	ヒト，動物の糞便，海水	魚介類とその加工品	腸内細菌の *Morganella morganii* などのほか，海洋細菌（*Photobacterium damselae*, *P. phosphoreum*）などが関与する．
ノロウイルス	ヒト，二枚貝	特にカキの生食に注意．嘔吐物からの感染，ヒト-ヒト感染もある．	発生は冬季に多い．少量の感染で発症．

装形態によっても異なる．例えば，加熱食品では耐熱性胞子を持つセレウス菌や，ウエルシュ菌，ボツリヌス菌などが生き残るが，包装食品では，そのうち嫌気性のボツリヌス菌やウエルシュ菌が増殖する．冷蔵庫に長期保存した食品では，低温増殖性のボツリヌスE型菌（包装食品）やリステリア，エルシニア，エロモナスが問題となる．

製造や調理の時に手で触れるおにぎりやケーキ，弁当類には黄色ブドウ球菌が付着しやすい．

1.6.2　主な食中毒微生物の増殖・死滅特性

主な食中毒微生物の概要を表1.6.2[14]に示す．食品の微生物対策には上記のような食品ごとの微生物の分布のほか，それぞれの微生物の特性を知っておくことが必要である．

胞子を持たない細菌は普通の調理加熱（70～75℃，1分間以上）で死滅するが，有胞子細菌であるボツリヌス菌の死滅には120℃ 4分相当の加熱が必要である．また，ボツリヌス菌の毒素は易熱性であるのに対し，黄色ブドウ球菌の毒素は耐熱性である．

感染型食中毒の原因菌の多くは発症に多量の菌数が必要であるので，低温管理による増殖防止が重要な対策になるが，中には腸管出血性大腸菌やリステリア，カンピロバクターのように少量の菌数によって発症するものがあり，これらは食品への付着をなくすことが重要となる．ノロウイルスも少量感染で発症する．

多くの細菌は食塩10％では増殖が阻止されるが，黄色ブドウ球菌は15％以上でも増殖する．

食中毒細菌の多くは好気性または通性嫌気性であるが，ボツリヌス菌とウエルシュ菌は嫌気性であり，酸素の存在下ではほとんど増殖できない．カンピロバクターは酸素3～15％存在下で増殖する微好気性細菌である．

多くの食中毒細菌は食塩無添加で最もよく増殖し，食塩5～10％以上になると増殖できない非好塩性細菌であるが，腸炎ビブリオは食塩存在下でのみ増殖可能な好塩性細菌である．また，黄色ブドウ球菌は食塩20％でも増殖可能な耐塩性細菌である．

文　献

1) 藤井建夫：「微生物制御の基礎知識—食品衛生のための90のポイント」，中央法規出版（1997）
2) 清水　潮，駒形和男，田中芳一，仲西寿男，那須正夫，藤井建夫（編著）：「食品危害微生物ハンドブック」，サイエンスフォーラム（1998）
3) 石田祐三郎，杉田治男（編著）：「海の環境微生物学」，恒星社厚生閣（2005）
4) 相磯和嘉監修：「食品微生物学」，医歯薬出版（1976）
5) 光岡知足（編）：「腸内細菌学」，朝倉書店（1990）
6) 杉田治男（編著）：「養殖の餌と水—陰の主役たち」，恒星社厚生閣（2008）
7) 好井久雄，金子安之，山口和夫（編著）：「食品微生物学ハンドブック」，技報堂出版（1995）
8) J. M. Jay, M. J. Loessner, D. A. Golden: "Modern Food Microbiology", 7th ed., Springer (2005)
9) ICMSF編：「食品微生物の生態—微生物制御の全貌」（山本茂貴，丸山 務，春日文子，小久保彌太郎監訳），中央法規出版（2011）
10) 仁科徳啓：食品と微生物，**8**, 77（1991）
11) 金山龍男，藤田八束，松田敏生：日水誌，**39**, 221（1973）
12) 金山龍男：食品と科学，**23**(10), 93（1981）
13) 柳田友道：「微生物科学4 生態」，p. 421，学会出版センター（1984）
14) 山中英明，藤井建夫，塩見一雄：「食品衛生学第二版」，恒星社厚生閣（2007）
15) 藤井建夫：食衛誌，**39**, J-470（1998）
16) B. Jarvis, M. C. Easter: *J. Appl. Bacteriol. Sympo. Supl.*, 115S（1987）
17) E. de Boer, R. R. Beumer: *Int. J. Food Microbiol.*, **50**, 119（1999）
18) 伊藤　武：月刊HACCP，**9**(2), 22（2003）

（藤井建夫）

食品の
腐敗と
微生物

Food Spoilage and Microbes

第2章　食品における微生物の挙動

第2章　食品における微生物の挙動

●第2章　食品における微生物の挙動

2.1　魚介類とその加工品

2.1.1　魚介類と加工品について

(1)　食品としての特徴

われわれが食用にしている動物の種類は，畜産物では牛，豚，鶏など数種であるのに対し，魚介類では極めて多種にわたっている．魚介類は魚種によって成分組成が大きく異なるので，食品成分表には150種以上（食品数で388品目）が記載されている．そのうえ同じ魚種であっても，季節，生息海域，大きさ，部位，餌料などによっても成分組成が異なる．また，魚介類は生息環境が0℃近い極地の海から30℃近い熱帯域の海まで広範囲に及んでいるため，それらに付着している微生物も低温性および中温性の両方があり，畜産動物では中温性のものが主であるのとは大きく異なる．このことは後でも述べるように，魚介類が低温保蔵時にも腐敗しやすい原因となる．

魚介類は腐敗しやすいため，昔から水産では漁獲された魚介をいかに保蔵して腐敗を防止するかということが最重要の問題であった．干物（ひもの）にしろ，塩蔵品にしろ，かまぼこ，缶詰のような加工品にしろ，水産加工品はほとんどが原料魚介類の腐敗を防ぐために考え出されたものであるといえる．

魚介類は鮮度低下が速いため，その品質において鮮度は特に重要な要素である．魚介類の死後の変化は，劣化要因の異なる自己消化（筋肉・内臓酵素による）と腐敗（細菌による）の2つに大別することができる（図2.1.1[1]）．前者はいわゆる活きの良さ（生鮮度）の変化で，刺身やすしなどとして生食する場合に特に問題となるものであり，一方，後者は活きの良さよりも食べられるか（腐っていないか）どうかに直接影響する鮮度に関わるものである．したがって鮮度低下の問題は，保蔵初期の生鮮度の低下と，それに遅れて進行する腐敗とを区別して論じる必要があるが，一般にはこれら2種の鮮度の概念が混同され，また近年わが国では，冷凍・冷蔵を中心とする低温流通網の完備・普及により，生産・流通の現場において鮮魚の腐敗が直接問題となることは少なくなっていることから，魚介類の鮮度は生鮮度を中心に論じられることが多く，微生物の問題が軽視されているようである．

しかし水産物の品質・衛生管理において微生物的な問題が少ないわけではなく，最近はむしろその重要度を増しつつあるといえる．例えば

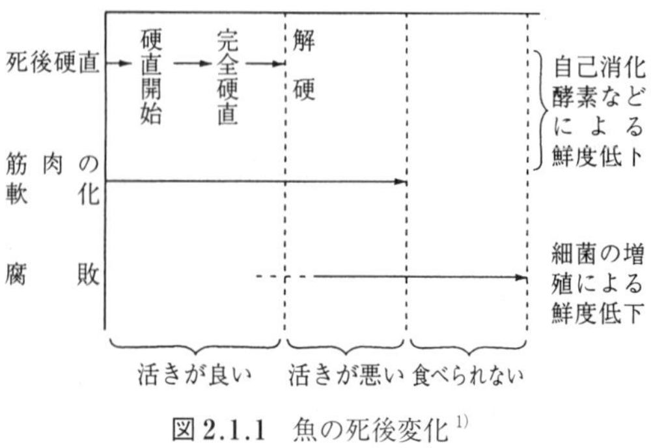

図2.1.1　魚の死後変化[1]

表 2.1.1 鮮魚とそれの獲れた海水の細菌叢の比較（%）[2)]

菌群	オーストラリア			インド		北海		ノルウェー	
	海水	軟骨魚	硬骨魚	海水	サバ	海水	タラ	海水	タラ
Pseudomonas	0.9	11.0	16.0	18.0	1.5	94.0	71.0	0	9.0
Achromobacter	0	0	0	11.6	13.8	6.0	13.5	14.0	51.0
Corynebacterium	71.0	61.0	12.0	—	—	—	5.5	25.0	20.0
Flavobacterium	—	0	0	9.7	3.0	—	7.0	1.0	9.0
Micrococcus, Sarcina	19.0	17.0	60.0	18.1	27.0	—	—	55.0	8.0
Bacillus	7.5	2.0	8.0	40.3	50.8	—	—	—	—
Vibrio	—	—	—	1.4	—	—	—	—	—
その他	1.7	9.0	4.0	1.4	3.0	—	3.0	—	—
分離菌株数	706	266	679	72	65	100	200	100	100

鮮魚流通はラウンドでの凍結から切り身のチルドへ変化し，加工品も低塩・ソフト化・加熱低減のものや簡易製法の発酵食品などが増え，種類も多様化している．また輸入冷凍水産物が急増しているが，その凍結前の微生物学的品質は必ずしも安心できるものではない．今も食中毒は依然として多発しており，新興感染症と呼ばれる新しい病原微生物による食中毒もあとを絶たない．生産者サイドにおいても製造物責任法やHACCPなどの関係から，輸入水産物の品質チェック，加工工程における衛生管理，鮮魚や加工品の新しい流通形態への対応，期限表示制度などの関連からも微生物的諸問題は一層看過し得ない状況にある．

2.1.2 魚介類の汚染細菌

健康な魚類では，筋肉や体液は無菌であるが，表皮や鰓（えら），消化管内には環境水由来の細菌が，一般に皮膚では 10^3～10^5/cm^2，鰓では 10^3～10^7/g，消化管では 10^3～10^8/g 存在している．海水の温度は平均すると5℃以下であるので細菌も低温性のものが多い．しかし，熱帯や亜熱帯のように夏季の表層水温が30℃に近い海域には増殖の至適温度の比較的高い細菌が存在する．また，同じ海域でも季節により海水温が変動する場合には，それに伴って出現する細菌群も異なる．一般に海洋に生息する細菌は2～3%食塩存在下でよく増殖する好塩性のものが多い．しかし，河川水の影響を受けやすい沿岸や内湾では，本来の海洋細菌のほかに，陸から流入した非好塩性の細菌も混在し，複雑な細菌フローラを構成している．

鮮魚の微生物叢*は一次的に生息海域の微生物叢の影響を受ける（表2.1.1[2)]）が，流通過程でも様々な器具や手指などによる影響を受ける．水揚げ直後の鮮魚と小売店から入手した鮮魚について表皮の菌数と細菌叢を調べた結果[3)]（表2.1.2）によると，表皮に付着している菌数（10^3～10^6/cm^2）は，小売店から入手した試料では水揚げ直後のものより1～2桁菌数が多くなっており，また，鮮魚の細菌叢は，水揚げ直後の試料では海洋由来の *Pseudomonas* III/IV-H の比率が高く，小売店のものではその比率が低下し，逆に陸由来の *Pseudomonas* III/IV-NH の比率が高い傾向がみられるなど，流通過程での汚染・増殖の様子がうかがえる．

わが国近海で漁獲された魚（マアジ，マサバ，

* 形態や生理性状に基づく従来の微生物分類体系は，GC含量，16S rDNA 塩基配列，DNA相同性などの遺伝子情報に基づいて再整理されつつある．例えば *Pseudomonas* 属は *Pseudomonas* のほか，*Alteromonas*, *Shewanella* などに再分類されているが，過去に従来法で分類された菌群を新しい分類体系に当てはめることは難しいことが多い．本節での微生物の分類は，微生物叢を比較する便宜のため，Shewan らの分類図式をもとにした同一の同定図式[6)]によっている．最近の分類では，このうちの *Pseudomonas* I/II の大部分は *P. fluorescens, P. putida, P. fragi* のいずれかに，*Pseudomonas* III/IV-NH（非好塩性）は *Shewanella putrefaciens* に，*Pseudomonas* III/IV-H（好塩性）は *Alteromonas macleodii* または *A. haloplanktis* に該当する．

表 2.1.2　水揚港および小売店における鮮魚の生菌数と細菌叢の比較[3)]

試料採取地	小坪港（神奈川県）	小売店（都内）
生菌数（/cm²） （分離株数）	5.4×10^{3}～1.2×10^{4} (450)	1.5×10^{4}～1.4×10^{6} (105)
Pseudomonas Ⅰ/Ⅱ	1.8%	4.3%
Pseudomonas Ⅲ/Ⅳ-NH	3.3	13.1
Pseudomonas Ⅲ/Ⅳ-H	36.2	12.4
Vibrio	17.6	17.1
Moraxella	6.9	17.1
Acinetobacter	2.7	1.0
Photobacterium	5.6	0
Flavobacterium-Cytophaga	9.5	12.4
Corynebacterium-Arthrobacter	3.6	3.8
Micrococcus	6.2	7.6
Staphylococcus	0.4	0
非同定菌	6.2	5.7

マイワシ，イサキなど）の細菌叢[4)]は一般に *Pseudomonas* III/IV-H, *Vibrio*, *Pseudomonas* III/IV-NH, *Moraxella* などが多く，ほかに，*Acinetobacter*, *Flavobacterium*，球菌類なども検出される．

2.1.3　魚介類と加工品の腐敗

(1)　魚介類の腐敗

健康な魚類の皮膚や鰓，消化管に存在している微生物は，魚が生きている間は体内へ侵入することはないが，その死後まもなく魚肉中のエキス成分を利用して増殖を開始し，その後筋肉や内臓酵素の働きによって自己消化が進行すると，消化管や各組織が分解を受けて脆弱となり，またタンパク質などの高分子物質も低分子化されて細菌の増殖に好都合となるため，皮膚や腹腔を突破して魚体内へ侵入を始め活発に増殖するようになる．

魚介類は畜肉に比べて腐敗しやすいが，その理由としては，①魚介類の皮膚には 1cm² 当たり 10^{3}～10^{5} と多数の細菌が付着しており，②それらの中には低温でも増殖できるものが多い，③畜肉に比べて結合組織の発達が悪く肉質も弱いため，細菌の侵入を受けやすい，④筋肉の自己消化作用が強い，⑤死後の筋肉の pH 低下が比較的小さく，畜肉より細菌の増殖に適していることなどが考えられている．

魚介類を同一の条件下で貯蔵しても，その時の腐敗の進行の程度は，魚種，付着細菌叢，死後変化（死後硬直など），漁獲後の二次汚染などの要因によって大きく異なる．そのうえ魚介類は同じ種類であっても，部位，大きさ，季節，生息環境，餌料などによって成分組成が異なるので腐敗の様相は複雑である．

ここでは非凍結鮮魚（冷蔵魚），冷凍魚，パーシャルフリージング（PF）貯蔵魚，ガス置換（MA）貯蔵魚の腐敗と細菌叢の概要[5)]（図 2.1.2）について述べる．

1)　冷蔵魚の腐敗

わが国近海で漁獲された魚（マアジ，マサバ，マイワシ，イサキなど）を冷蔵すると，0℃では大体8日～2週間後に，5℃では5日前後で表皮の細菌数が 1cm² 当たり 10^{7} 以上に達し腐敗する[4)]．この腐敗時のフローラは *Pseudomonas* III/IV-H，*Pseudomonas* III/IV-NH，*Vibrio* などが多くみられる．腐敗時のにおいはフローラによって異なり，これら各細菌群のうち，硫化水素，インドール，トリメチルアミンなど最も典型的な腐敗臭を出すのは *Pseudomonas* III/IV-NH で，ほかに *Pseudomonas* III/IV-H, *Vibrio* にも腐敗活性の強いものがある．一方，*Pseudomonas* I/II には果実臭や酸臭など，

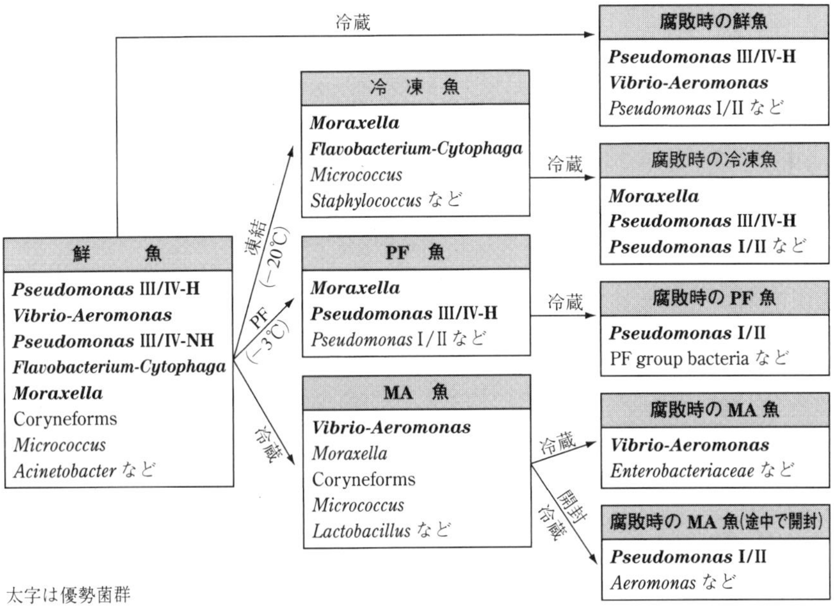

図 2.1.2 鮮魚を各種条件下で貯蔵した際の新鮮時および腐敗時の細菌叢

Pseudomonas III/IV とは異なったにおいを出すものが多い．*Moraxella* は一般に腐敗活性は弱いと考えられている．

2) 冷凍魚の腐敗

冷凍の温度帯では微生物は増殖できず，種々の生化学的変化も著しく抑制されるため，冷凍は食品の貯蔵法のうちで最も優れた方法といわれる．細菌の中には凍結融解に伴う細胞表層構造の損傷などにより，徐々に死滅するものもあるが，微生物は加熱に比べると凍結に対しては抵抗性がきわめて強いので，冷凍は加熱のような積極的な殺菌手段とはならない．凍結中の細菌は多くが休眠状態にあり，解凍後は再び増殖を始める．冷凍の際の死滅の程度は凍結・解凍時の条件のほか，菌の種類によっても異なるが，ふつう鮮魚の場合せいぜい 1 桁減少する程度である．

最近は消費者の生鮮魚志向が強いため，凍結貯蔵しておいた魚を消費地で解凍したものを販売するケースがみられる．このような市販冷凍魚の体表の細菌叢は，凍結に弱い *Pseudomonas* や *Vibrio* が減少し，*Moraxella* と球菌類が優占するなど，冷蔵魚の場合とは著しく異なる．このことから，市販魚の細菌叢を調べることにより冷凍魚かどうかを見分けることができる．

この解凍魚を低温で腐敗させると，解凍時にみられた球菌類は検出されず，*Pseudomonas* III/IV-NH と *Vibrio* もわずかで，一方，解凍時には優勢菌としてはみられなかった *Pseudomonas* III/IV-H や *Pseudomonas* I/II が多数出現し，解凍時に多く生残した *Moraxella* が最も優勢となる．解凍時にはみられないにもかかわらず *Pseudomonas* III/IV-H が比較的多いのは，その増殖速度が極めて速いためである．

3) パーシャルフリージング貯蔵魚の腐敗[7]

パーシャルフリージング（PF）法は食品を −3℃に貯蔵する方法で，微生物の面からは氷蔵に比べて温度が低いので貯蔵効果が期待できる．たしかに鮮魚（マアジ）を 0℃および −3℃に貯蔵した場合，生菌数は 0℃では約 10 日で腐敗レベルに達するのに対し，−3℃では 2 週間以上増加せず，PF 貯蔵の微生物に対する増殖抑制効果は 0℃貯蔵より優れている．しかし解凍後には問題がある．冷凍魚（マアジ）と PF 貯蔵魚を 0℃で解凍・貯蔵した場合の腐敗に至るまでの日数を氷蔵魚のそれと比較した結

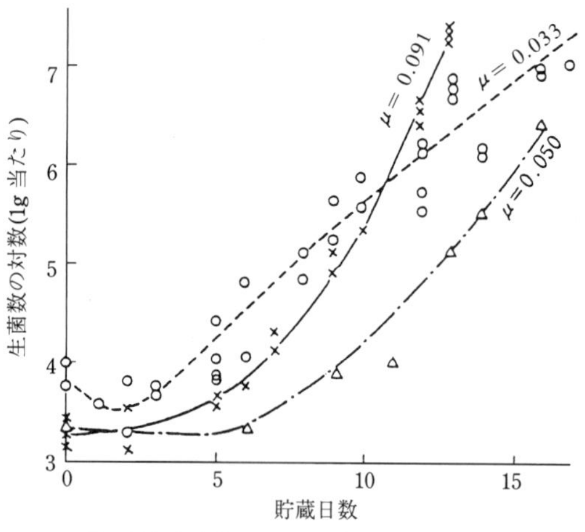

図 2.1.3　冷凍魚およびPF魚を0℃で解凍・貯蔵した際の細菌の増殖速度の比較[7)]

果（図2.1.3[7)]）によると，PF魚（3〜6日）≧氷蔵魚（11〜12日）＞冷凍魚（13日）の順で，PF解凍魚が極めて腐敗しやすくなるからである．このように，PF解凍魚が腐敗しやすい原因は，−3℃でも増殖可能な低温細菌が解凍時にすでに優勢となっていることに加えて，この温度帯は冷凍と違って，貯蔵中にも氷結晶が成長するため，それによる組織破壊が生じやすく，解凍後に細菌の侵入・増殖が容易になるからである．

PF貯蔵魚の貯蔵中および腐敗時の細菌叢は，図2.1.2[5)]に示したように冷蔵魚や冷凍魚のものとは異なる．PFの場合，凍結に弱い *Pseudomonas* III/IV-NH, *Pseudomonas* III/IV-H, *Vibrio* などは大部分が死滅し，耐凍性のある *Moraxella* や *Flavobacterium-Cytophaga* などが生き残る．しかし，それらの中にも−3℃で増殖可能なものとそうでないものとがあり，PF貯蔵中の腐敗時期には，*Pseudomonas* I/II およびPF貯蔵に特有な菌群が優勢となるが，条件によっては *Pseudomonas* III/IV-H や *Vibrio*, *Moraxella* も出現する．

4)　ガス置換貯蔵魚の腐敗[8)]

ガス置換貯蔵では特に CO_2 ガスの微生物増殖抑制効果が顕著で，腐敗までの時間はほぼ2倍に延長される．ただしガス置換貯蔵中も細菌の多くは生残しているから，一旦開封するとその貯蔵性は一般のものと同じになってしまうので注意する必要がある．ガス置換貯蔵魚の腐敗時の細菌叢は，海外での報告例では *Lactobacillus* が優勢である場合が多いのに対し，わが国近海で漁獲された魚では *Vibrio-Aeromonas* 群細菌が優占する傾向にある．この違いには，魚種，漁獲海域や貯蔵時のガス組成，温度のほか，特に貯蔵日数の違いによるところが大きいと考えられる．なお，開封後の細菌叢は *Pseudomonas* I/II が優勢となる．なお，ガス置換貯蔵については第3章3.3節で詳しく述べられているので参照されたい．

(2)　水産加工品の腐敗

魚介類は種類が豊富で，その加工品も干物（ひもの）や塩蔵品，かまぼこ，缶詰など極めて変化に富み，製品の形や風味，貯蔵性などは多種多様であるが，その加工法の多くは腐敗防止を兼ねているものが多い．

水産加工品を貯蔵原理の面から整理すると，① 缶詰や魚肉ソーセージ，レトルト食品などのように，食品に付着している微生物を殺菌し，その後の外部からの微生物の汚染を密封容器（包装）によって防ぐもの，② 塩蔵品，干物，酢漬などのように，食品の塩分や水分，pHなどを微生物の増殖に不適当な条件にすることによって，食品中の微生物の増殖を抑制するもの，の2つに分けることができる．

ここでは，これら水産加工品のうちから，魚肉ねり製品，缶詰，干物，塩蔵品，塩辛を取り上げ，微生物の分布や挙動，その制御などについて述べる．

1)　魚肉ねり製品[9)]

かまぼこ，ちくわに代表される魚肉ねり製品は水産加工品中で飛び抜けて生産量が多く，わが国独特の加工品である．らい潰（かい），成形，加熱など製造工程が複雑で，最終製品に原料の形をとどめていないことや，足と呼ばれる独特の弾力が品質の決め手となる点などが他の水産加工品と異なる特色である．

ねり製品は製造工程に加熱工程があるため，貯蔵性の良い加工品と思われやすいが，その加熱条件は，無包装・簡易包装かまぼこでは75℃数分，包装かまぼこで80℃数十分程度であり，この程度の加熱では原材料に由来する細菌のうち，耐熱性の強い胞子形成菌はかなりのものが生残する．実際の加工場でちくわの加熱過程の温度変化と菌数の変化を測定した例[10]（図2.1.4）によると，大型のちくわと小型のちくわでは，中心部の温度履歴や細菌の死滅プロセスがかなり異なり，小型ちくわでは中心部は80℃以上に達するが，大型のものでは80℃以下の加熱で終了していて，菌の死滅も緩やかである．ねり製品中の生残菌は加熱温度が70℃以下では主に球菌と有胞子桿菌が生残し，75～85℃では有胞子桿菌のみが生残するので，保存性の上からは加熱温度が75℃以上かどうかが重要な分かれ目になる．

ねり製品の腐敗原因菌は包装形態によって異なる．各種魚肉ねり製品の主な腐敗・変敗菌を包装形態別にまとめたものを表2.1.3[9]に挙げておく．無包装および簡易包装製品では，表面が細菌やカビにより二次汚染されるので，表面から先に変敗が起こるのがふつうである．包装かまぼこでは変敗菌は加熱後に生残する有胞子細菌による場合が多く，斑点や気泡，軟化，膨張などの変敗を生じる．ただし，これらの原因菌の多くは中温細菌で，低温貯蔵時とは異なる．

魚肉ねり製品の中では比較的腐敗しやすいはんぺんを10℃で貯蔵した例[8]（図2.1.5参照）では，貯蔵開始時には*Bacillus*がみられたが，初期腐敗時には，含気包装および脱酸素剤封入

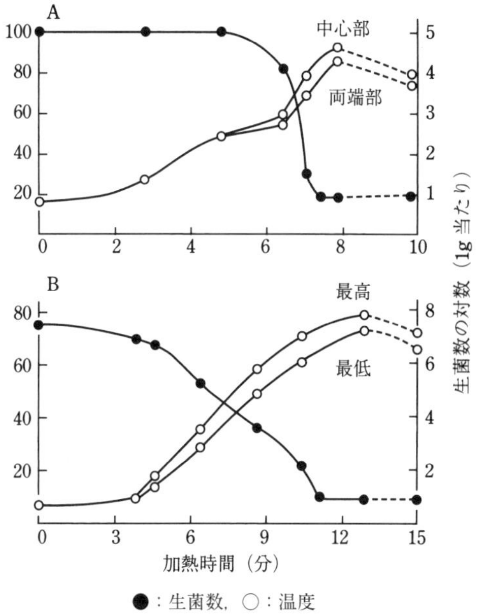

図2.1.4　ちくわの加熱工程中の品温と生菌数の変化[10]
A：小型ちくわ，B：大型野焼ちくわ

表2.1.3　魚肉ねり製品の腐敗・変敗とその原因菌[9]

製品	変敗の種類	変敗現象	原因菌	汚染経路
簡易包装かまぼこ	ネト	透明，赤，黄色など様々な粘物質が表面に発生	*Leuconostoc mesenteroides, Serratia marcescens, Streptococcus, Micrococcus, Flavobacterium, Achromobacter*	二次汚染
	発カビ	カビが表面に発生	*Penicillium, Aspergillus, Mucor*	二次汚染
	褐変	表面の一部が褐変し，やがて内部まで進行	*Achromobacter brunificans, Serratia marcescens*	殺菌不足 二次汚染
包装かまぼこ	気泡	小気泡が内容物とケーシングの間に発生	*Bacillus polymyxa, B. licheniformis, B. coagulans* など	原材料
	軟化	弾力がなく，外から押すとくずれる	*B. licheniformis, B. subtilis, B. circulans* など	原材料
	斑紋	表面が部分的に褐変	*B. licheniformis, B. sphaericus*	原材料
	斑点状軟化	内部も斑点状に軟化	*B. licheniformis*	原材料

では *Corynebacterium*, *Enterobacteriaceae*, *Vibrionaceae* などが，ガス置換包装（CO_2）では *Vibrionaceae*, *Streptococcus*, *Lactobacillus* などが優勢であった.

魚肉ねり製品のうち，特殊包装かまぼこと魚肉ハム・ソーセージでは，包装により製品が嫌気状態に保たれるため，加熱後に生残したボツリヌス菌が増殖・毒化する可能性がある．そこでボツリヌス中毒防除の立場から120℃ 4分加熱，pH 5.5以下，水分活性0.94以下のいずれかの製法によるもの以外は10℃以下での貯蔵が義務づけられている.

上記の腐敗・変敗とは別に，製品の貯蔵中または製品の再加熱後に表面の一部が褐変することがある．この原因はグルコース（またはショ糖）から褐変原因菌によって生成された褐変前駆物質（ケト酸）と製品中のアミノ酸との反応によるもので，その原因菌として *Achromobacter brunificans*, *Serratia marcescens*, *Enterobacter cloacae*, *Pseudomonas* sp. などが知られている[11].

ねり製品の保存性に影響を与える要因として，酸化還元電位や水分活性，気相組成，保存料添加の影響について触れておく.

ねり製品中での腐敗細菌の増殖の仕方は表面と内部では大きく異なり，表面では内部に比べるとはるかに速い．これは表面が好気的条件であるのに対し内部は嫌気的であり，*Bacillus* のうち比較的嫌気状態に強い菌種でも，その増殖は相当に抑制されるためである.

ねり製品の水分は75%前後のものが多く，その水分活性[9]は，板付きかまぼこで0.948〜0.974，なると巻で0.958〜0.984，はんぺんで約0.958，焼きちくわで0.970〜0.982，揚げかまぼこで0.962，魚肉ソーセージで0.962〜0.976というようにかなり高いので，これによって微生物の増殖抑制を期待することは難しい.

図2.1.5[8]はガス置換包装によるはんぺんの貯蔵効果を比較した結果である．一口にガス置換包装といっても，貯蔵効果は用いるガス組成によって大きく異なるが，この例からも炭酸ガス置換の効果が顕著であることがわかる．それに比べ脱酸素剤封入の腐敗防止効果は小さい.

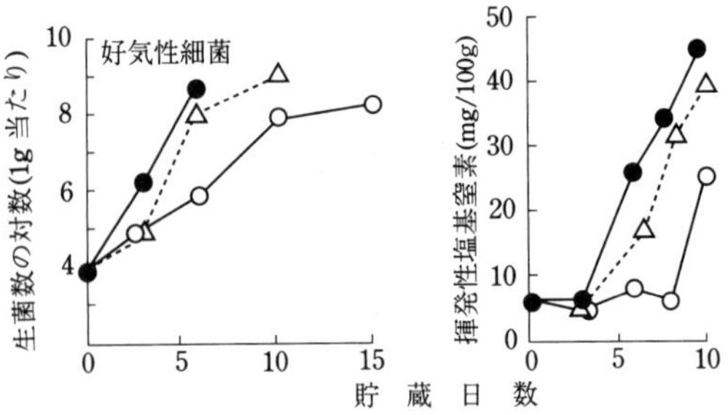

図2.1.5　はんぺんの貯蔵性に及ぼすガス置換包装の効果(10℃)[8]

ねり製品の保存料・日持向上剤としてソルビン酸類やグリシンなどが用いられている．ソルビン酸類はpHが低いほど微生物抑制効果が発揮される[12]が，ねり製品では加熱前にすり身のpHを低下させると最終製品の足の低下の原因となるので，実用的には加熱前のpHを低下させずに最終製品のpHを低下させる工夫がなされている．グリシンは *Bacillus* 属細菌などに有効であり，種々の食品に日持向上剤として用いられているが，単独では1〜3%以上の添加が必要である[13]ので，エタノールや低級脂肪酸，縮合リン酸塩などとの併用が一般的である.

2) 缶　詰

缶詰は食品を容器に詰め，脱気後密封し，加熱殺菌したもので，保存性の極めて高い食品である．中でも水産缶詰はわが国で最も歴史が古く生産量も多い.

缶詰の殺菌条件はボツリヌス菌の殺滅を目的とし F_0 値4以上とすることが決められており，水産缶詰では一般に108〜116℃で60〜120分程度の加熱が行われている．しかし微生物の中にはこのような条件でも死滅しない細菌も存在し，*Bacillus stearothermophilus*（$D_{120℃}=4$〜5分）や *Clostridium thermoaceticum*（$D_{120℃}=5$〜

46分）のように極めて耐熱性の強いものも知られている[14]．これらは高温細菌であり40℃以下では増殖しないので，普通は問題となることは少ないが，ホットベンダーで加温販売されるコーヒー缶詰やしるこ缶詰などでは問題となる可能性がある．缶詰の殺菌条件はボツリヌス菌と生物的性状の似た*Clostridium sporogenes*を指標菌として設定されることが多いが，死滅の程度は食品成分によっても大きく異なるので，品質保持期間の設定をするような場合には食品ごとに問題となる変敗菌について加熱処理条件を検討する必要がある．

缶詰の製造工程は大部分が機械化，自動化されているが，管理が不十分な場合には製品が変敗することがある．缶詰の変敗は缶の外形から，フラットと膨張（程度によりフリッパー，スプリンガー，スウェル）に分けられている．その原因の多くは殺菌不足か，密封不良による殺菌後の二次汚染によるものである．水産缶詰の変敗パターン，内容物pHとそこから分離される胞子形成菌の種類を表2.1.4[15]に示す．なお缶詰については2.15節も参照されたい．

3）干　　物

アジの開きに代表される干物は，製法が簡単であるので最も古くから作られてきた水産加工品である．よく乾燥した上干品では水分（水分活性）が低いので腐敗しにくく，微生物学的な問題としてはアレルギー様食中毒と貯蔵中の発カビが考えられる．

前者は鮮度低下した赤身魚を原料に用いた場合や乾燥条件の不備などによってヒスタミン生成細菌が増殖した場合に起こる．発カビの防止には低温保蔵や真空包装，脱酸素剤封入などが効果的であるが，骨や側鱗によるピンホールに気をつける必要がある．

最近は干物もよく乾燥した上干品よりも，アジの一夜干しのような，水分が50％程度の中干品が多くなっている．これらは従来からの干物とは異なり，室温では*Micrococcus*などの細菌が増殖し数日で腐敗に至り，ヒスタミン生成細菌が増殖した場合には上述のアレルギー様食中毒を起こすこともある．これらの腐敗防止にはガス置換包装（低温併用）が有効である．マアジ開き干しの貯蔵効果を調べた例[8]では，真空包装や脱酸素剤封入に比べ，CO_2ガスの貯蔵効果が顕著であった．ただしCO_2 100％では開封直後に渋みを生じることがあるため，実用的にはCO_2-N_2混合気が用いられる．

4）塩　蔵　品

高濃度の食塩によって腐敗細菌の増殖と自己消化作用を抑制して食品を保蔵したものが塩蔵品である．すじこやいくら，たらこ，かずのこ，新巻ザケなどがよく知られている．一般の腐敗細菌には食塩濃度が5〜10％になると増殖でき

表2.1.4　水産缶詰の変敗とその原因菌[15]

品名	容器の外観			内容物のpH（正常品のpH）	巻締不良	*Bacillius*				*Clostridium*	
	フラット	フリッパー	スウェル			*B.licheniformis*	*B.subtilis*	*B.coagulans*	不明	*C.sporogenes*	*C.perfringens*
マグロ水煮	×			4.0　(6.2)	×			×			
マグロ油漬			×	6.0　(6.2)	×					×	
サバ油漬			×	5.2〜5.4 (5.9)	×						×
ホタテ水煮			×	6.5　(7.0)						×	
カニ水煮	×			6.4　(7.4)			×				
イカ味付	×			4.5〜4.7 (6.4)				×			
イカ味付			×	6.0〜6.5 (7.1)		×	×		×		
アサリ味付	×			5.2　(5.8)					×		
アサリ燻製油漬			×	4.7　(6.3)	×			×		×	
アカガイ味付		×		4.2〜4.7 (5.2)		×	×				

なくなるものが多い．しかし，好塩細菌の中には10%以上の食塩でも増殖できるものも多いので，10%以上でも腐敗を十分防ぐことはできず，長期の保蔵には低温などの併用が必要である．アジ肉にいろいろな濃度になるように食塩を加え18～19℃に保蔵した結果[16]では，1か月以上保存できるためには20%以上の食塩が必要である．それでも長期間の保存中に*Halobacterium*などの好塩細菌によって赤変などの変敗が起こることがあり，その防止には低温保蔵が有効である．

5）塩　　辛[17]

塩辛は魚介類の筋肉・内臓などに10数%の食塩を加えて，腐敗を防ぎながら原料を消化し，同時に特有の風味を醸成させるのが伝統的な作り方である．この間に遊離アミノ酸が元の10倍以上に増加する．伝統的なイカ塩辛では食塩濃度が10%以上のものが多く，細菌がふつう10^7～10^8/gレベル存在する．イカ塩辛の細菌叢は，*Staphylococcus*および*Micrococcus*が多く検出される．

イカ塩辛の腐敗の様子は塩分濃度や貯蔵温度によって異なるが，食塩10%，20℃貯蔵の塩辛では仕込み後20日目頃からアンモニア臭の混じった腐敗臭がするようになる．熟成と腐敗の境界は明瞭ではないが，少し古い基準では揮発性塩基窒素が100mg/100gを越えると異味異臭がし食用不適とされている[18]．

最近では伝統的塩辛とは別に，食塩濃度が2～7%程度の低塩分塩辛が主流となっている．表2.1.5[19]に伝統的塩辛と低塩分塩辛の主な違いを示す．もともと塩辛に10%以上もの食塩を用いるのは，腐敗細菌の増殖を抑えながら熟成を促進させるためであるが，低塩分塩辛では腐敗細菌の増殖を抑えきれないため，長期間の仕込みはできず，熟成によるうま味の生成ができない．そのため，調味料で味付けし，また保存性を維持するため，pH・水分活性の調整，種々の保存料の添加が行われている．

近年，多くの食品が低塩化の傾向にあるが，塩辛の場合には，単に塩分濃度が薄くなっただけではなく，製造原理自体が別物になったといえる．製品は要冷蔵で，品質はまちまちである．図2.1.6[17]は食塩濃度，pH，水分活性がほぼ同じ3種の市販イカ塩辛を20℃に貯蔵し，生

表2.1.5　伝統的塩辛と低塩分塩辛の比較[19]

	伝統的塩辛	低塩分塩辛
食塩濃度	約10～20%	約2～7%
仕込期間	約10～20日	約0～3日
うま味の生成	自己消化によるアミノ酸などの生成	調味料による味付け
腐敗の防止	食塩による防腐	保存料・水分活性調整による防腐
保存性	高（常温貯蔵可）	低（要冷蔵）
製品の特徴	保存食品	和えもの風

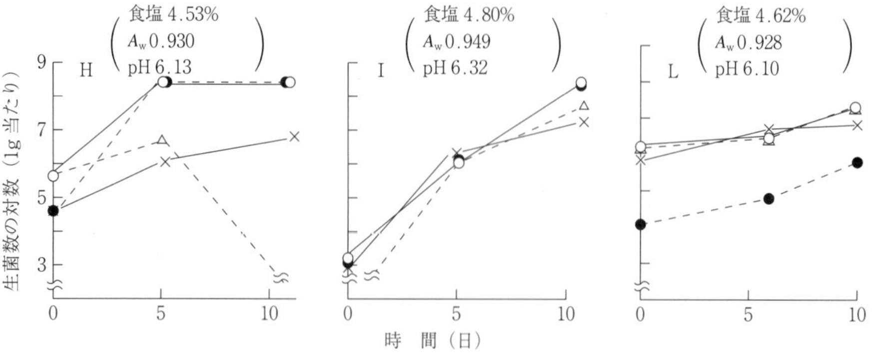

○—○：2.5%食塩加BPG培地，×—×：10%食塩加BPG培地，
●…●：2.5%食塩加ABCM培地，△…△：2.5%食塩加PDA培地

図2.1.6　低塩分塩辛（20℃貯蔵）における生菌数の変化[17]

菌数変化をみたものであるが，その消長は著しく異なり，添加物の影響が大きいことが推察される．これらの腐敗時の細菌叢も製品によって異なり，*Micrococcus*, *Staphylococcus*, *Corynebacterium*–*Arthrobacter*, *Moraxella*, *Lactobacillus* などが分離される．低塩分塩辛については2007年に大規模食中毒事件も発生していることから，伝統的塩辛との違いを十分理解して品質・衛生管理を行う必要があろう．

2.1.4 魚介類と加工品による食中毒[5, 20, 21)]

魚介類と関係の深い食中毒としては，腸炎ビブリオとボツリヌス菌，ノロウイルスによるものが挙げられる．また食中毒統計では化学性食中毒として扱われているアレルギー様食中毒も重要である．はじめの3つの食中毒微生物については本書の姉妹編『食品微生物の科学』（清水潮著）に詳述されているので，これらについては微生物学的特性や症状などは省略し，魚介類との関係を中心に述べることとする．

(1) 腸炎ビブリオ食中毒

腸炎ビブリオ食中毒は主に生の魚介類で起こる感染型食中毒で，2000年頃までは長い間，事件数，患者数とも，サルモネラとともにわが国の細菌性食中毒のトップの座を競っていたが，その後はサルモネラとともに急減傾向にある．

原因食品はイカ，タコ，アジなど近海産魚介類の刺身，すし，たたきなどによるものが多いが，そのほかに魚のてんぷらやフライ，塩焼きなどによるものも多い（加熱不足による）．2007年には低塩分のイカ塩辛（塩分約2%）による食中毒も発生している．また，生の魚介類を扱った調理器具，食器，手指などを介しての二次汚染によるものも多く，炒り卵や卵焼きなども原因食品となりやすい．

腸炎ビブリオ食中毒が6～9月に集中して魚介類で起こる主な理由は，日本人が生食を好むことと，本菌（*Vibrio parahaemolyticus*）が中温好塩性で特に夏季の海洋や汽水（きすい）域に生息するために夏場の魚が汚染されている可能性が高いこと，また夏場は気温が高く，本菌の最適条件（30～37℃，食塩2～3%，pH 7.5～8.5）での倍加時間が10分以下と短いことなどである．

腸炎ビブリオ対策としては，漁獲後の魚介類の洗浄には腸炎ビブリオ汚染の心配のある湾内の海水は用いないようにし，清浄な海水を用い，また加工には飲用適の水を用いるなどの注意が必要である．調理前に真水の流水でよく洗うことも除菌対策として効果がある．本菌は10℃以下ではほとんど増殖できないので，漁獲後，加工，流通時を通じて低温保持をすることは極めて重要な防止策となる．しかし鮮魚の時には温度管理がなされていたとしても，刺身やすしに調理されたあと夏の室内にしばらく放置されるようなケースは十分あり得るので注意が必要である．また，二次汚染による事例も多発しており，その防止も重要である．腸炎ビブリオは熱に弱い（$D_{53℃}$ = 0.9～4.0分，60℃ 10分以内で死滅）ので，加熱調理食品では調理後早く食べれば安全である．

(2) ボツリヌス食中毒

ボツリヌス食中毒は典型的な毒素型食中毒で，発生件数は少ないが極めて致死率が高い食中毒である．わが国では1951年に北海道岩内郡でニシンいずしによる最初のE型菌食中毒が発生して以来，2009年までの59年間に118件が発生，539名が発症，114名が死亡しており，致死率は21%である．

原因菌の *Clostridium botulinum* は嫌気性の胞子形成菌で，この菌が増殖する際に作る毒素により食中毒が起こる．欧米では古くからそのA，B型菌によるソーセージ，缶・びん詰での食中毒で多くの死者を出している．わが国での原因食品は，1984年6月の熊本県産の辛子れんこん（真空包装，脱酸素剤封入包装）による中毒（11名死亡）など数例を除いて，ほとんどがいずし（魚の発酵食品）で，原因菌もE型菌という特徴がある．E型菌は胞子の形で土壌，海，湖の底土などに広く分布しており，3.3℃以上で増殖可能と考えられている．

この菌は酸素の存在下では増殖できないので，生鮮な魚介類や野菜を摂取して食中毒を起こす可能性は小さいが，真空包装やガス置換包装，缶・びん詰など嫌気条件下では増殖する可能性がある．いずしは魚の切り身を野菜，麹，米飯とともに桶に入れ重石をして漬け込む発酵食品である．ボツリヌス菌は空気に触れないこの桶の中でよく増殖する．いずしの場合，冬に作られることが多いが，魚の入らないいずし（野菜ずし）ではE型菌を接種しても毒生成が起きないこと，魚にE型菌胞子を接種して放置すると20℃，3日間で毒化すること，食中毒事例が水さらし期間の長い（5〜7日）もので起きていることなどから，比較的気温の高い（15℃以上）時期に魚を長時間水さらしして作られた場合に毒化する可能性が高いようである[22]．

予防対策としては，(1) 加熱により胞子を殺滅する．E型菌胞子は比較的耐熱性が弱く80℃ 20分程度で死滅するが，A，B型菌（タンパク分解性菌群）は耐熱性が強く，120℃ 4分以上（115℃ 12分，110℃ 36分，100℃ 360分）の加熱が必要である．(2) 温度，pH，水分活性，食塩濃度などを食品中の菌が増殖・毒化できないような条件にする．ボツリヌス菌は3.3℃以下（E型菌），pH 5.5以下，水分活性0.94以下，または食塩5%以上で増殖・毒化が抑制される．(3) 真空包装や脱酸素剤封入包装はボツリヌス菌が増殖しやすいので，なるべくこれを避け，やむを得ないときは低温貯蔵を併用する．(4) 喫食直前に加熱する．ボツリヌス毒素は易熱性で，100℃，1〜2分程度の煮沸により破壊される．万一毒ができても加熱して食べる食品では失活するので中毒は起こりにくい．

(3)　ノロウイルス食中毒

ノロウイルス食中毒は，わが国では1998年より正式に微生物性食中毒として取り上げられるようになった新しい食中毒である．2003年までは小型球形ウイルス（SRSV）と呼ばれていたもので，2001年以降，食中毒患者数では第1位であり，多いときには年間27 000名に及んでいる．10個程度のウイルスでもヒト空腸上皮細胞に感染して発病（細胞を破壊）するため流行しやすい．

ノロウイルス（*Norovirus*）の感染経路は，① 汚染されたカキなどの二枚貝によるもの，② 食品取扱者による食材の汚染，③ 飲料水汚染によるもの，④ ヒトからヒトへの感染によるものの4つに大別される．原因食品としてこれまで多かったのは生カキまたは酢ガキであるが，これはカキが餌としてプランクトンなどをろ過する際に同時に水中に含まれるウイルスをろ過・濃縮し，管腔内に蓄積するためである．その他に弁当，惣菜などが原因食品と考えられる例が増えているが，これはノロウイルスに感染した食品取扱者・調理者（不顕性感染の場合もある）が自らの糞便や嘔吐物を食品に付着させることによる．飲料水（わき水，井戸水など）による場合は原因食材の特定が困難なことが多いが，患者発生が連続的に見られるのが特徴である．また最近は食品以外に，嘔吐物のエアロゾル飛沫感染や蛇口，ドアノブなどの汚染などによるウイルスの直接感染（ヒト-ヒト感染と呼ばれる）も増えている．

食品を介した感染を防ぐには，原因食品となりやすい貝類の生食を避け，十分に加熱（85℃，1分以上）することが効果的である．また，二次感染防止には手洗いやうがいが有効である．

(4)　アレルギー様食中毒[23, 24]

アレルギー様食中毒は食品中に蓄積された高濃度のヒスタミンを摂取することにより，顔面紅潮，頭痛，じん麻疹，発熱などの症状を呈するものである．この食中毒は原因物質がヒスタミンであるため，わが国の食中毒統計では化学性食中毒に分類されているが，ヒスタミンが細菌のヒスチジン脱炭酸酵素の作用によって食品の貯蔵・加工中に生成されるという点でほかの化学性食中毒とは性格を異にし，また，免疫反応の異常によって起こる食物アレルギーとは発症機構が異なる．

本食中毒は主にマグロ，カツオ，サバ，イワシ，アジなどの赤身魚やその加工品で起こっているが，赤身魚が本食中毒の原因となりやすいのは，ヒスタミンの前駆物質となる遊離ヒスチジン含量が白身魚では数 mg～数十 mg/100g であるのに対し，赤身魚では 700～1 800mg/100g と非常に高いためである．一般的には 100mg/100g 以上の食品で発症するとされているが，実際には摂取量が問題であり，食中毒事例から発症者のヒスタミン摂取量を計算した例では，大人 1 人当たり 22～320mg と報告されている．海外では魚介類のほかワインやチーズなどでも食中毒が発生している．

わが国では最近は大きな事例は少ないが，かつては生鮮魚介類のほか，サンマ，イワシなどの桜干しや焼き魚，フライなどによる食中毒が多発した．最近は欧米の先進国でも魚食志向を反映してこの中毒が増えつつあるので，輸入原料魚に対する規制を強化しており，例えばアメリカでは健康障害を及ぼすヒスタミン量（hazard action level）を 50mg/100g とし，マグロ・カツオ缶詰の原料に対して 5mg/100g の基準値（defect action level）を設けている．

これまで鮮魚やその加工品のヒスタミン生成菌としてよく知られているのは，*Morganella morganii*（モルガン菌），*Citrobacter freundii*, *Enterobacter aerogenes*, *E. cloacae*, *Raoultella planticola* などの腸内細菌科細菌である．一方，海洋由来のヒスタミン生成菌として，低温性と中温性の 2 種の好塩性ヒスタミン生成菌（*Photobacterium phosphoreum* および *P. damselae*）が存在する（表 2.1.6[23]）．ヒスタミン生成菌は以上のほか，魚醤油などから *Tetragenococcus muriaticus* が，またワインやチーズなどから *Oenococcus oenos*, *Lactobacillus buchneri* などが報告されている．

モルガン菌と 2 種の好塩性ヒスタミン生成菌の沿岸海域での出現状況を調べた結果では，低温好塩性のヒスタミン生成菌は冬から初夏にかけて存在し，夏には中温好塩性の菌が多く出現する．一方，モルガン菌は相模湾のような清浄海水からは検出されず，東京湾湾奥部など比較的汚れた海水から検出される．

また，市販鮮魚について調べた例（図 2.1.7[23]）では，中温好塩菌やモルガン菌は主に夏場に検出され，低温好塩菌が周年高頻度に検出される．このうち，中温好塩性のヒスタミン生成菌は夏の鮮魚から，多いときには 10^3～10^4/cm^2 検出されることがあり，しかも，モルガン菌と同程度に強いヒスタミン生成能を持つので，過去の食中毒事例の中には本菌によるものも含まれていた可能性がある．一方，低温好塩性の *P. phosphoreum* は 2.5℃貯蔵の魚肉中に多量（61～144mg/100g）のヒスタミンを産生

表 2.1.6　魚介類の主なヒスタミン生成菌とその増殖特性[23]

菌　　種	増殖特性：温　度（℃）（最低，至適，最高）	増殖特性：食　塩（至適）
Morganella morganii（モルガン菌）	中温性（10，37，43）	非好塩性（0.5％以下）
Photobacterium damselae	中温性（10，30～35，40）	好塩性（2％）
Photobacterium phosphoreum	低温性（0，20，25～30）	好塩性（2％）

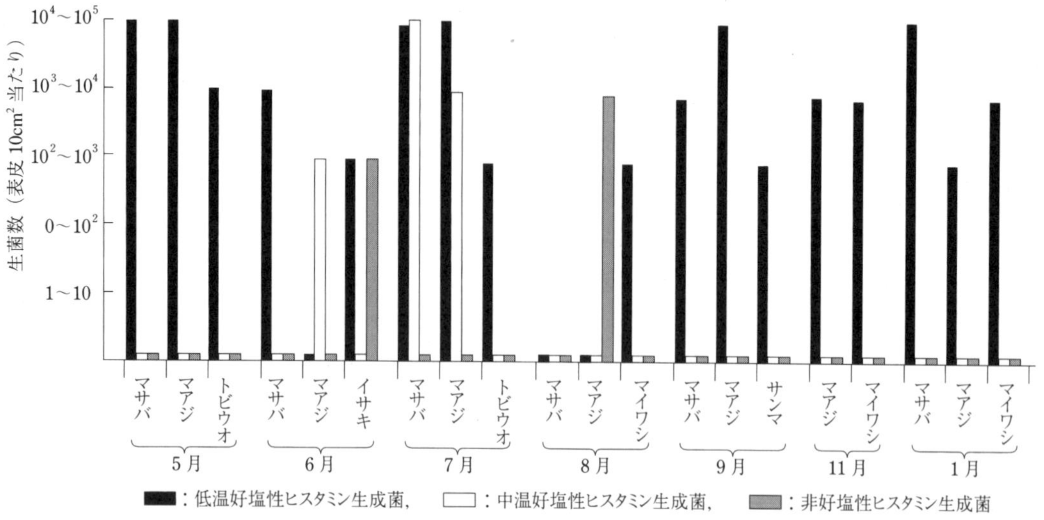

図2.1.7　鮮魚に付着しているヒスタミン生成菌数の季節変化[23]

することが確認されているので，低温流通が主流の鮮魚介類では食品衛生上注意すべき細菌であり，事実，丸干しイワシによる食中毒事例から本菌が分離されている．

海水や鮮魚からは好塩性ヒスタミン生成菌が分離されるにもかかわらず，これまで食中毒事例から本菌が分離されないのは，① わが国ではアレルギー様食中毒が，行政的には化学性食中毒として扱われるため，原因菌の究明までは行われない事例が多いこと，② 微生物検査が行われたとしても，本菌が優勢とは限らず，また検査に常用される食塩無添加培地では増殖できないこと，③ 低温好塩菌が原因菌の場合には常用の35℃培養では増殖できないこと，④ 本菌群は冷凍に弱いので凍結サンプルでは死滅してしまうこと，などによるのであろう．

ヒスタミンは原料魚の貯蔵中やその加工・調理中，最終製品の貯蔵・流通中にヒスタミン生成菌が増殖することによって蓄積されるので，アレルギー様食中毒防除の基本は微生物性食中毒としての対応を行うことである．鮮魚にはもともと海洋性のヒスタミン生成菌が付着している可能性が高いので，室温での放置を避け，低温管理などの手段によってその増殖を抑制することが最も効果的な予防対策となる．ただし鮮魚を5℃貯蔵しても，上記の低温性ヒスタミン生成菌が増殖して5日以内に100mg/100gに達することがあり，しかもこの菌は10^8～10^9/gに達したときでもほとんど腐敗臭を発しないので注意を要する．また，いったん生成されたヒスタミンは調理加熱程度の温度では分解されないので，加工に用いる場合でも生食の場合と同等の鮮度管理が必要である．

(5)　その他の食中毒

最近は，いくらのO157事件（1998）やイカ菓子のサルモネラ食中毒（1999）のように，本来魚介類とは直接関係のない微生物による食中毒が水産物でも発生している．またリステリア食中毒は，わが国では北海道でのナチュラルチーズによる1例（2001）のみが確認されているが，欧米では1980年代以降，多数の死者を含む食中毒がキャベツサラダや殺菌乳，ナチュラルチーズ，食肉製品などで相次いで発生している．水産食品に特有の細菌ではないが，魚介類およびその加工品（いくら，明太子，ネギトロマグロなど）にも原因菌の*Listeria monocytogenes*が広く分布していることから，水産食品でも食中毒の可能性が指摘されている[25]．本菌は広い増殖温度域（0～45℃）を有し，自然界での生残

表 2.1.7　水産食品の成分規格(要点)[26]

食　　品	成 分 規 格
生食用鮮魚介類	腸炎ビブリオ最確数：100/g 以下
生食用冷凍鮮魚介類	細菌数：100 000/g 以下 大腸菌群：陰性 腸炎ビブリオ最確数：100/g 以下
魚肉ねり製品	大腸菌群：陰性（魚肉すり身を除く） 亜硝酸根：0.05g/kg 以下（ただし魚肉ソーセージ，魚肉ハム）
いくら，すじこ，たらこ	亜硝酸根：0.005g/kg 以下
ゆでダコ	細菌数 100 000/g 以下（冷凍品） 大腸菌群：陰性（冷凍品） 腸炎ビブリオ：陰性
ゆでガニ*	細菌数：100 000/g 以下（冷凍品） 大腸菌群：陰性（冷凍品） 腸炎ビブリオ：陰性（凍結していないもの）
生食用カキ	細菌数：50 000/g 以下 *Escherichia coli* 最確数：230/100g 以下 腸炎ビブリオ最確数：100/g 以下（むき身）
寒　天	ホウ素化合物：1g/kg 以下（H_3BO_3 として）
鯨肉製品	大腸菌群：陰性 亜硝酸根：0.07g/kg 以下（鯨肉ベーコン）

＊ 凍結していない加熱調理・加工用のものには規格基準は適用されない．

性も比較的強いので，低温貯蔵が中心の水産物についても今後十分注意する必要がある．

2.1.5　魚介類と加工品の規格基準

水産食品のうち，生食用鮮魚介類，生食用冷凍鮮魚介類，魚肉ねり製品，いくら・すじこ・たらこ，ゆでダコ，ゆでガニ，生食用カキ，寒天，鯨肉製品に対して表 2.1.7[26] のような成分規格が定められている．これらの多くは微生物に関するもので，寒天，鯨肉製品ついては添加物基準が設けられている．

これらのうち，寒天を除くすべてに保存温度（非冷凍食品は 10℃以下，冷凍食品は −15℃以下）と容器包装に関する保存基準が定められている．ただし，気密性の容器包装に充填後，120℃，4 分殺菌（または同等以上）した魚肉ねり製品と鯨肉製品，pH 4.6 以下または水分活性 0.94 以下の魚肉ねり製品には保存基準は適用されない．

また，生食用鮮魚介類，生食用冷凍鮮魚介類，ゆでダコ，ゆでガニおよび生食用カキに対して，加工用水，原料の鮮度，解凍条件などに関する加工基準が，魚肉ねり製品と鯨肉製品に対して加熱条件などの製造基準が定められているが，その内容については割愛する．

文　　献

1) 藤井建夫：「微生物制御の基礎知識—食品衛生のための 90 のポイント」，中央法規出版（1997）
2) J. M. Shewan: *Recent Adv. Food Sci.*, **1**, 167 (1962)
3) 奥積昌世：コールドチェーン研究，**4**, 161; **5**, 26 (1979)
4) 奥積昌世：冷凍，No. 61, 120 (1986)
5) 藤井建夫：「水産食品の事典」（竹内昌昭，藤井建夫，山澤正勝編），p. 371，朝倉書店（2000）
6) J. M. Shewan: Proceedings of Conference on the Handling, Processing and Marketing of Tropical Fish, p. 51 (1976)
7) 藤井建夫：「魚のスーパーチリング」（小嶋秩夫編），p. 70，恒星社厚生閣（1986）
8) 藤井建夫：防菌防黴，**21**(3)，155（1993）
9) 横関源延：「食品微生物学」（相磯和嘉監修），p. 245，医歯薬出版（1976）
10) 金山龍男，藤田八束，松田敏生：日水誌，**39**，221（1973）
11) 藤田八束：*New Food Industry*, **24**(3), 37 (1982)
12) 松田敏生，矢野俊博，丸山晶弘，熊谷英彦：日食工誌，**41**，687（1994）

13) 山本常治：水産ねり製品技術研究会誌，**6**, 1 (1980)
14) 中山昭彦：モダンメディア，**31**，129 (1985)
15) 松田典彦，駒木 勝，市川良子，後藤幸恵：日食工誌，**32**，615 (1985)
16) 清水 亘，千原 到：日水誌，**20**，30 (1954)
17) 藤井建夫：「塩辛・くさや・かつお節—水産発酵食品の製法と旨味」(増補)，p. 31，恒星社厚生閣 (2001)
18) 宇野 勉，坂本正勝：北水誌月報，**31**(3)，15 (1974)
19) 藤井建夫：「魚の発酵食品」，p. 29，成山堂書店 (2000)
20) 日本食品衛生学会（編）：「食品安全の事典」，朝倉書店 (2009)
21) 仲西寿男，丸山 務（監修）：「食品由来感染症と食品微生物」，中央法規出版 (2009)
22) 横関源延，藤井建夫：日食工誌，**24**，420 (1977)
23) 藤井建夫：日食微誌，**23**，61 (2006)
24) 藤井建夫：食衛誌，**47**，J-343 (2006)
25) S. Miya, H. Takahashi, T. Ishikawa, T. Fujii, B. Kimura：*Appl. Environ. Microbiol.*, **76**, 3383 (2010)
26) 塩見一雄：「改訂 水産海洋ハンドブック」(竹内俊郎他編)，p. 478，生物研究社 (2010)

（藤井建夫）

●第2章　食品における微生物の挙動

2.2　食肉と食肉製品

2.2.1　食肉と食肉製品について

(1)　食　　肉

食肉とは畜肉（牛肉，豚肉，馬肉，めん羊肉，山羊(やぎ)肉），家兎(かと)肉，食鳥肉の総称である．牛，豚などの家畜は，生産農家からと畜場へ搬入される．と殺後，血液や皮，頭部，内臓などが除去され，背骨にそって二分割された枝肉となる．枝肉は冷却後，かた，ロース，ばら，ももなどの部位に分割され，部分肉として流通する．部分肉は加工処理施設で精肉へ加工され，販売される．精肉とは消費者が料理しやすいように，部分肉をカットした厚切り肉，薄切り肉，挽き肉などをいう．部分肉は食肉製品，調味生肉などの原料食肉としても販売される．

食鳥肉の多くはブロイラー（肉用若どり）であり，生産農家から食鳥処理場へ搬入された鶏は，と殺，解体処理が一貫して行われる．その後，加工工場で，もも肉，むね肉，手羽先などの部分肉にカットされ，出荷される．

(2)　食肉製品

わが国の食肉製品は，消費者のライフスタイルの変化や海外旅行での食経験，貿易の自由化などに伴い多様化してきた．これを受け，厚生労働省は，1993年3月17日「食品衛生法施行規則の一部を改正する省令」および「食品，添加物等の規格基準の一部を改正する告示」を発令し，食肉製品の表示基準および規格基準の改正を行った．これにより食肉製品は，加熱殺菌の条件（温度および時間）や水分活性の違いなどにより加熱食肉製品，特定加熱食肉製品，非加熱食肉製品，乾燥食肉製品の4種類に大別された．さらに加熱食肉製品は，「容器包装に入れた後，加熱殺菌したもの（包装後加熱）」と「加熱殺菌した後，容器包装に入れたもの（加熱後包装）」に分類された．これら製品には成分規格，製造基準および保存基準が定められ，微生物学的な安全性の確保が図られている（表2.2.1）[1,2]．

2.2.2　食肉と食肉製品の汚染微生物

(1)　食　　肉

通常，健全な畜肉や食鳥肉の筋肉組織に微生物は存在しない．枝肉などを汚染する多くの微生物は，家畜の皮膚に付着した糞便，汚泥，汚水などから，と畜場に持ち込まれる．と殺後，腸内容物由来の微生物とともに，と殺・解体用の機械・器具，作業者の手指，衣服あるいは施設内の空気，使用水などを介して枝肉などを汚染する．さらに，部分肉，精肉へと加工される過程で微生物は拡散していく．

冷蔵前の枝肉や部分肉には，10^2～10^4/gの細菌が汚染しており，一般に *Pseudomonas*, *Acinetobacter*, *Moraxella*, *Flavobacterium* などのグラム陰性菌および *Micrococcus*, *Staphylococcus*, coryneforms などのグラム陽性菌で構成されている[3]．また，*Salmonella* や病原性のある *Escherichia coli*（大腸菌），*Clostridium perfringens*（ウエルシュ菌），*C. botulinum*（ボツリヌス菌），*Staphylococcus aureus*（黄色ブドウ球菌），*Campylobacter jejuni/coli*, *Listeria monocytogenes* などの食中毒菌も検出される[4]．

なお，冷蔵肉では細菌が速やかに増殖するため，カビ，酵母が多くを占めることはない．

(2)　食肉製品

表2.2.2には，食肉製品製造に使用される原料食肉，副原材料を示した．食肉製品を汚染する微生物は，主に原料食肉や副原材料由来であ

表 2.2.1　わが国における食肉製品の製造および保存の個別基準の概要と代表的製品例[1,2]

分類	製造基準：原料食肉	製造基準：解凍および整形温度	製造基準：塩漬け：方法	製造基準：塩漬け：肉の温度	製造基準：塩漬け：水分活性	製造基準：塩漬け：使用添加物など	製造基準：くん煙・乾燥	製造基準：加熱殺菌	保存基準	代表的製品例
加熱食肉製品：包装後加熱								63℃ 30分間	10℃以下，ただし密封包装後120℃（4分間）で加熱した製品は，常温保存可能	加熱後，開封されることなく販売されるプレスハム，ソーセージなど
加熱食肉製品：加熱後包装										加熱後，開封され，スライスなど小分け包装されるロースハム，ウインナーソーセージなど
特定加熱食肉製品	単一肉塊，4℃以下，pH 6.0 以下	10℃以下	乾塩法 塩水法			香辛料，調味料などの使用は，食肉表面のみ塗布		・55℃（97分間）～63℃（瞬時） ・35 → 52℃ 170分間以内 ・55 → 25℃ 200分間以内	A_w 0.95 未満：10℃以下，A_w 0.95 以上：4℃以下	ローストビーフ，ローストポーク，スモークドビーフなど
非加熱食肉製品	単一肉塊，4℃以下，pH 6.0 以下	10℃以下	乾塩法 塩水法 1本針注入法	5℃以下	0.97 未満	亜硝酸塩使用 ・乾塩法（食塩 6% 以上[a]，亜硝酸塩 200ppm 以上） ・塩水法，1本針注入法（食塩 15% 以上[a]，亜硝酸塩 200ppm 以上）	20℃以下または50℃以上，A_w 0.95 未満（A_w 0.95 以上の最終製品は除く）		A_w 0.95 未満：10℃以下，A_w 0.95 以上：4℃以下	ラックスハム，ラックスシンケンなど（国内で生産される生ハムの多くが，この分類に属する）
			乾塩法	5℃以下		亜硝酸塩使用せず 食塩 6% 以上[a]，塩漬け期間 40日以上	20℃以下，53日間以上，A_w 0.95 未満		10℃以下	パルマハムなど
	単一肉塊以外（20mm 以下に切断）	10℃以下				食塩 3.3% 以上[a] 亜硝酸塩 200ppm 以上 〈例外事項あり〉[b]	20℃以下，20日間以上 ・pH 5.0 未満 ・A_w 0.91 未満 ・pH 5.3 未満かつ A_w 0.96 未満 〈例外事項あり〉[b]		10℃以下，ただし pH 4.6 未満，または pH 5.1 未満かつ A_w 0.93 未満の製品は常温保存可能	ソフトサラミソーセージ，セミドライソーセージ，サマーソーセージなど
乾燥食肉製品							20℃以下または50℃以上，A_w 0.87 未満		常温保存可能	ドライソーセージ，ビーフジャーキーなど

a：塩化カリウムとの組合せも認められる．
b：規定の冷凍食肉あるいは規定条件で加熱された食肉を原料とした場合および A_w 0.91 未満の製品は食塩，塩化カリウムまたはこれらの組合せ使用およびくん煙・乾燥の期間は適用しない．

表 2.2.2 食肉製品の主な原材料

原料食肉	副原材料	
豚　肉	食　塩	デンプン
牛　肉	糖　類	植物性タンパク
馬　肉	調味料	卵タンパク
めん羊肉	香辛料	乳タンパク
山羊肉	重合リン酸塩	血液タンパク
食鳥肉	発色剤	乳化安定剤
家兎肉	酸化防止剤	香辛料抽出物
	保存料	くん液

る．製造工程で二次汚染する空中浮遊微生物や水，機械，器具，ヒトなど作業環境で見られる微生物も，多くは原料食肉，副原材料などに由来している．総合衛生管理製造過程の承認制度施行の際，厚生労働省より示された食肉製品で制御すべき危害微生物としては，*S. aureus*, *C. jejuni/coli*, *Clostridium* 属菌，*Salmonella* 属菌，*Bacillus cereus*（セレウス菌），*Vibrio parahaemolyticus*（腸炎ビブリオ），病原大腸菌，腐敗微生物がある．現在，*L. monocytogenes* は危害原因物質に含まれていないが，食肉製品からの検出事例[5]や欧米での食中毒事例から判断すれば，今後考慮すべき食中毒菌であると考えられる．

原料食肉由来の危害微生物は，食肉の項に記述したとおりである．副原材料では，*Bacillus* や *Clostridium* などの細菌胞子が高濃度に認められることがある[6,7]．表 2.2.3 には，香辛料，着色料（天然食用色素），デンプン，植物性タンパク，調味料などの *B. cereus* 汚染の調査結果[7]を示した．356 検体中，154 検体（43.3%）からB. *cereus* を検出し，特に香辛料での汚染菌数が多い．

2.2.3 食肉と食肉製品の腐敗

(1) 食　肉

微生物によるタンパク質の分解に伴う異臭などにより可食性を失うことを腐敗といい，炭水化物や脂肪が分解されて風味が損なわれ可食性を失うことを変敗ということがある．しかし，両者を区別することは極めて難しいため，一般的に食品が微生物によって可食性を失うことを腐敗として記載している例が多い．本節でもこれに準じて記述する．

食肉は，食品衛生法で「10℃以下もしくは，細切りし容器包装に入れたものを凍結する場合は，－15℃以下」で保存することが規定されている．好気条件で冷蔵され，腐敗した食肉では，*Pseudomonas*, *Moraxella*, *Acinetobacter*, 乳酸桿菌（かんきん），*Brochothrix thermosphacta* あるいはある種の腸内細菌が検出される．特に，*Pseudomonas* の比率が高く，冷蔵後腐敗した豚肉では，90% 以上を占める場合もある．*Pseudomonas* では，食肉の筋原繊維タンパク質などに対し，強い分解活性を持つ *P. fragi* が主な細菌叢となる[3]．EU 諸国の小売店では精肉の販売の際に，CO_2 ガス封入包装がしばしば利用されている．この包装形態や真空包装では，好気性菌である *Pseudomonas* の増殖は著しく抑制され，乳酸菌が主要な細菌叢になって，品質を劣化させる．

表 2.2.3 副原材料中の *Bacillus cereus* 汚染[7]

検　体	検体数	陽性検体数（%）	*B. cereus* 数（1g 中）					
			(－)	$<10^1$	$10^1 \sim 10^2$	$10^2 \sim 10^3$	$10^3 \sim 10^4$	$>10^4$
香辛料	214	81 (37.9)	133	2	4	40	30	5
着色料	17	16 (94.1)	1	0	0	10	6	0
デンプン	25	12 (48.0)	13	7	4	1	0	0
植物性タンパク	29	20 (67.0)	9	8	6	2	4	0
調味料	16	8 (50.0)	8	1	3	1	3	0
結着剤	31	16 (51.6)	15	6	6	1	1	2
砂　糖	24	1 (4.2)	23	1	0	0	0	0
合　計	356	154	202	25	23	55	44	7
(%)	(100)	(43.3)	(56.7)	(7.0)	(6.0)	(15.4)	(12.4)	(2.0)

(2) 食肉製品

1) 消費段階での一般的な微生物学的品質異常

表2.2.4には食肉製品の微生物によるクレームと原因菌を示した[8]．食肉製品での腐敗クレームの多くは，加熱後包装食肉製品で発生している．加熱殺菌で死滅する乳酸菌汚染が主な原因となっており，多くの場合二次汚染によると考えられる．表2.2.5には，食肉製品，食肉惣菜を市場より購入し，10℃に貯蔵後，腐敗した製品の細菌叢について示した（鮫島ら，未発表）．亜硝酸ナトリウムの使用の有無により，若干の違いがあるものの乳酸菌が高率に検出されている．

2) 加熱後包装食肉製品の腐敗

腐敗に関与する微生物やその制御方法を理解する上において，対象食品の原材料や製造方法を理解することは重要なことである．ここでは，腐敗クレームの多い加熱後包装食肉製品の代表例として，加熱殺菌後，薄切りし，包装されるロースハムの製造方法について説明する．

凍結状態で輸入された豚ロース肉は，解凍後整形し，ピックルを注入した後，塩漬する．ピックルとは，食塩，発色剤（一般に亜硝酸ナトリウムが使用される），糖質甘味料，調味料などを溶かした水溶液である．製品の特性に応じ，植物性タンパク，卵白，乳タンパクなども利用される．塩漬した後，ケーシングに充填し，くん煙，加熱殺菌後，冷却する．冷却後，薄切りし，包装する．その後，金属異物，ラベルなどのチェックを行い，梱包され，流通する．包装

表2.2.4 食肉製品の微生物によるクレームとその原因菌[8]

製品名	項目	原因菌
ハム	ネト	*Leuconostoc mesenteroides*
	膨張・ネト	*Leuconostoc*
	膨張	*Lactobacillus*
	黄変	*Lactobacillus*
	ネト・酸味	*Leuconostoc*
ソーセージ	ネト	*Bacillus licheniformis*
	ネト	*Bacillus subtilis*
	緑変	*Lactobacillus viridescens*
	緑変・変色	*Lactobacillus*
	脱色	*Lactobacillus, Saccharomyces*
	軟化	*Bacillus subtilis*
無塩漬ウインナー	腐敗	*Leuconostoc, Streptococcus*
		Bacillus, Zygosaccharomyces
サラミソーセージ	酸味	乳酸菌
焼豚	ハニーホール	*Lactobacillus alimentarius*

表2.2.5 10℃で貯蔵中に腐敗した食肉加工品の微生物叢

菌属	分離株数			
	ハム・ソーセージ*	無塩漬ソーセージ	チキンナゲット	唐揚げ
Lactobacillus	152	70	84	73
Leuconostoc	69	19	15	8
Enterococcus	105	52	44	28
Pediococcus	4	2	7	4
Micrococcus		11	16	10
Staphylococcus		7	1	2
Bacillus		36	22	18
未同定		23	11	7
合計	330	220	200	150

* ハム・ソーセージのみ亜硝酸ナトリウムを含む．包装はハム・ソーセージおよび無塩漬ソーセージは真空包装もしくは窒素ガス封入包装，チキンナゲットおよび唐揚げは脱酸素剤封入包装．

形態は真空包装やガス封入包装が行われており，封入ガスには窒素ガス単独か，窒素ガスと炭酸ガスの混合ガスが利用される．

食肉製品の微生物叢は，まず原料食肉，副原材料に由来する微生物によって構成される．これらは塩漬工程で，温度，食塩，亜硝酸ナトリウムなどの影響を受け，時間の経過とともに *Lactobacillus*，*Leuconostoc*，*Enterococcus* などの乳酸菌が主体となる[9]．ロースハムでは，単一肉塊中にピックルが注入され，通常微生物のいない肉内部へピックルとともに微生物汚染が起こる．原料処理や塩漬で，配合や低温管理，あるいは機械・設備などの洗浄・殺菌が不適切であれば，肉内部で乳酸菌の異常な増殖が起こる．その結果，ハニカム（蜂の巣）現象や亜硝酸根の消失による発色不良などが起こり，商品価値がなくなる．図 2.2.1[10] は，ハムに発生したハニカム現象の例である．塩漬中にヘテロ発酵型の乳酸菌が多量に増殖することにより，炭酸ガスを生成し，加熱殺菌後，炭酸ガスの痕跡が無数の穴としてハム断面に残ることによって発生する．この現象は包装作業時に確認されるため，製品となることはないが経済的損失が大きく注意を要する．

図 2.2.2 は，ヘテロ発酵型乳酸菌により，炭酸ガスが生成し，真空包装が膨張した例である．また，図 2.2.3 は，典型的な糸引き状ネト（ropy slime）の例である．*Leu. mesenteroides* が焼豚に使用された砂糖を資化し，粘質物のデキストランを産生することにより起こる．図

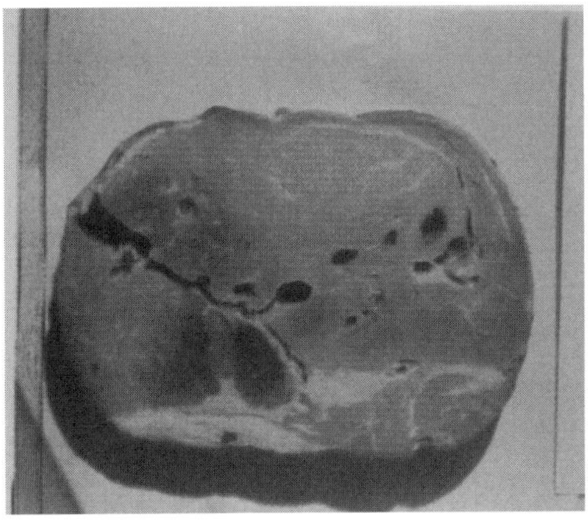

図 2.2.1　ハムに発生したハニカム現象[10]

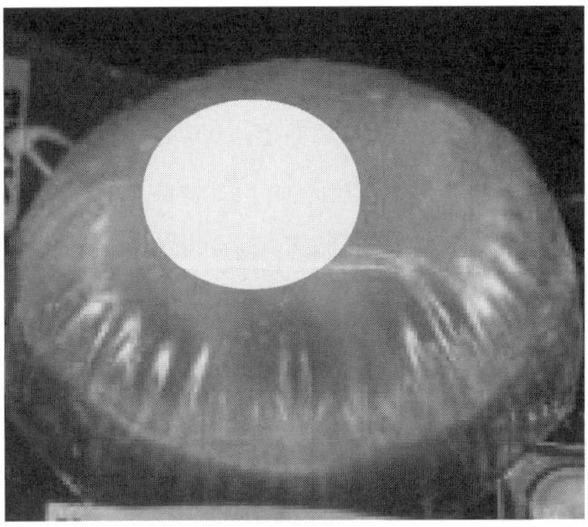

図 2.2.2　真空包装スライスハムの膨張現象

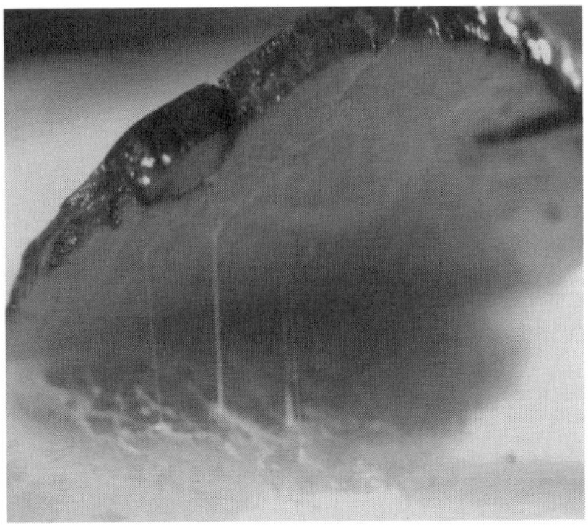

図 2.2.3　焼豚での糸引き状ネトの発生

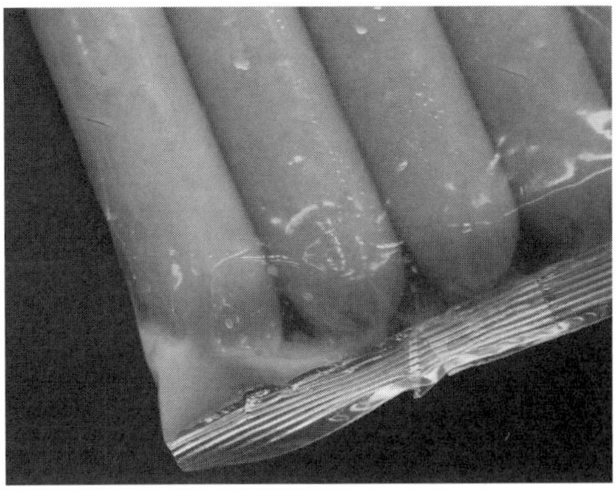

図 2.2.4　浸出液などの白濁現象

2.2.4では，窒素ガス封入包装されたフランクフルトソーセージで，ホモ発酵型乳酸菌が増殖し，pH低下に伴う製品の離水あるいは代謝産物や菌体そのものの増加により浸出液が白濁した例である．

加熱後包装食肉製品の腐敗の多くは，加熱殺菌後の乳酸菌による二次汚染が主な原因となる．冷蔵し腐敗した食肉製品の微生物叢について調査した別の例[11, 12]でも，その大半が *Leuconostoc* や *Lactobacillus* といった乳酸菌の二次汚染が原因していた．

2.2.4　食肉と食肉製品による食中毒

(1)　食　　肉

食肉は，さまざまな食中毒菌によって汚染されている．国内での食肉による食中毒事例では，喫食時の加熱殺菌不足に加え，日本固有の生食文化が大きく影響している．国内で1990年代後半以降問題となっているものの1つは腸管出血性大腸菌O 157である．1996年に岡山県や堺市で集団食中毒が発生し，同時期に神奈川県で発生した食中毒患者から検出された腸管出血性大腸菌O 157のDNAパターンが，患者の喫食した牛レバーから検出されたもののDNAパターンと一致した．これを受け，厚生労働省は「生食用食肉等の安全性確保について（1998年9月11日付）」を通知した．さらに，2000年には大手チェーンレストランのビーフ角切りステーキ（細切した肉塊を調味，再結着させた加工品）で食中毒が発生した．この事故を契機に2001年10月，製造方法の記載と十分な加熱処理の必要性を表示に求める食品衛生法施行規則の一部改正が行われた．しかし，2009年8～9月にかけて，大手ステーキチェーン店で同様の広域散発食中毒事例が，また2011年4～5月には，焼肉チェーン店のユッケでO 111を主な原因とする食中毒が発生している．

カンピロバクターは，食鳥肉での食中毒が多いが，毎年牛レバーによる事例も報告されている．都内で発生したカンピロバクター食中毒81例の原因食品（推定も含む）の内訳について調べた結果[13]では，鶏肉関連食品63.0%（生食66.7%，加熱33.3%），牛レバー3.7%であった．食中毒となった鶏肉関連食品は，その66.7%が生あるいは生に近い加熱不十分で喫食されていた．また二次汚染については，学校給食での事例が減少する中で，学校の調理実習による食中毒が増加傾向にあることが指摘されている．牛解体ライン3施設の肝臓，胆汁などのカンピロバクター汚染に関する調査[14]によると，施設によっては肝臓表面や胆汁が非常に汚染されていた（表2.2.6）．また，豚肉などの生食に起因するE型肝炎ウイルスの事故例も報告されている[15]．このように食肉は，生食や加熱殺菌不足により，重篤性のある食中毒の原因となるだけでなく，不適切な取扱いが行われれば，他食品への二次汚染の原因ともなる．

(2)　食肉製品

食肉製品による大型の食中毒は，これまでわ

表2.2.6　3施設における同一牛の胆汁および肝臓表面の *Campylobacter* 汚染菌数[14]

Campylobacter 検出部位		計	施　設　名		
胆　汁	肝臓表面		A	B	C
＋	＋	1.88* (39検体)	2.41 (17検体)	1.99 (12検体)	0.85 (10検体)
−	＋	0.75 (6検体)	2.58 (1検体)	0.38 (5検体)	
肝臓表面の平均汚染菌数			2.42	1.52	0.85

＊ 肝臓表面の平均菌数（cfu/cm^2）の対数．

が国では発生していない．しかし，食中毒発生防止の観点から，食肉製品に係わる食中毒菌の特性などを把握しておくことは重要である．

加熱食肉製品に関与する食中毒菌で特に注意を要するのは，*C. botulinum, C. perfringens, B. cereus* などの細菌胞子である．一般的な加熱殺菌で死滅せず，特に亜硝酸塩を使用しない製品では，食中毒が発生する可能性は高くなる．

C. botulinum は，増殖に伴って極めて毒力の強い神経毒を産生する．免疫学的にA，B，C，D，E，FおよびGの7型に分類され，食肉製品ではB，E，F型の発生が多く，E型は魚を原料とした食品に多い傾向がある．非タンパク分解性のA，B，F型は，耐熱性は低いが3.3℃でも増殖し，チルド流通する食肉製品でもそのリスクは高い．

C. perfringens は，毒素の種類などによりA，B，C，D，Eの5型に分類され，ヒトの食中毒の大部分はA型菌が原因である．*C. perfringens* の増殖温度域は比較的高く，10℃以下の温度帯では増殖しないが，短時間に食中毒を発症させるのに必要な菌量となる特徴を持っている．そのため食中毒の発生は，調理後の不完全な冷却，室温での放置による細菌胞子の発芽，増殖に起因している．特に *C. perfringens* は，特定加熱食肉製品であるローストビーフ製造時の加熱および冷却段階での増殖に注意が必要とされる．

B. cereus は，土壌細菌の一種で，農作物などに胞子として広く汚染している．1955年に下痢型食中毒が報告されて以来，国内外で多くの報告があり，1971年には初めて嘔吐型も報告されている．わが国での報告事例も多く，そのほとんどが嘔吐型とされている．食肉製品では，副原材料の汚染状況を裏付けるように *B. cereus* により汚染された香辛料を原因とする食中毒事例なども報告されている[16]．*B. cereus* も *C. perfringens* と同様に低温下で増殖できないことから，加熱殺菌後の不適切な条件での冷却・保管が食中毒発生の主な原因となる．

L. monocytogenes（リステリア）は，近年欧米で，高齢者，妊産婦，幼児など免疫力の弱い人を中心に感染例が多い．食肉での検出例も多く，低温で増殖し，亜硝酸塩に対し感受性も低いことから製造工程や製品での制御が難しい食中毒菌である．

2.2.5　食肉と食肉製品の腐敗・食中毒の防除

(1)　食肉の微生物制御

1996年に発生した腸管出血性大腸菌O 157による食中毒を契機に，と畜場法施行規則や同法施行令が改正された．これにより，HACCPの考え方を導入したと畜場における衛生的な食肉の取扱いや衛生管理基準，構造設備基準などが整備され，食肉処理段階での微生物汚染対策が図られている．また，2006年，厚生労働省は「一般的な食鳥処理場における衛生管理総括表(監視安全課長通知)」を作成し，その活用を通知している．このHACCPによる管理方式は，近年食肉のみならず，食肉製品など多くの食品において，承認制度の形で法制化されている．本方式の適用は，微生物制御，特に微生物汚染の低減や食中毒菌の汚染防止などに最も有効となる．詳細については，多くの書籍や文献に記述されているので，ここでは食肉に一般的に適用される微生物の制御方法について記載する．

1)　低 温 保 管

表2.2.7には，食肉の期限表示のためのガイドライン[17]を示した．期限設定の際に異常として判断する判定基準は，「官能評価：陽性，TTC反応：陽性，細菌数1.0×10^8/g以上，揮発性塩基態窒素30mg/100g以上」のいずれかを認めた場合としている．ここにも示されているように，低温保管は食肉の微生物制御にとって重要となる．東京都内の食肉処理加工場から入手した食肉の微生物の消長と保存温度との関係についての詳細な調査結果[18]でも，ガイドラインと同様の結果を得ている．同時に行われ

表 2.2.7　加工した精肉の可食期間の目安[17]

原料肉種	利用原料肉	販売時の形態	保存温度	可食期間
牛　肉	冷蔵部分肉を原料肉とした場合	肉　塊	10℃	3日
			4℃	6日
			0℃	7日
		スライス	10℃	3日
			4℃	6日
			0℃	7日
		挽き肉	10℃	2日
			4℃	3日
			0℃	5日
	冷凍部分肉を原料肉とした場合	肉　塊	10℃	3日
			4℃	6日
			0℃	7日
		スライス	10℃	2日
			4℃	6日
			0℃	7日
		挽き肉	10℃	2日
			4℃	3日
			0℃	5日
豚　肉	冷蔵部分肉を原料肉とした場合	肉　塊	10℃	3日
			4℃	6日
			0℃	7日
		スライス	10℃	3日
			4℃	5日
			0℃	6日
		挽き肉	10℃	1日
			4℃	3日
			0℃	5日
	冷凍部分肉を原料肉とした場合	肉　塊	10℃	3日
			4℃	5日
			0℃	6日
		スライス	10℃	2日
			4℃	5日
			0℃	6日
		挽き肉	10℃	1日
			4℃	3日
			0℃	5日
鶏　肉	冷蔵部分肉を原料肉とした場合	肉　塊	10℃	1日
			4℃	4日
			0℃	6日
		挽き肉	10℃	1日
			4℃	2日
			0℃	4日
	冷凍部分肉を原料肉とした場合	肉　塊	10℃	1日
			4℃	3日
			0℃	5日
		挽き肉	10℃	1日
			4℃	2日
			0℃	4日

表 2.2.8　各食肉における保存温度別にみた可食期間（単位：日）[18]

種類	加工方法		保存温度 0℃	4℃		10℃	
			夏季	冬季	夏季	冬季	夏季
牛肉	簡易包装	ブロック	7*	7	5	4	3
		スライス	6	7	4	3	2
		挽き肉	5	6	2	3	1
	真空包装	ブロック	7	7	7	4	3
豚肉	簡易包装	ブロック	7	7	5	4	2
		スライス	9	7	4	3	2
		挽き肉	4	7	2	3	1
	真空包装	ブロック	7	7	6	4	3
鶏肉	簡易包装	もも肉	5	7	3	3	1
		ささみ	6	7	3	3	2

＊ 表中の数字は食用可能日数を示す．

た夏と冬の比較では，温度の高い夏季で生菌数が冬季の10～100倍であり，可食期間にも影響したという（表2.2.8）．

2)　包装技法

真空包装により好気性菌である*Pseudomonas*の増殖は抑制され，微生物学的保存性が延長される[3]．この場合，乳酸菌が主要細菌叢となるが，乳酸菌は*Pseudomonas*などのグラム陰性菌よりも増殖が遅く，腐敗活性も弱いため，腐敗時期は大幅に遅れる．CO_2は*Pseudomonas*などのグラム陰性菌の増殖を抑制することが知られている．一方，消費者は食肉を購入する際，食肉の色，特に鮮やかな赤色を新鮮さの指標とする．食肉の赤色を発生，維持させるためには酸素を必要とする．これらのことを踏まえ，微生物の増殖防止と赤色維持を目的に，ガス組成のさまざまな検討が行われてきた[3]．現在では主に$20\%CO_2+80\%O_2$の組成がガス封入包装に活用されている．

3)　食肉のpH

表2.2.7および表2.2.8に示されるように，鶏肉の可食期間は牛肉，豚肉に比較して短い．その主な要因は食肉のpHである．と殺すると呼吸が停止し，筋肉中ではグリコーゲンが分解し，乳酸として蓄積する．そのため，と殺直後は7付近にあったpHが徐々に低下し，最終的には牛，豚で5.5付近に，鶏では6.0付近となる[19]．と殺までのストレスやと殺方法，部位に

よってややばらつきはあるものの鶏肉のpHは高く，微生物の増殖は牛肉，豚肉に比較し，速くなる．鶏肉のむね肉（pH 5.7～5.9）ともも肉（pH 6.4～6.7）で腐敗に関与する細菌の挙動を調査した結果[20]では，*Pseudomonas* などの増殖は，もも肉で明らかに速かったことを認めている．

精肉をプラスチックトレーに並べて包装する簡易包装やガス封入包装で店頭販売を行う場合，消費期限に食肉のpHは大きく影響する．消費者は，腐敗していないことはもちろんであるが，肉からの浸出液の少ないことや，豚肉，牛肉などには赤色が維持されていることを望む．pHが低くなると微生物学的な保存期間は長くなるものの，色調は淡く，退色しやすく，また浸出液も出やすくなる．一方，pHが高くなると赤色が強くなり，退色もしにくくなり，浸出液も少なくなるが，微生物学的な保存期間は短くなる．これらのことから精肉を安定した品質で提供する場合，一定のpHで原料食肉を管理することが重要となる．また食肉のpHは，食肉製品の微生物学的安全性にも影響を与えるため，特定加熱食肉製品（ローストビーフなど）や非加熱食肉製品（生ハムなど）では，pH 6.0以下の原料食肉を使用することが食品衛生法で定められている．

4)　加　　熱

食肉による腸管出血性大腸菌O 157やカンピロバクターなどの食中毒の多くは，生食や加熱殺菌不足が原因となっている．これらの食中毒を根本的に解決するためには，喫食前の十分な加熱殺菌が最も重要となる．腸管出血性大腸菌O 157による食中毒の発生以来，食肉の生食の危険性やそれを回避するための加熱殺菌（75℃ 1分間以上）の重要性，二次汚染の防止策などについて，飲食店，レストラン，消費者などへの指導，啓蒙活動が行われている．しかし，その取り組みは未だ十分に浸透していないことが，しばしば指摘されている．

(2)　食肉製品の微生物制御

1)　食品衛生法に定められている微生物制御

食品衛生法では，製造基準の一般基準で微生物汚染の少ない食肉の使用，解凍作業での飲用適の流水の使用や清潔な器具の使用などが規定されている．また，製造に使用する香辛料，砂糖およびデンプンについて，その1g当たりの胞子数は1 000以下でなければならないとされている．これら一般基準に加え，表2.2.1に示した製品ごとの製造基準や保存基準が定められ，微生物学的な安全性の確保が図られている．さらに，HACCPシステムを盛り込んだ総合衛生管理製造過程の承認制度も食肉製品には適用されている．

2)　食肉製品製造における微生物制御のポイント

①　原材料の微生物

食肉製品の腐敗や食中毒に関与する微生物の多くが原材料に由来するため，微生物汚染の少ない原材料の選択が重要となる．原料食肉の細菌胞子の汚染は少なく，加熱食肉製品に使用される原料食肉の微生物の多くは，加熱殺菌で死滅する．しかし，微生物汚染の多い原料食肉は，塩漬工程などで品質異常を起こす原因となることから，可能な限り微生物汚染の少ないものを使用することが必要である．非加熱食肉製品では，サルモネラ，大腸菌などのグラム陰性菌や黄色ブドウ球菌などは，製造基準や保存基準に定められた方法で制御される．一方，*L. monocytogenes* は食肉をしばしば汚染し，国内の非加熱食肉製品からの検出例もある[21]．非加熱食肉製品である生ハムは，現在の製造基準（表2.2.1）に従って製造することで，*L. monocytogenes* の増殖は，ほぼ制御される[22]．しかし，原料食肉が汚染されれば，加熱殺菌工程がないため非常に制御が困難となる．また，現行法では，食肉製品から *L. monocytogenes* は検出されてはならないことから，本菌による汚染のない原料食肉を使用することが肝要である．

副原材料では，香辛料などに由来する細菌胞子が問題となる．細菌胞子は，高温高圧殺菌（レトルト殺菌）では死滅するが，加熱食肉製品に適用される一般的な加熱条件では生残する．食品衛生法の製造基準などに合致した汚染の少ないものを使用すれば，亜硝酸塩や低温保管，包装条件などの組合せにより制御され問題とはならない．一方，発色剤を添加しない製品では，表2.2.5に示すように細菌胞子によるリスクは高まるため汚染の少ない副原材料の使用が必要となる．食品衛生法の好気性胞子形成菌の検査では，試料を滅菌試験管に採り，沸騰水浴中で10分間加熱した後，流水で急冷したものを試料原液とするとなっている．自主衛生管理のための検査では，70℃で20分間，75℃で15分間あるいは80℃で10分間など，実際の食品の加熱調理条件で加熱処理を行うことにより，より実用的な結果が得られる．

② 汚染経路とその管理

食肉製品の腐敗は，加熱後包装食肉製品での発生がほとんどで，その多くが加熱殺菌後の乳酸菌による二次汚染が原因している．加熱殺菌後の二次汚染を防ぐには，HACCPの適用にあたって必須事項となっている一般的衛生管理プログラムの実践が重要である．一般に製造工場では，汚染作業区域，準清潔作業区域，清潔作業区域を明確に分け，作業者，機械・器具なども区分し，加熱殺菌以降の清潔作業区域に乳酸菌などの微生物が汚染しないようにすることが重要である．特に，加熱後包装食肉製品の二次汚染は，出入口が同じである加熱殺菌装置を使用している場合に起こりやすい．すなわち，製品が積載された台車の車輪や運搬作業者の長靴などにより，装置出入口付近で交差汚染が起こり，乳酸菌が冷却室や包装工程に持ち込まれる．これを防ぐためには，入口が汚染作業区域側に，出口が清潔作業区域側に設置されたワンウェー方式の熱処理装置への変更が最も効果的である．

③ 加熱殺菌

加熱殺菌前の塩漬肉は，乳酸菌が選択的に増

表2.2.9 豚ももハム中における *Enterococcus faecium* E-20株とP-1A株の*D*値[23]

温　度（℃）	*D*値（分）	
	E-20	P-1A
64	26.20	—
66	13.97	29.04
68	8.82	19.24
70	4.70	7.89
72	2.05	5.07
74	—*	2.57

＊ 測定せず．

加し，細菌数も約10^4～10^6/gに達する．これを食品衛生法に定められた63℃で30分間加熱殺菌すれば，熱に弱い食中毒菌や腐敗原因菌の多くは死滅する．しかし，腐敗に関与する乳酸菌の中で，*Enterococcus faecium* などは耐熱性が高く（表2.2.9）[23]，63℃で30分間の条件では生残する[24, 25]．そのため，加熱食肉製品では中心温度を70～75℃まで加熱し，一定時間保持するような方法が行われている．一方，食肉製品の加熱殺菌に，レトルト食品に利用されている*F*値による計算方式を応用した例が報告されている[26]．すなわち，*Streptococcus* spp.の加熱耐性（$D_{70℃}$＝2.95分，*Z*値＝10℃）をもとに殺菌価を計算し，加熱殺菌を評価する方法である．この方法は，ソーセージの乳酸菌を殺菌する際の条件設定に活用され，その有用性が認められている[27]．著者らも，食肉製品の腐敗に関与した乳酸菌の中で，最も耐熱性の高かった *Ent. faecium* を指標として，加熱殺菌を評価する方法を作り，実際の現場で活用している．

④ 加熱殺菌後の冷却と低温管理

特定加熱食肉製品であるローストビーフなどでは，一般に亜硝酸塩は使用せず，サルモネラを殺菌できる程度の55℃（97分間）～63℃（瞬時）の加熱殺菌を行い，生肉の赤い色調を残す製法が取られる．この加熱殺菌は，細菌胞子が残存するため，特に世代時間が短い *C. perfringens* の加熱，冷却時の増殖を防ぐ必要がある．そのため，加熱時に35～52℃を170分間以内，また冷却時に55～25℃を200分間以内

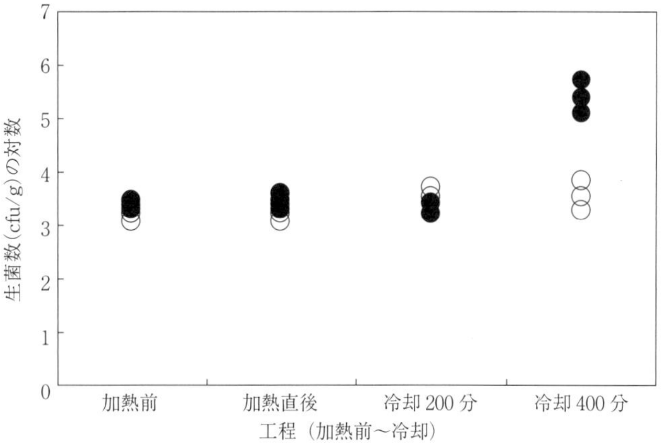

図2.2.5　ソーセージ系での冷却中の*Bacillus cereus*の増殖に対する冷却速度と亜硝酸ナトリウム（SN）の影響

冷却時間200分：品温55℃から25℃へ低下するのに要した時間（0.150℃/分で低下）
400分：品温55℃から25℃へ低下するのに要した時間（0.075℃/分で低下）

に通過させることが求められている（表2.2.1）．図2.2.5は，食品衛生法で定められた冷却条件で*B. cereus*胞子に対する亜硝酸ナトリウムの影響を食肉製品で調査した結果である（鮫島ら，未発表）．亜硝酸ナトリウムが添加されていない製品が加熱殺菌後緩慢冷却されると，残存する*B. cereus*が増殖することが認められる．このことから，亜硝酸塩が添加されていない製品では，*C. perfringens*だけではなく，*B. cereus*に対しても注意が必要なことがわかる．

食肉製品の製造は，加熱殺菌を除き，品温10℃以下で行われ，流通および販売も主に10℃以下での運用が規定されている．しかし，腐敗に関与する乳酸菌の多くは，10℃以下でも増殖する[28]．図2.2.6は，ボロニアソーセージに*Lactobacillus sakei*を接種後，混合ガス封入包装し，保管温度の影響を調査したものである[12]．他の危害微生物同様，乳酸菌による腐敗防止にとっても低温管理が重要となる．

⑤　食肉製品に配合される代表的な微生物増殖抑制物質

食肉製品には，微生物の増殖に抑制的に働く食塩，亜硝酸塩が塩漬剤として使用される．近年の低塩化ブームにより，食塩単独での増殖抑制は期待できない．一方，亜硝酸ナトリウムの抗菌効果については，*C. botulinum*の毒素産生防止を中心に多くの研究が行われており[29, 30]，*S. aureus*，*B. cereus*，*Yersinia enterocolitica*，*Salmonella* Enteritidisなどに対しても増殖抑制効果のあることが認められている[31]．腐敗に関与する乳酸菌に対する亜硝酸ナトリウムの増殖抑制効果は200〜400ppmで認められ，

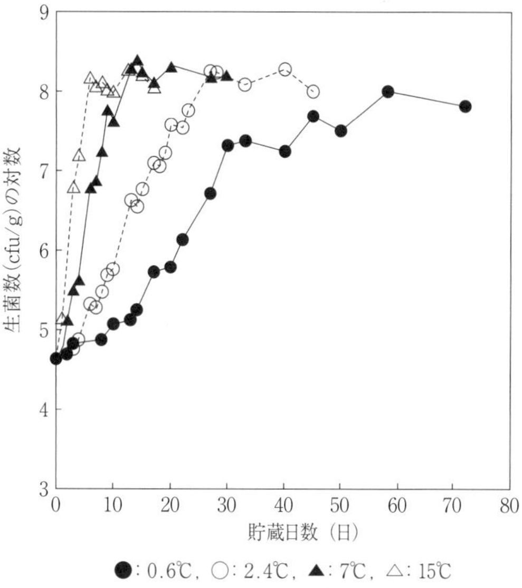

図2.2.6　ガス封入包装（30% CO_2：70% N_2）されたボロニアソーセージでの*Lactobacillus sakei*の増殖に対する温度の影響[12]

Leuconostoc spp.はホモ発酵型乳酸菌に比較し感受性が高かったという[32]．また，亜硝酸ナトリウムおよび乳酸ナトリウムを添加したソーセージに，食肉製品の腐敗原因となった乳酸菌を接種した実験でも，亜硝酸ナトリウムの乳酸菌に対する増殖抑制効果が示されている（図2.2.7)[33]．一方，亜硝酸ナトリウムを添加していない七面鳥を原料とした食肉製品での乳酸ナトリウムの使用が，*C. botulinum* の毒素産生を遅延させることが明らかにされた[34]．これ以降，食肉製品への乳酸ナトリウム利用の研究が盛んとなり，*L. monocytogenes* の増殖抑制や食肉製品の微生物学的保存性延長に効果のあることも報告されている[33, 35]．

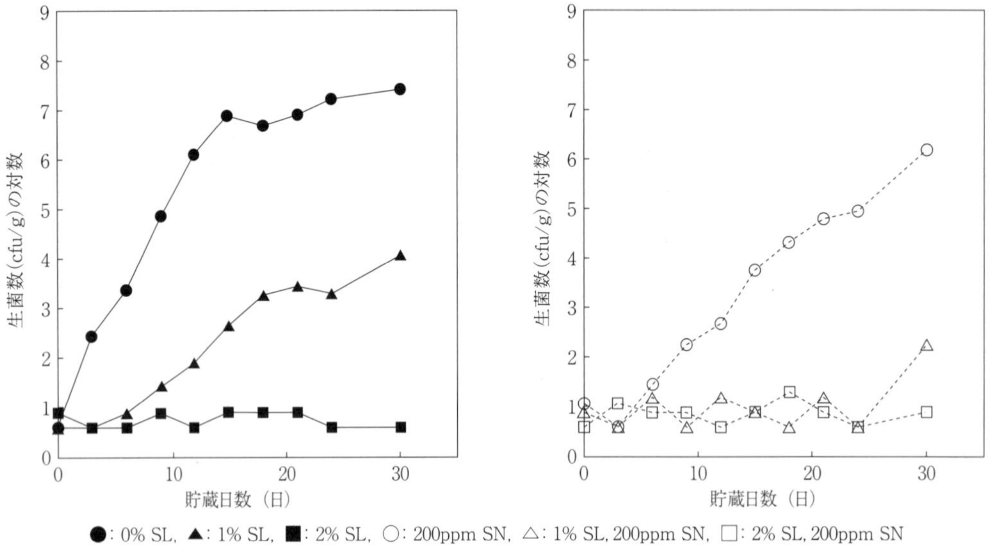

図2.2.7　10℃に保管されたクックドポークソーセージでの *Enterococcus faecalis* の増殖に対する亜硝酸ナトリウム（SN）と乳酸ナトリウム（SL）の影響[33]

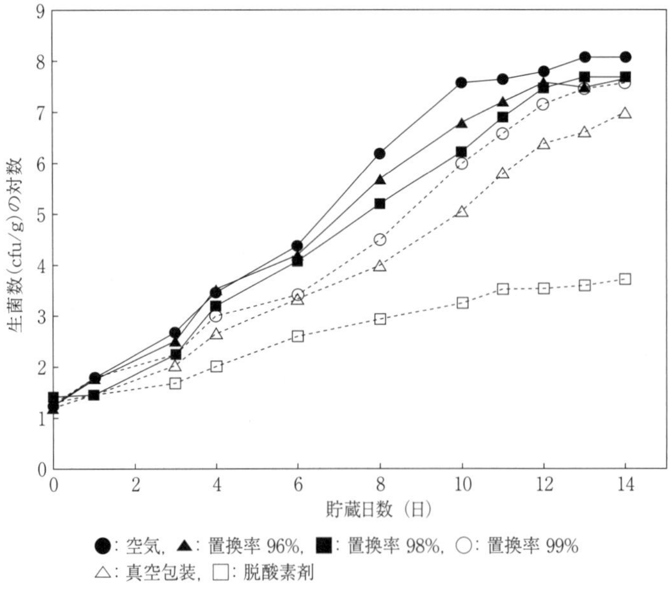

図2.2.8　ソーセージ系での乳酸菌の増殖に及ぼす包装技法の影響

pH 5.9 のソーセージに *Lactobacillus viridescens, L. casei, Enterococcus faecalis* を混合接種し，ガス置換は窒素ガスを使用し，貯蔵温度は10℃とした．

⑥　包　　装

乳酸菌は通性嫌気性で，酸素の存在は乳酸菌が増殖するための絶対条件ではない．そのため真空包装やガス封入包装など，酸素を排除した製品でも乳酸菌による腐敗は発生する．図2.2.8には，ウインナーソーセージに乳酸菌を接種し，各種包装の影響を調査した結果を示した．通性嫌気性である乳酸菌に対しても酸素の除去は抑制的に働くことがわかる．また，図2.2.9は，ソーセージ（食塩1.2%，pH 6.3）に，*B. cereus* を接種し，亜硝酸ナトリウムの有無および包装形態（真空，空気）による影響を調査した結果である．亜硝酸ナトリウムによる効果に加え，酸素を排除することが *B. cereus* にも有効であることがわかる．腸管出血性大腸菌O 157，黄色ブドウ球菌，サルモネラでも同様の結果を得ており，*C. botulinum* や *C. perfringens* など偏性嫌気性菌以外の食中毒菌の増殖制御にとっても酸素除去は重要なことがわかる．

2.2.6　食肉と食肉製品の微生物規格

(1)　食　　　肉

2011年4月に，飲食チェーン店で発生した死者5名に至るユッケによる腸管出血性大腸菌の食中毒事件を受けて，2011年10月1日から

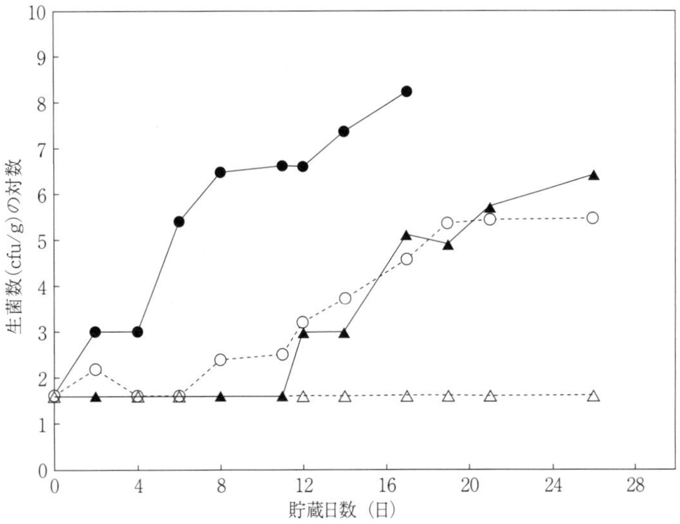

図2.2.9　*Bacillus cereus* の増殖に対する包装形態と亜硝酸ナトリウム(SN)の影響
ソーセージは食塩1.2%，pH 6.3であり，10℃に貯蔵した．

表2.2.10　わが国における食肉製品の微生物学的成分規格と衛生上の意義[1)]

検査対象微生物	加熱食肉製品		特定加熱食肉製品	非加熱食肉製品	乾燥食肉製品	衛生上の意義
	包装後加熱	加熱後包装				
大腸菌群	陰性	—	—	—	—	加熱殺菌の指標
E. coli	—	陰性	100/g 以下	100/g 以下	陰性	製造時における糞便汚染の指標
Clostridium 属菌	1 000/g 以下	—	1 000/g 以下	—	—	加熱後の適正冷却の指標
黄色ブドウ球菌	—	1 000/g 以下	1 000/g 以下	1 000/g 以下	—	製造時における手指および器具からの汚染の指標
Salmonella 属菌	—	陰性	陰性	陰性	—	食肉製品に関連の高い食中毒菌の指標

表 2.2.11　食肉製品の製造および加工における衛生管理のための微生物指導基準

製品分類	基　　準
非加熱食肉製品	（ア）1つのロットから5検体を採取し，*E. coli* の試験を行ったとき，*E. coli* が，その1gにつき10を超えるものが2検体以下であること． （イ）1つのロットから5検体を採取し，黄色ブドウ球菌の試験を行ったとき，黄色ブドウ球菌が，その1gにつき100を超えるものが2検体以下であること．
特定加熱食肉製品	（ア）1つのロットから5検体を採取し，*E. coli* の試験を行ったとき，*E. coli* が，その1gにつき10を超えるものが1検体以下であること． （イ）1つのロットから5検体を採取し，黄色ブドウ球菌の試験を行ったとき，黄色ブドウ球菌が，その1gにつき100を超えるものが2検体以下であること． （ウ）1つのロットから5検体を採取し，*Clostridium* 属菌の試験を行ったとき，*Clostridium* 属菌が，その1gにつき100を超えるものが2検体以下であること．
加熱食肉製品（包装後加熱）	1つのロットから5検体を採取し，*Clostridium* 属菌の試験を行ったとき，*Clostridium* 属菌が，その1gにつき100を超えるものが2検体以下であること．
加熱食肉製品（加熱後包装）	1つのロットから5検体を採取し，黄色ブドウ球菌の試験を行ったとき，黄色ブドウ球菌が，その1gにつき100を超えるものが2検体以下であること．

表 2.2.12　食肉製品の流通および販売の衛生管理のための微生物指導基準

製品分類	基　　準
特定加熱食肉製品	原則として1つのロットから5検体を採取し，それぞれの細菌数の試験を行ったとき，それぞれの検体の細菌数（生菌数）が，その1gにつき100 000以下であり，かつ，その1gにつき10 000を超えるものが2検体以下であること．
加熱食肉製品（包装後加熱）	原則として1つのロットから5検体を採取し，それぞれの細菌数の試験を行ったとき，それぞれの検体の細菌数（生菌数）が，その1gにつき10 000以下であり，かつ，その1gにつき1 000を超えるものが1検体以下であること．
加熱食肉製品（加熱後包装）	原則として1つのロットから5検体を採取し，それぞれの細菌数の試験を行ったとき，すべての検体の細菌数（生菌数）が，その1gにつき100 000以下であり，かつ，その1gにつき10 000を超えるものが2検体以下であること．

「生食用食肉の規格基準」が施行された．生食用食肉とは，生食用食肉として販売される牛の食肉（内臓を除く）と定義され，いわゆるユッケ，タルタルステーキ，牛刺し，牛タタキが含まれる．本規格基準においては，管理の対象として，腸管出血性大腸菌およびサルモネラ属菌とすることとし，わが国ではじめて成分規格の指標として，これらを含む腸内細菌科菌群の陰性が求められた．さらに，成分規格に係る検査の記録を1年間保存することとされた．

(2) 食肉製品

表2.2.10に示すように食品衛生法では，食肉製品の製品特性に応じ，衛生上の意義を踏まえた微生物規格や表2.2.11，表2.2.12に示した製造および加工，流通および販売における衛生管理のための微生物指導基準が示されている．微生物規格（表2.2.10）は，加工メーカーが製造，販売を通じ，遵守すべき基準を示したものである．また微生物指導基準（表2.2.11，表2.2.12）は，国が微生物基準を遵守させるにあたり，どのように指導するかを示したものであり，自主検査の参考とするのも良い．

文　献

1) 太田周司：食肉の科学，**34**，1（1993）
2) 小久保彌太郎：「HACCPにおける微生物危害と対策」（春田三佐夫監修），p. 52，中央法規出版（2000）
3) 小久保彌太郎：肉の科学，**25**，1（1984）
4) D. Roberts："Meat Microbiology"（M. H. Brown ed.），p. 319, Applied Science Publishers（1982）
5) A. Okutani, Y. Okada, S. Yamamoto, S. Igimi：*Int. J. Food Microbiol.*, **93**, 131（2004）
6) 小久保彌太郎，神保勝彦，村上文子，村上一：東京衛研年報，**33**，155（1982）
7) 小沼博隆，品川邦汎：肉の科学，**26**，103（1985）

8)　畑中和憲：食品と科学，**12**，101（1995）
9)　光岡知足：「食肉・肉製品の科学」（森田重廣監修），p. 153，学窓社（1992）
10)　C. Brekke：*Meat Industry,* June, 24（1984）
11)　A. V. Holy, T. E. Cloete, W. H. Holzapfel：*Food Microbiol.*, **8**, 95（1991）
12)　E. Borch, M. L. Kant-Muermans, Y. Blixt：*Int. J. Food Microbiol.*, **33**, 103（1996）
13)　横山敬子：日食微誌，**23**，109（2006）
14)　小野一晃：食品衛生研究，**56**(8)，17（2006）
15)　微生物・ウイルス合同専門調査会：食品健康影響評価のためのリスクプロファイル，食品安全委員会（2006）
16)　D. Roberts："Meat Microbiology"（M. H. Brown, ed.）, p. 359, Applied Science Publishers（1982）
17)　日本食肉加工協会：「乳製品，食肉製品等の期限表示ガイドライン集」（厚生省生活衛生局監修），p. 35，東京顕微鏡院（1995）
18)　中川　弘，星川理恵，岩田朋子，伊藤　武，坂井千三：日食微誌，**16**，125（1999）
19)　沖谷明紘：「肉の科学」，p. 73，朝倉書店（1996）
20)　E. M. Barnes, C. S. Impey：*J. Appl. Bact.*, **31**, 97（1968）
21)　小久保彌太郎：食肉の科学，**33**，23（1992）
22)　志田知代，後藤清太郎，壱岐　隆，渡辺　至：防菌防黴，**34**，471（2006）
23)　C. A. Magnus, A. R. McCurdy, W. M. Ingledew：*Can. Inst. Food Sci. Technol.*, **21**, 209（1988）
24)　C. A. Magnus, W. M. Ingledew, A. R. McCurdy：*ibid.*, **19**, 62（1986）
25)　小久保彌太郎，井草京子，庭山邦子，村上　一，春田三佐夫：東京獣畜学誌，**24**，44（1977）
26)　J. E. Reichert, H. Thumel：*Die Fleischerei*, 350（1986）
27)　C. M. A. P. Franz, A. V. Holy：*Int. J. Food Microbiol.*, **29**, 59（1996）
28)　P. M. Maekelae, H. J. Korkeala, J. J. Laine：*J. Food Prot.*, **53**, 965（1990）
29)　G. O. Hustad *et al.*：*Appl. Microbiol.*, **26**, 22（1973）
30)　L. N. Christiansen, R. B. Tompkin, A. B. Shaparis, R. W. Johnston, D. A. Kautter：*J. Food Sci.*, **40**, 488（1975）
31)　H. J. S. Nielsen, P. Zeuthen：*J. Food Technol.*, **19**, 683（1984）
32)　H. Korkeala, T. Alanko, T. Tiusanen：*Acta Vet. Scand.*, **33**, 27（1992）
33)　鮫島　隆他：日食微誌，**13**，159（1997）
34)　M. R. Maas, K. A. Glass, M. P. Doyle：*Appl. Environ. Microbiol.*, **55**, 2226（1989）
35)　L. A. Shelef, Q. Yang：*J. Food Prot.*, **54**, 283（1991）

（鮫島　隆）

●第2章　食品における微生物の挙動

2.3 卵と卵加工品

2.3.1 卵と卵加工品について

日常，われわれが食用とする卵は主に鶏卵（ニワトリの卵）であることから，本節では鶏卵を卵として表記する．また，卵は大きく「殻付き卵」，「液卵」，「卵を用いた卵加工品」の3つに分けられるので，以下ではそのような区分で述べる．

(1) 殻付き卵の特性と成分

殻付き卵は料理の材料として，古くから世界中で使用されている．卵の流通量は多く，これを利用した料理の種類も膨大である．今では家庭や料理店などで，そのまま料理に使用されるのはもとより，水産ねり製品，畜肉加工品，調理加工品，デザート，菓子類など，加工食品用の原料素材として，商業的にも広く利用されている．

卵の成分は大まかに卵殻，卵殻膜，カラザ，卵黄，卵白に分けられる．卵黄は弱酸性（pH 6付近）であり，栄養に富むため微生物は培地と同じように増殖する．卵白は弱アルカリ性（pH 7.6〜9.0程度）であり，溶菌作用をもつリゾチームや鉄イオンの封鎖を行うオボトランスフェリンなどの抗菌成分が含まれる．さらに卵白のアルカリ性も抗菌性に寄与していると考えられる．これらの成分や条件により卵白では微生物の増殖は阻害される．しかし，加熱凝固した卵白には抗菌性はないことが知られている．そのほかの成分は微生物の増殖に大きく関与しないと考えられる．

(2) 液卵の特性

液卵は殻付き卵から中身を取り出し，その中身全部（液全卵やホール卵），あるいは卵黄だけ（液卵黄），卵白だけ（液卵白）を分離し，均一にして容器に詰めた製品である．液卵は殻付き卵と異なり，小売店で販売されていないため，消費者の目に触れることがほとんどないことから，あまり知られていないが，液卵の流通量は多い．用途は殻付き卵と同様に，水産ねり製品，畜肉加工品，調理品，デザート，菓子類など，加工食品用の原料素材として，広く使用されている．

液卵は成分，形状，流通条件などから便宜的にいくつかに分類されている．液卵の成分による分類では卵黄，卵白，全卵がある．形状には液状，凍結状，粉末状の状態があり，それぞれ液卵，凍結卵，乾燥卵と呼ばれている．流通条件には常温，冷蔵，冷凍がある．冷蔵で流通する液状のものには，液全卵，液卵黄，液卵白，ホール卵がある．液卵は卵の中身を取り出し，その全て，あるいは卵黄のみ，卵白のみに分けて均一化し，ろ過したものであるが，ホール卵は割卵し，卵黄部が破れていない状態で充填したものをいう．8℃以下の冷蔵で保管・流通する．液卵の賞味期限は比較的短く数日から1週間以内である．

凍結卵には液卵を凍結した凍結全卵，凍結卵黄，凍結卵白，さらに食塩または砂糖をそれぞれ加えた製品がある．各液卵を凍結して，－15℃以下の冷凍で保管・流通するものである．流水または冷蔵庫内で解凍して使用する．賞味期限は長い（18か月以内）．

乾燥卵には乾燥全卵，乾燥卵黄，乾燥卵白がある．各液卵を乾燥して，保管・流通するものである．乾燥することで，元の液体より容積が減少する．その容積は卵白の場合1/8に，全卵の場合は1/4になるため，液状のものより保管スペースが少なくて済む．しかも，常温で保管・流通が可能である．賞味期限は比較的長い

(18か月以内).

液卵の製造工程を殺菌液卵の冷蔵品と凍結品の工程について説明する.

割卵工場では養鶏場あるいはGPセンター (grading and packaging center：等級選別・包装センター) から殻付き卵を入手し鮮度のチェックなどの受入れ検査を行う. 原料の殻付き卵が洗卵済みの場合には鮮度を確認して受入れ検査を行い, 冷蔵保管し, 割卵工程に移る. 原料の殻付き卵が無洗卵の場合には受入れ検査の後, 冷蔵保管し, 割卵直前に洗卵を行い, 割卵工程に移る.

鶏卵を割卵機で割卵後, 中身を集める. その際, 目的とする液卵により, 割卵後の分取方法が異なる. 液卵白と液卵黄では割卵時に分離する治具を割卵機に装着し, 卵黄だけ, 卵白だけをそれぞれ分け取る. 液全卵では分離せずに鶏卵の中身をそのまま集めたものである.

それぞれを分取後, カラザや卵殻のかけらを排除し, 熱交換器で加熱殺菌を行う. その後冷却を行い, ろ過充填工程に移る. 充填後は冷蔵保管・流通, あるいは冷凍して保管・流通する.

液卵は, ① *Salmonella* 汚染の心配がない (殺菌品), ② 割卵の手間が省ける, ③ 取扱いが簡単である, ④ かさばらない, ⑤ 卵殻などの廃棄物が発生しない, ⑥ 計画的に使用できる, などの理由で利用されている.

(3) 卵加工品の特性

卵加工品には卵調理品と菓子・デザート類がある. 卵調理品には, ゆでたもの, 焼いたもの, 蒸したものがある. ゆでたものでは, ゆで卵, 温泉卵がある. 焼いたものでは卵焼き, 厚焼き卵, 目玉焼き, オムレツ, スクランブルエッグ, 錦糸卵などがある. 蒸したものでは茶碗蒸しがある. これらの調理加工品のほか小売店で販売されるプリン, ティラミス, 淡雪, メレンゲ, ケーキなど, 菓子・デザート類がある. このように卵加工品の種類は数多く, 枚挙にいとまがない. コンビニエンスストアやスーパーマーケットなどで市販されているものの中には静菌剤で日持ち延長を意図しているものもあるが, 通常日持ちしないことから, 冷蔵 (チルド) 品や冷凍品の形状で流通している場合が多い.

2.3.2 卵と卵加工品の汚染微生物

(1) 殻付き卵と液卵

殻付き卵の中身は通常無菌的である. しかし, 長期間保存すると中身から細菌が検出されることがある. このときに検出される菌を表2.3.1[1) に示す. *Pseudomonas* が検出されることが多く, 保管温度が高くなると検出される菌株数が多くなることが分かる.

卵殻には多くの微生物が存在する. 卵殻には多数の気孔があるが, 洗卵するまではその気孔はクチクラ層によってふさがれているため, 卵内部に微生物が入らないような仕組みになっている. しかも卵殻の内部には卵殻膜や卵白があることから, 腐敗は起こりにくい. しかし, 洗卵によりクチクラ層が洗い流された場合には, 気孔を通じて卵殻内に微生物の侵入が起きることがある.

大腸菌群 (coliforms) および大腸菌 (*Escherichia coli*) についてみると, 卵殻上の本菌群の菌数は卵1個当たり 10^2 程度であるが, 夏場の未殺菌液卵では 10^3～10^5/g になることがあり, 殻付き卵の内部からもしばしば検出される. 夏場の菌数が高い理由は, 大腸菌群が卵殻上では減少していくものの, 殻付き卵の内部に侵入し増殖するものがあるためと推察される.

卵殻上に存在する微生物は球菌 (*Micrococcus*, *Staphylococcus*, *Streptococcus*) や *Bacillus*, コリネ型菌のようなグラム陽性菌が主であり, *Alcaligenes*, *Flavobacterium*, *Pseudomonas* などのグラム陰性菌は少ない. これらの菌群は産卵時に通過するニワトリの排泄腔に存在する微生物が関与するが, 産卵後の卵殻表面が乾燥などの環境の影響を受け増減したものと考えられ

表 2.3.1　23℃および13℃に長期保存された鶏卵の中身から検出された微生物[1)]

検出菌	23℃保存卵				13℃保存卵			
	≧10^6/g 検出		<10^6/g 検出		≧10^6/g 検出		<10^6/g 検出	
	株数	%	株数	%	株数	%	株数	%
Acinetobacter	0	0.0	1	2.8	0	0.0	2	9.1
Aeromonas	24	18.5	3	8.3	9	25.0	2	9.1
Alcaligenes	13	10.0	2	5.6	5	13.9	2	9.1
Bacillus	0	0.0	1	2.8	0	0.0	0	0.0
Citrobacteer	5	3.8	2	5.6	0	0.0	2	9.1
Enterobacter	6	4.6	4	11.1	0	0.0	0	0.0
Escherichia	3	2.3	1	2.8	0	0.0	0	0.0
Klebsiella	8	6.2	2	5.6	0	0.0	2	9.1
Proteus	4	3.1	1	2.8	1	2.8	3	13.6
Serratia	2	1.5	0	0.0	0	0.0	1	4.6
Flavobacterium	1	0.8	4	11.1	0	0.0	2	9.1
Moraxella	1	0.8	1	2.8	0	0.0	0	0.0
Pseudomonas	63	48.5	4	11.1	21	58.3	3	13.6
Streptococcus	0	0.0	4	11.1	0	0.0	0	0.0
カビ	0	0.0	2	5.6	0	0.0	3	13.6
同定不能	0	0.0	4	11.1	0	0.0	0	0.0
計	130		36		36		22	

注）両保存温度とも2か月間保存.

る．さらに養鶏場の採卵用のケージやベルトコンベアからの汚染も影響していると考えられる．

通常卵殻には1個当たり平均10^5以上の一般生菌が存在する[2)]．したがって，卵殻には食中毒菌や腐敗の原因となる菌群が存在する可能性が大きい．食中毒菌としては，まず *Salmonella* があるが，そのほか *Staphylococcus aureus*, *Aeromonas hydorophila*, *Bacillus cereus* などが考えられる．

一方，液卵の微生物には卵由来の微生物に加えて，液卵を製造する工場環境やヒト由来の微生物が存在すると考えられる．

殺菌前の液卵（未殺菌液卵）の一般生菌数は通常，<10〜10^4/g 程度であるが，夏場は菌数が若干多めに出ることがある．また，割卵工場の規模の違いにより菌叢が異なることが知られており，小規模の割卵工場ではグラム陽性菌が検出されることが多く，大規模な割卵工場ではグラム陰性菌が主な菌叢となる傾向がある．

未殺菌液卵の *Salmonella* の有無と一般生菌数や大腸菌群数とは関係が薄いことも知られている．

未殺菌液卵から検出される大腸菌群は，IMViC 系の分類では，*Escherichia* I および II，*Citrobacter freundii* I および II，*Klebsiella aerogenes*，*K. cloacae* である．

(2)　卵加工品

卵加工品の原料卵の微生物のほか，各加工場の工程，環境，ヒトの微生物の影響を受ける．しかも，流通条件によって増殖する菌群は異なる．例えば，低温に置かれたものでは，*Pseudomonas*, *Aeromonas*, *Alcaligenes*, *Flavobacterium* などの低温細菌や酵母が製品を汚染しやすい．また，加熱工程があるものでは *Bacillus* が主要な菌群となるが，それほど高くない温度で加熱された場合には *Streptococcus* も関与する．

2.3.3　卵と卵加工品の腐敗

正常な産卵鶏が産む卵の場合は，殻付き卵の内部は通常無菌である．しかし，保存環境によっては，産卵時に殻に付着する鶏糞や腸管内に存在する細菌が，卵殻の気孔やヒビなどから殻

表 2.3.2 卵関連微生物に対するリゾチームの増殖抑制能[1)]

微　生　物	リゾチーム濃度	
	20ppm	200ppm
グラム陰性菌		
Pseudomonas aeruginosa ATCC 7700	−	−
P. fluorescens IFO 3081	−	−
P. putida ATCC 12633	−	−
Aeromonas hydrophila IFO 12978	−	−
Escherichia coli ATCC 10536	−	−
Proteus vulgaris IFO 3851	−	−
Enterobacter cloacae ATCC 12666	−	−
E. aerogenes ATCC 13048	−	−
Citrobacter freundii IFO 12688	−	−
Salmonella Enteritidis IFO 3313	−	−
Alcaligenes faecalis IFO 12669	−	−
Flavobacterium luteus IFO 3084	−	−
グラム陽性菌		
Bacillus subtilis IFO 3134	+	+
B. circulans IFO 3329	+	+
B. licheniformis IFO 12200	+	+
B. megaterium IFO 12108	+	+
B. cereus ATCC 11778	−	−
Streptococcus lactis IFO 12546	+	+
S. faecalis (*liq.*) IFO 12964	±	+
S. faecium IFO 3181	+	+
Staphylococcus aureus ATCC 6538P	+	+
S. aureus Q 21058	−	−
S. epidermidis IFO 12993	+	+
Micrococcus luteus IFO 3333	−	−
Lacotobacillus brevis ATCC 14869	−	−
L. plantarum ATCC 14917	−	−
酵　母		
Saccharomyces cerevisiae ATCC 9763	−	−
Hansenula anomala IFO 0118	−	−
Pichia ohmeri IFO 1271	±	+
P. membrnaefaciens AHU 3941	+	+

注） 0.1%グルコース加普通ブイヨン中．−は増殖抑制効果なし，+は効果あり，±は若干効果あり．

の内部に侵入し，増殖して腐敗を引き起こすことがある．グラム陰性菌は卵白に含まれるリゾチームに抵抗性があり，卵の抗菌性のバリアをすり抜け，さまざまな腐敗を引き起こす．卵関連の微生物に対する卵白リゾチームの抗菌性の例を表 2.3.2[1)] に示す．この表から，リゾチームは大部分のグラム陽性菌や一部の酵母に対して，増殖抑制効果があるが，グラム陰性菌に対しては抑制効果がないことがわかる．

低温保管した殻付き卵では低温細菌による腐敗がある．*Pseudomonas* による蛍光色・緑色卵，*Aeromonas* による黒色あるいは混濁卵，*Flavobacterium* による黄色卵，*Serratia* による赤色卵，*Proteus* による黒色卵などが知られている．

細菌以外では，卵殻上にカビ（*Penicillium*）が付着した発カビ卵も問題になることがある．腐敗には上記の低温細菌のほかに，腸球菌や大腸菌群，大腸菌などのニワトリの腸内に由来する微生物叢も関係する．

卵加工品の事例では，冷蔵保管した卵プリンで *Bacillus* が原因で腐敗した事例がある．また，握りずしの卵焼きが発光した事例があり，卵焼きから低温細菌 *Photobacterium phosphoreum* が分離され，腐敗原因とされた．

2.3.4 卵と卵加工品による食中毒

(1) 液卵での食中毒菌の挙動

食中毒菌は液卵では液全卵，液卵黄ともによく増殖する．液卵白では増殖が抑えられるか，緩やかになることが多い．以下では液卵と関係の深い食中毒菌について述べる．

① *Salmonella* Enteritidis

卵によるサルモネラ食中毒は1980年代後半から主に欧州で起こり，わが国では1989年ころから拡大したとみられている．卵巣に *Salmonella* Enteritidis（SE）が感染した産卵鶏が海外で出現し，種鶏としてわが国に輸入された．その結果，卵内に *Salmonella* を保有するものがわが国でも広く流通した．従来からあるオンエッグ型感染に対して，これをインエッグ型感染という．インエッグ型感染の *Salmonella* 混入頻度は鶏卵1万個に3～4個程度といわれている[3)]．冬場でも未殺菌液卵から *Salmonella* が検出されることがあり，このことからもインエッグ型の汚染があることが示唆される．

② *Staphylococcus aureus*（黄色ブドウ球菌）

本菌は特に液卵と関わりが深いというわけではないが，未殺菌液卵では検出されることがある．しかし，その検出頻度は高くはない．卵殻上の陽性率は約50%であるが，その菌数の最大値は卵1個当たり50であった．未殺菌液卵での検出率は年間平均1.3%であった[4]．工場製未殺菌液卵について，工場ごとの本菌の検出率を調査した結果では0～72.2%であった．その時最高の菌数は400/gであった．また，本菌の耐熱性は*Salmonella*より若干高く，液全卵では64～66℃，3.5分の加熱が必要であった[5]．

検出率が低いことに加え，菌数が少ないことにより殺菌液卵では検出されない．

③ *Bacillus cereus*（セレウス菌）

低菌量であるが，液卵で検出されることがまれにある．本菌は10℃でも増殖できる胞子形成菌であるため，加熱による本菌の制御は難しい．本菌をはじめとする*Bacillus*属細菌は食中毒の原因というより，むしろ賞味期間を短くする腐敗原因菌となることで注目されている菌群である．

未殺菌液卵の耐熱性菌の調査結果では，その34.8%から*Bacillus*が検出され，そのうち*B. cereus*が47.5%を占めた[6]．また，世界各国から入手した乾燥卵白の耐熱性菌が調べられており，このうち*B. cereus*は29.5%であった[7]．本菌の胞子は液卵中では容易に栄養細胞となるため，通常の殺菌条件でも殺菌することが可能となる[8]．

④ *Aeromonas hydrophila*

*Aeromonas*属の一種*A. hydrophila*は食中毒菌として指定されているが，下痢症や創傷感染などのヒトへの感染症起因菌としても知られている．古くから液卵や殻付き卵の変敗原因菌として知られている．殻付き卵の黒色腐敗卵の原因菌でもある．

未殺菌液卵や長期保管の殻付き卵で本菌が検出されている．本菌の耐熱性は*Salmonella*より弱いとされている[9]．

⑤ *Yersinia enterocolitica*

本菌は低温で増殖するのが特徴である．わが国では卵および卵加工品から本菌が検出されたという報告はない．ドイツ（旧東ドイツ）で3 341個中63個から検出されたという報告がある．本菌の耐熱性は*Salmonella*と同程度であるが，*Salmonella*より低温でも増殖する．殺菌液全卵に接種した場合には2℃で増殖したとの報告がある[10]．本菌は卵殻の気孔から侵入するという．本菌の汚染を監視する必要があろう．

⑥ *Campylobacter jejuni/coli*

本菌は畜肉からよく検出される．とりわけ鶏肉から高頻度に検出され，鶏肉による食中毒の原因菌として注目されている．

卵の例では，本菌に感染しているニワトリの卵366個がすべて本菌陰性であったことや，卵黄や全卵では増殖したが，卵白中では増殖できず，急速に減少することが報告されている[11]．また，本菌に感染したニワトリの卵226個を試験したところ，2個で卵殻表面から検出されたが，内部は陰性であった[12]．本菌で殻付き卵の内部を汚染させることが難しく，卵白中での本菌の$D_{42℃}$が2.4時間であることなども報告されている[13]．他の例では，2つの割卵工場から得た生の卵と加工済み液卵から本菌の検出を行ったが，すべて陰性であった[14]．

わが国で液卵について本菌の分布を調べた結果によると，未殺菌液全卵からわずかに検出されたが，殺菌液卵からは検出されなかった[16]．本菌は液卵の殺菌条件では容易に死滅することが確認された．このことから，殺菌液卵から検出されないのは，本菌の易熱性のためであると考えられる．また，本菌の増殖温度は比較的高く，10℃では増殖しないことも知られている[15]．ほかの研究では，本菌は卵白により増殖阻害を受け，鶏糞からの汚染の可能性はあるものの，液卵では低温での保管・流通条件で本菌の増殖はないと考えられ，液卵を介した本菌による食中毒の危険性は極めて低いと思われる．

⑦ *Listeria monocytogenes*（リステリア）

*L. monocytogenes*は低温でも増殖する食中毒菌

であり，環境にも存在するが，主として畜肉から検出される．冷蔵保管され，しかも加熱処理をせずに提供される食品では注意が必要な細菌である．液卵では *Listeria* 属は 28～33%から検出されたが，食中毒菌の *L. monocytogenes* は 0.4～0.6%であった．しかし，その菌数は少なく，通常の液卵殺菌条件で 2 桁以上死滅することがわかっている[16]．

(2) 卵による食中毒

インエッグ型の *Salmonella* 混入卵では産卵直後の菌数は卵 1 個当たり 10 個程度だといわれている．保管温度が低温の場合には SE は増殖しないため，生食も可能であるとされている．

一方，オンエッグ型感染の場合には，*Salmonella* だけでなく卵殻に存在する微生物の数と種類が問題となる．その微生物叢には *Salmonella* をはじめとする食中毒菌，腐敗微生物が存在する可能性がある．

インエッグ型，オンエッグ型のいずれにせよ，卵中で *Salmonella* が増殖した場合，外観的にも官能的にも増殖を感知できないため，食してしまうことがある．その結果，下痢や発熱などの食中毒症状を引き起こし，重症の場合には死に至ることがある．2009 年，神戸で 9 歳女児が卵かけご飯を食べ，食中毒にかかり，その後脳症を発症して死亡した例がある[17]．卵の生食を原因とする食中毒事件が起きた例である．

卵の生食はわが国の食文化ではあるが，食する人の年齢，体調を考慮すべきであり，できれば加熱調理して食すことが望ましい．

通常，卵の中身は無菌的である．しかし，SE のインエッグ型感染がわが国で拡大した 1988 年以降には，SE 感染卵が問題となった．卵かけご飯，スクランブルエッグ，カツ丼，親子丼，タルタルソース，自家製マヨネーズ，黄金焼きなど，卵を使用した幅広い食品で SE による食中毒事件が次々に報告された．中には，ホウレンソウのおひたしやピーナッツ和えなど卵を使用していない料理でサルモネラ（SE）食中毒を引き起こした事例があった．それらの事例の原因調査の結果，SE 汚染卵を用いて前日あるいは直前に調理し，その時に使用した器具が汚染を媒介したことが分った．このように使用器具による二次汚染の可能性が高い事例もあった．

大規模なサルモネラ食中毒事件には，1988 年，北海道で錦糸卵によるもの，1992 年，西日本での三色ケーキによるものなどがある．加熱工程がないティラミスでは 1990 年に広島県で SE による食中毒事件を引き起こしている．

2.3.5 卵の腐敗・食中毒の防除

(1) 殻付き卵の生食可能な賞味期限の設定

わが国では昔から，卵の生食の習慣があり，それがわが国の食文化とされてきた．

Salmonella の感染ルートとして，いくつか事例があがっている．エアロゾルによってもニワトリの筋肉に直接感染させることができるとされている[18]．また，SE が卵巣，輸卵管，殻付き卵にもコロニーを作ることも報告されている[19]．卵巣や輸卵管に存在することで，産卵時に卵中の卵黄膜付近に産み込まれることになる．鶏卵の生食を可能とするため，卵の保管温度と *Salmonella* の増殖との関係[20]を利用して，殻付き卵の生食の賞味期限を設定している．

卵中に産み込まれる SE の菌数は，卵 1 個当たり 10 個程度と考えられている．鶏卵の卵黄膜の構造は保管温度によって変化し，その結果，卵黄成分が卵白中にしみ出す．しみ出した卵黄成分のうち鉄イオン，脂肪分などの栄養成分を利用して，卵白部の卵黄膜付近に存在している SE が増殖できるようになる．また，SE が卵黄膜を透過して増殖できることも示されており，卵黄膜に付着する頻度とその重要性について報告されている[21]．

卵黄膜の構造変化は不可逆的な反応であり，いったん卵黄成分がしみ出す状態になったあとは，戻らないといわれている．卵黄膜の劣化速度やSEの増殖速度と環境温度との関係からSEの増殖を予測し，賞味期限の設定に応用されている．卵の購入後，冷蔵庫保管での1週間程度の余裕を加味し，食中毒防止と卵の生食文化を守ることを両立させるために卵の賞味期限が設定された．

現在は一般的に，日本全土で年間を通じて冷蔵2週間以内の流通期間に加え，家庭の冷蔵庫で7日間以内の保管であれば生食可能とされている．その期間を過ぎた卵については，生食を避け，加熱調理すれば安全に食に供することができるとされている．

(2)　液卵の腐敗・食中毒・危害微生物の防除

腐敗原因菌や食中毒原因菌を排除するには，液卵の殺菌条件や規格（表2.3.3）の中にある70℃1分の加熱処理も効果が大きいと考えられる．

大腸菌群および大腸菌は未殺菌液卵の状態では検出されることがあるが，耐熱性が弱く，*Salmonella*の殺菌条件で死滅するため，殺菌液卵では検出されない．

腸球菌の*Enterococcus faecalis*，*E. faecium*，*E.durans*は卵殻上や液卵からしばしば検出される．純卵白中では増殖しないが，卵白中に卵黄が少しでも混入すると増殖できるようになる．卵黄中では25℃で急速に増殖し，10℃でも緩やかに増殖する．液全卵中の耐熱性は*Salmonella*よりも若干強く，66℃3.5分で死滅する．グラム陰性菌に比べ，低温殺菌に対しても耐熱性が強く，殺菌消毒剤に対しても強い．本菌は冷凍にしても菌数の減少がほとんどみられない．本菌は卵殻から液卵への持ち込みを極力少なくすることと，多少高めの殺菌温度での処理や，低温流通による増殖防止などが必要であると思われる．

鳥インフルエンザウイルスは脂質二重膜の外膜を有し，8本に分節化された一本鎖RNAのウイルスである．水かきがある野鳥の腸内に常在するウイルスといわれているが，家きんにとっては重大な伝染病ウイルスである．感染すると一晩で数百羽が死んでいき，養鶏場にとっては脅威である．日本では2004年に74年ぶりに感染が広がって話題となった．養鶏場では感染が確認されると該当する養鶏場の家きんは全数淘汰され，半径10km以内の家きんや卵の移動は禁止される．本ウイルスは有精卵の奨尿で増殖するが，無精卵では増殖できない．卵黄中での耐熱性は55〜60℃数分で不活化する[22]．

ニューカッスル病ウイルスは鳥インフルエンザウイルスと同じく，養鶏場にとっては重大な伝染病ウイルスである．有精卵中では増殖するが，無精卵では増殖できない．卵黄中での耐熱性は60℃数分で不活化する．鳥インフルエンザウイルスより耐熱性は若干強い．わが国ではほとんどの養鶏場でワクチンを接種している．ニューカッスル病ウイルスは市販鶏卵中では速やかに不活化する．これは，このウイルス用ワクチンを接種された産卵鶏が産む卵には，親鳥から卵に移行した抗体があるためと考えられる[23]．

食中毒を防ぐために必要な鶏卵の正しい取扱い方法について以下に述べる．

卵殻にヒビがあったり，鶏糞が付着しているものは生食を避ける必要がある．見かけ上きれいにみえる鶏卵表面でも一般生菌数は卵1個当たり10^3ほど存在する．給食施設や弁当業などでは殻付き卵に手を触れた場合には，卵殻表面に*Salmonella*が存在するものと考え，手洗いを行うことが食中毒を防ぐ上で大切である．またミキサーを使用して鶏卵を撹拌混合した場合には，使用後の器具の殺菌洗浄が不十分だと，その後に同じ器具を使用して食中毒が起きている例がみられる．使用前の器具の熱湯殺菌などは有効であると考えられる．

表 2.3.3 卵と液卵に関する衛生規則

通知・通達 名　　称	年　月　日 番　　号	目的および概要	成分規格など*
卵及びその加工品の衛生対策について	平成4年7月8日付 衛乳第128号	卵に由来するサルモネラ食中毒を防止するため，鶏卵の取扱い及び加工品についてヒビ卵，生卵，半生卵の事項に特に注意が必要と考えられることから，これらの点について関係営業者に周知し，卵及びその加工品の衛生の向上を図る．	なし
液卵の製造等に係る衛生確保について	平成5年8月27日付 衛食第116号	液卵に係る衛生上の危害の発生を防止するため，サルモネラの制御を中心に，その原料の受入れから，製造，販売，液卵を用いた調理等の各過程全般における取扱い等の指針を示し，液卵に関する衛生の確保及び向上を図ることを目的とする．	殺菌液卵の菌数目標値 細菌数 n＝5，c＝2，m＝10 000，M＝100 000 大腸菌群数 n＝5，c＝1，m＝10，M＝100 無殺菌液卵の菌数目標値 細菌数 n＝5，c＝3，m＝10 000，M＝100 000 大腸菌群数 n＝5，c＝2，m＝10，M＝100
鶏卵のサルモネラ衛生対策指針について	平成5年9月10日付 5－65 農林水産省畜産局衛生課長通知	鶏卵の衛生的な生産体制の整備に資するため，「採卵鶏農場におけるサルモネラ衛生対策指針」を定めた．関係者に対する周知徹底を図るとともに，各都道府県下の採卵鶏農場に対する衛生指導を推進すること．	鶏の盲腸便，鶏卵，環境のサルモネラのモニタリングを行う．
食品衛生法施行規則及び食品，添加物等の規格基準の一部改正について	平成10年11月25日付 生衛発第1674号	殺菌液卵及び未殺菌液卵については，次に示す微生物学的な成分規格や製造や保存にあたっての基準が守られるとともに，適切な表示がなされるよう必要な措置を講じること．	殺菌液卵 サルモネラ属菌：陰性（25g 中） 未殺菌液卵 一般生菌数：100 万/g 以下 未殺菌液卵使用の場合は製品，製造工程中で70℃ 1 分以上の加熱処理をすること．
鶏卵のサルモネラ総合対策指針	平成17年1月26日付 第8441号農林水産省消費・安全局衛生管理課長通知	本指針は，種鶏場，ふ卵場及び採卵養鶏場における総合的な衛生管理対策事項を示し，生産段階における鶏卵のサルモネラ汚染を防止することを目的とする．	鶏の盲腸便，鶏卵，環境のサルモネラのモニタリングを行う．

* n：検体（製品）数，c：合格判定個数，m：合格判定値（菌数限度），M：条件付き合格と判定する基準となる微生物の菌数（限度）

2.3.6 卵・卵加工品の規格基準

表 2.3.4 液卵の殺菌条件（℃）

液卵の種類	バッチ式 （10 分）	連 続 式 （3.5 分）
液卵白	54	56
液全卵	58	60
液卵黄	59	61

卵および液卵の衛生規則を表 2.3.3 に示した．これらの規則のうち，平成 10 年（1998 年）の通知では以下のように定められている．

食品の製造，加工または調理に使用する鶏の殻付き卵は，食用不適卵であってはならない．鶏卵を使用して食品を製造，加工または調理する場合は，その工程中において 70℃で 1 分以上加熱するか，またはこれと同等以上の殺菌効果を有する方法で加熱殺菌しなければならない．ただし，品質保持期限内の生食用の正常卵を使用する場合にあっては，この限りではない．その成分規格は，① 未殺菌液卵では一般生菌数

100万/g以下，②殺菌液卵ではサルモネラ属菌陰性/25gである．

また，液卵の殺菌条件については表2.3.4のように定められている．これはサルモネラ属菌を陰性/25gとするために設けられた殺菌条件である．液卵はこの殺菌条件に準拠して殺菌される．液卵では殺菌品がほとんどを占めるが，一部未殺菌品も流通している．しかし，未殺菌液卵あるいは殻付き卵を使用して食品を製造する場合，加工時に製造者は70℃１分以上の加熱殺菌を行うことが義務付けられている．なお，養鶏場でのサルモネラ対策は，農林水産省が作成した「鶏卵のサルモネラ総合対策指針」（平成17年1月26日付通知）に書かれている．

文 献

1） 今井忠平：「食品の保全と微生物」（藤井建夫編），p. 62，幸書房（2001）
2） 今井忠平：食品衛生研究，**44**，7（1994）
3） 仲西寿男：食衛誌，**34**，318（1993）
4） 今井忠平：*New Food Industry*, **25**(1)，60（1983）
5） 鈴木　昭他：食衛誌，**22**，223（1981）
6） 今井忠平，南羽悦悟，栗原健志：「改訂増補 タマゴの知識」，p. 195，幸書房（1995）
7） 今井忠平，中丸悦子：*New Food Industry*，**32**(1)，77（1990）
8） 今井忠平：ニューフードインダストリー，**38**，57（1996）
9） J. D. Schuman，B. W. Sheldon, P. M. Foegeding：*J. Food Prot.*，**60**，231（1997）
10） J. P. Erickson, P. J. Jenkins：*ibid.*，**55**，8（1992）
11） 森重正幸，金城俊夫，源　宣之：食品と微生物，**1**，114（1984）
12） M. P. Doyle：*Appl. Environ. Microbiol.*，**47**，533（1984）
13） A. G. Clark, D. H. Bueschkons：*J. Food Prot.*，**49**，135（1986）
14） A. L. Izat, F. A. Gardner：*Poultry Sci.*，**67**，1431（1988）
15） M. Sato, N. Sashihara：*J. Food Prot.*，**73**，412（2010）
16） M. Ohkochi, M. Nakazawa, N. Sashihara：*ibid.*，**72**，178（2009）
17） 石川順一，山室美穂，外川正生，塩見正司：小児感染免疫，**21**，207（2009）
18） S. A. Leach *et al.*：*FEMS Microbiol. Lett.*, **171**，203（1999）
19） L. H. Keller，C. E. Benson，K. Krotec, R. J. Eckroade：*Infect. Immun.*, **63**, 2443（1995）
20） T. J. Humphrey：*Int. J. Food Microbiol.*，**21**, 31（1994）
21） R. K. Gast，P. S. Holt, T. Murase: *Poultry Sci.*，**84**，621（2005）
22） 伊藤壽啓，伊藤啓史，大槻公一，指原信廣，長谷川峯夫：食品衛生研究，**54**，21（2004）
23） 指原信廣，長谷川峯夫，井土俊郎，伊藤啓史，伊藤壽啓：日食微誌，**25**，32（2008）

（指原信廣）

●第2章　食品における微生物の挙動

2.4　乳および乳製品

2.4.1　乳・乳製品について

牛乳は微生物の増殖に適した性状を有しており，腐敗しやすく病原菌の媒体（人獣共通感染症）となる可能性もある．そのため，生乳（搾乳された未加工乳）の殺菌処理や低温保蔵技術などの進展により安全性と保存性の向上が確保されてきた．

牛乳製造の場合，生乳は5℃以下に冷却されたまま乳処理工場へ運ばれ，厳格な低温管理と加熱殺菌が行われる．クリームは，生乳を遠心処理によって乳脂肪分を分離後，殺菌，エージング工程を経て製造される．発酵乳，乳酸菌飲料およびチーズ類は，発酵工程が有害菌を制御する上で重要な工程になる．バターは油中水型の組織を有し，脂肪以外の部分で細菌が増殖することから，組織状態の良否も保存性と関係がある．粉乳類，練乳はそれぞれ脱水や浸透圧の作用によって増殖する微生物が限定される．

乳・乳製品は生乳をベースとした原材料を装置内で連続処理して製造されており，最終製品の微生物叢は，主に生乳の微生物，加工処理および製造環境の微生物学的清浄度によって左右される．

2.4.2　乳・乳製品の汚染微生物

(1)　生乳の微生物

1)　搾乳段階における微生物叢と形成要因[1)]

生乳の微生物叢は乳房内部，搾乳環境，搾貯乳装置および作業者からの微生物によって構成される．乳頭孔は微生物が乳房内に侵入する入口となり，乳頭管の粘膜には，*Streptococcus*, *Staphylococcus* および *Micrococcus* のほか，*Corynebacterium*, 大腸菌群，乳酸菌などが存在する．健康な牛体でも1mL当たり500個程度の細菌が乳房内乳に存在している．

また，搾乳時に乳房表面の洗浄・消毒が不十分であると土壌，敷きわら，飼料などを介して有害菌が乳中を汚染する．乳・乳製品の腐敗・変敗に関与する微生物としては，無胞子細菌の中でも63℃ 30分処理で生残する耐熱性の *Microbacterium* や腸球菌があり，胞子形成菌にはサイレージや堆肥由来の *Bacillus* や *Clostridium* が含まれる．搾貯乳装置からの汚染は洗浄殺菌処理に依存し，*Pseudomonas*, *Alcaligenes*, *Flavobacterium*, *Chromobacterium* などのグラム陰性菌が装置表面から乳中に移行する．

さらに，搾乳機器の最終リンス水に存在するグラム陰性菌，ならびに空気中の *Micrococcus*, *Bacillus* および *Clostridium* の胞子および酵母が微生物叢の形成に関与する．

2)　牛乳の腐敗・変敗微生物の特徴

①　低温細菌

国際酪農連盟（IDF：乳・乳製品に関する規格・基準や検査法などあらゆる事項を検討する国際機関）は，実用的立場から低温細菌（psychrotroph）を，増殖至適温度に関係なく7℃で増殖する細菌を総称したものと定義しており，増殖至適温度が20℃以下の低温域にある好冷細菌（psychrophile）と区別している．

生乳中に出現する低温細菌は *Pseudomonas*, *Acinetobacter*, *Flavobacterium* などのグラム陰性桿(かんきん)菌で，リパーゼ，プロテアーゼ活性の強い菌である．これらの低温細菌は63℃で30分の低温殺菌で十分に殺菌されるが，増殖過程で産生されたリパーゼやプロテアーゼの耐熱性は高い．このため，品質の悪い原料乳を使用した常温保存流通品では，流通中に残存酵素の作用によって製品のゲル化や苦味が生じる．耐熱性酵素が産生される時期は，一般に増殖曲線の対数期または対数期後半から定常期初期にかけてである．

乳質変化が起きる菌数レベルは菌株の酵素活性や産生量によって異なり，概ね 10^6〜10^8cfu/mL レベルと考えられる[2]．低温細菌数の低い良質の原材料を使用するとともに，低温保蔵する場合でも長期間の保管は避けることが望ましい．

② 耐熱性細菌，高温細菌

加熱殺菌直後の牛乳の微生物叢は，殺菌前の生乳中の汚染菌数や微生物の耐熱性に依存する．乳業における耐熱性細菌とは，63℃で30分の加熱殺菌によって生残する細菌群（thermoduric bacteria）である．耐熱性細菌にはグラム陽性菌が多く，無胞子細菌としては，*Streptococcus, Micrococcus, Microbacterium* が代表的なものである．胞子形成菌には *Bacillus, Clostridium* などが含まれる．胞子の耐熱性は，ある程度増殖温度と相関があり，高温側で増殖可能な細菌の胞子ほど耐熱性が高い[3]．チルド（冷蔵）製品の場合は，加熱殺菌後に耐熱性細菌が残存しても，低温管理によって増殖が抑制される．

製造ラインの温度帯が50〜70℃になる工程では高温細菌の増殖が問題となる．高温細菌は至適温度（55℃付近）条件下では速やかに増殖し，酸度上昇による pH の低下や熱安定性の低下で物性に悪影響を及ぼす．濃縮乳や粉乳類などで重要な高温細菌として，*Geobacillus stearothermophilus*（*Bacillus stearothermophilus*），*Anoxybacillus flavithermus* などがある．

A. flavithermus は増殖下限温度が35℃付近であり，広範囲の温度領域で増殖できる．*A. flavithermus* のバイオフィルム中における胞子形成率（脱脂乳中）を48，55，60℃下で確認したところ，48℃では胞子は形成せず，55，60℃で形成した[4]．耐熱性細菌の胞子は殺菌し難いことから，増殖温度帯や胞子形成条件に関する情報は，耐熱性細菌の制御を考える際に有用である．

③ タンパク分解菌および脂肪分解菌

Bacillus, Pseudomonas, Clostridium あるいはカビに，プロテアーゼ活性の高い菌が多く，タンパク質を分解して牛乳に苦味を生ずる原因となる．脂質のグリセリドを分解して脂肪酸を生成し，牛乳に変敗臭を与える菌（脂肪分解菌）としては，*Pseudomonas*，カビ，酵母類が多い．脂肪分解によって酪酸を生じ，風味が悪くなる（ランシッド臭）．

④ ガス生成菌

一部のチーズ（スイスチーズ）ではガス孔の存在が特徴とされているが，液状乳や発酵乳などの製品でガス産生による容器膨張や泡沫化などの現象は欠陥とみなされる．ガス生成菌としては，大腸菌群，プロピオン酸菌，一部の乳酸菌，乳糖発酵性の酵母などがある．

⑤ 色素産生菌

色素産生菌が乳製品中で増殖すると，菌種によって特徴的な色調になったり，皮膜を形成したりする．代表的なものとして，*Pseudomonas*（牛乳，バター：青，黄色），*Serratia marcescens*（牛乳：赤色），*Rhodotorula*（クリーム，発酵乳：ピンク〜赤色）がある．

⑥ 粘質化菌

粘質化の原因は，一般に菌の増殖の過程で生産されるムチンによるものであり，一部にはタンパク質または脂肪分解を伴う．また，*Leuconostoc* の一部の菌種はデキストランを産生し，粘質化の原因となる．

3) 生乳の低温保蔵に伴う生菌数と風味などの変化

表2.4.1は，北海道における生乳の細菌的品質の推移を示したものである[5]．タンクローリー乳の細菌数は大部分が30万/mL以下となっており，平板培養法による生菌数もほとんどが1万 cfu/mL 以下のレベルと考えられる．

図2.4.1は，タンクローリーで搬入された生乳を実験的に5，10℃にて保存したときの細菌数（標準寒天培地，30℃培養）の推移である[6]．

表 2.4.1 タンクローリー乳の細菌数検査結果（%）[5]

年　度	直接個体鏡検法（万 /mL）			
	<30	31〜100	110〜400	410<
1986	79.9	16.9	3.0	0.2
1987	94.3	5.1	0.6	0.0
1988	98.5	1.3	0.2	0.0
1989(4〜9月)	98.8	1.0	0.2	0.0
年　度	生菌数（スパイラル）検査法（万 /mL）			
	<3	4〜10	11〜20	21<
1989(10〜3月)	81.5	17.1	1.2	0.2
1990	80.8	18.1	0.9	0.2
1991	85.4	13.7	0.7	0.2
1992	89.4	9.8	0.6	0.2
1993	90.9	8.4	0.5	0.2
1994	91.4	8.1	0.4	0.1
1995	94.7	4.9	0.3	0.1

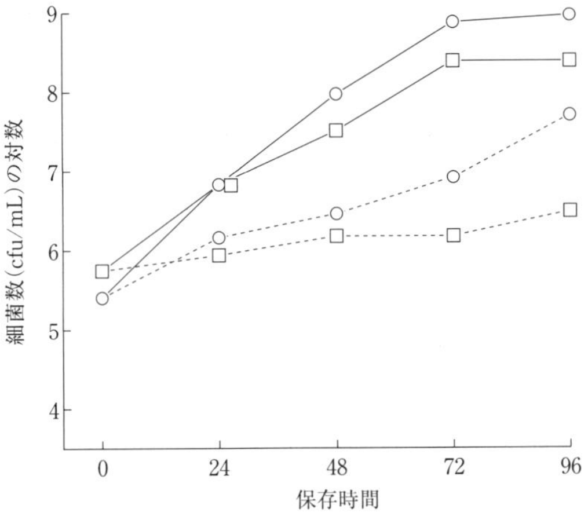

図 2.4.1 生乳の保存に伴うグラム陰性菌および陽性菌の消長[6]
標準寒天培地 30℃培養.

5℃保存ではグラム陰性菌が徐々に増殖するが，陽性菌はほとんど増殖を示さない．一方，10℃保存になるとグラム陽性菌も陰性菌と同様に直線的に増殖する．5，10℃ともに，ブドウ糖非発酵型のグラム陰性菌の増殖が速く，優勢菌は *Pseudomonas*, *Flavobacterium*, *Alcaligenes* であった．

風味の変化は，初発菌数が 10 万 cfu/mL レベルの場合，5℃保存では 48 時間保存後にやや苦味を呈し，酸度およびアルコール試験は 96 時間の時点において大きな変化はなかった（表 2.4.2）[6]．10℃保存中の風味は 24 時間でやや苦味を呈し，酸度およびアルコール試験は 48 時間目で異常値を示した．

乳処理工場到着時の生乳の細菌叢は，搾乳環境やその後の取扱いによって一定の傾向は見られないが，一応列挙すると表 2.4.3 のとおりである．

(2) 乳製品の汚染微生物

牛乳の細菌数は乳等省令において 5 万/mL 以下と規定されているが，製造直後の菌数は 1mL の直接接種平板培養法でコロニーが確認されないくらい低いレベルである．殺菌後に生残する菌は殺菌条件によって異なり，LTLT 殺菌（63℃ 30 分）および HTST 殺菌（72℃ 15 秒）では主として *Bacillus* の胞子と一部の *Microbacterium*, *Micrococcus* などの耐熱性細菌である．UHT 殺菌（120〜150℃，1〜3 秒殺菌）では，一部の胞子形成菌だけが生残する．クリーム，バター中の微生物も牛乳と同様である．

粉乳中の微生物叢は，耐熱性の *Micrococcus*, *Streptococcus*, *Corynebacterium* および好気性胞子形成菌などから構成される．練乳中に存在

表2.4.2 生乳の保存温度による品質変化[6)]

項目	温度(℃)	保存時間(時間) 0	24	48	72	96
風味	5	正常	正常	やや苦味	苦味	苦味，腐敗臭
	10	正常	やや苦味	酸味，発酵臭	腐敗臭	
レサズリン還元試験(色調番号)*	5	1	3	4	4	5
	10	1	5			
酸度試験(%)	5	0.09	0.11	0.12	0.13	0.13
	10	0.09	0.12	0.25	0.45	0.49
アルコール試験(－：陰性，＋：陽性)	5	－	－	－	－	－
	10	－	－	＋		

＊1：紫，2：赤紫，3：紅，4：淡紅，5：白.

表2.4.3 生乳中から分離される細菌の種類と特徴

グラム染色性	形態	胞子の有無	菌種(属)	特徴
グラム陰性	桿菌	なし	*Acinetobacter*	低温増殖
			Pseudomonas	低温増殖
			Achromobacter	色素産生，低温増殖
			Chromobacterium	紫色素産生
			Cytophaga	黄色色素産生
			Flavobacterium	黄色色素産生，低温増殖
			Serratia	赤色色素産生
			Citrobacter	大腸菌群
			Enterobacter	大腸菌群
			Klebsiella	大腸菌群
			Escherichia	大腸菌群(食中毒菌を含む)
グラム陽性	球菌	なし	*Staphylococcus*	(毒素型食中毒菌を含む)
			Micrococcus	黄色色素産生
			Streptococcus	乳酸球菌
			Lactococcus	乳酸球菌
		なし	*Arthrobacter*	コリネ型
			Corynebacterium	コリネ型
			Brevibacterium	色素産生
			Microbacterium	耐熱性(85℃ 10分)
	桿菌(コリネ型)	なし	*Listeria*	低温増殖(食中毒菌を含む)
			Lactobacillus	乳酸桿菌
	桿菌	あり	*Bacillus*	耐熱性(セレウス菌を含む)
			Clostridium	嫌気性菌

する微生物は胞子形成菌であるが，加熱殺菌と高浸透圧によって増殖できない.

2.4.3 乳・乳製品の腐敗・変敗

(1) 飲用乳

微生物による牛乳の変化と原因菌は生乳と同様である．加熱殺菌後に生残した*Bacillus*などの耐熱性細菌や製造環境からの二次汚染菌が，製品の保存温度に依存して増殖し，腐敗・変敗を引き起こす．チルド飲用乳の二次汚染菌のうち，代表的な腐敗・変敗菌は*Pseudomonas*, *Acinetobacter*, *Flavobacterium*などのグラム陰性桿菌が多い．これらの細菌群は低温増殖能が高く，リパーゼ，プロテアーゼ活性も高い．低温細菌による牛乳の変化については，2.4.2項に記述した.

胞子形成菌の*Bacillus cereus*(セレウス菌)は牛乳中で“bitty cream”(牛乳を熱い飲み物に

入れたとき，クリーム粒が表面に浮いてまじらないもの)，甘性凝固（酸度，pH は低下しないが凝固するもの）を引き起こす．これらの欠陥は，本菌の産生する酵素の作用が原因である．*B. cereus* は嘔吐型および下痢型の食中毒起因菌であるが，わが国では米飯類を原因食品とする嘔吐型事例が多く，乳・乳製品による食中毒事例は極めて少ない．

Bacillus sporothermodurans 胞子は好気性胞子形成菌の中でも耐熱性が高く，ロングライフミルク（LL 牛乳）の殺菌条件である 140℃程度の加熱殺菌でも生残する．本菌は偏性好気性菌であり病原性の報告例はないが，酸素バリア性の低い容器中で長期間常温保存された場合は凝固や着色などの品質劣化を引き起こす[7]．*B. sporothermodurans* 胞子の由来は飼料と乳製品加工工場の環境であり，特に本菌が存在する原材料調合液を再加工することによって耐熱性の高い菌が優勢になると考えられる[8]．

(2) クリーム

細菌の挙動は牛乳の場合と同様であるが，クリーム類は脂肪含量が多いために，脂肪分解活性の高い細菌によって品質劣化が生じやすい．胞子形成菌の中では *B. cereus* の増殖によって甘性凝固または苦味が生じるが，他の胞子形成細菌も風味・物性異常の原因となる[9]．無胞子細菌では，*Pseudomonas* などの脂質分解菌または酵母が品質に大きな影響を与える．

クリームの変敗現象としては苦味の他に *Lactococcus lactis* による麦芽臭がある．その他，表面にカビや酵母が菌膜を形成したり，着色したりする．原因菌には *Geotricum*（白色），*Rhodotorula*（ピンク色）がある．

(3) 発酵乳，乳酸菌飲料

乳酸菌スターターの培地ともいえるベースミックスは，*Bacillus* などの胞子形成菌が殺菌後の主要な微生物叢を形成する．ベースミックス中に乳酸菌スターターが添加され発酵が終了すると，最終 pH は乳酸産生によって酸性側（4.1～4.5）になる．そのため，病原細菌や胞子形成菌は増殖しにくくなり，カビや酵母にとって有利な環境になる．酵母は増殖過程で炭酸ガスを産生して容器膨張を引き起こすので，特に果肉，果汁，糖液からの汚染に注意が必要である．カビは偏性好気性のため，製品容器内のヘッドスペース中の空気を利用し，内容物表面にコロニーを形成することによって商品価値を低下させる．

バクテリオファージや抗菌性物質の存在により，スターターの活力が低下したり，製品特性上，酸度上昇の遅い（pH の低下が遅い）スターターを利用して発酵を行う場合は，発酵初期段階で病原菌や腐敗菌が増殖する危険性がある．

(4) バ タ ー

組織不良で遊離水の多いバター中では，*Pseudomonas* のような脂肪分解活性の高い細菌による異常臭か，カビによる着色が生じることがある．いずれの菌も偏性好気性であるためにバターの表面部で腐敗・変敗が生じやすい．

(5) チ ー ズ

品質上の問題としてはチーズのガス発酵がある．熟成の初期に発生する場合，原因菌は耐酸性の大腸菌群が多く，熟成後期の場合は乳糖発酵性の酵母や嫌気性胞子形成菌が考えられる．

チーズは酸化還元電位が低く，嫌気性菌が増殖しやすい環境にある．嫌気性胞子形成菌には *Clostridium sporogenes, Cl. tyrobutyricum, Cl. butyricum* が知られており，腐敗・変敗防止のために遠心除菌（バクトフュージ）による原料乳からの胞子除去や硝酸カリウム添加が行われる．また，チェダーチーズで行われる加塩は，乳酸菌による発酵との相乗効果によって嫌気性菌の増殖を抑制する効果がある．

チーズ表面での軟化，退色，腐敗臭に関与す

る細菌として *Corynebacterium, Pseudomonas, Alcaligenes* などが知られている．また，カビは好気性のため，*Penicillium, Aspergillus, Cladosporium* などがチーズ表面に増殖し，斑点状の欠陥を引き起こす．カビ毒産生性については，チェダーチーズに *Aspergillus flavus* を接種し，4.4，7.2，25℃で保存した例によると，25℃では低レベルのアフラトキシンが産生されたものの，4.4℃および7.2℃では産生されなかった[10]．発カビを防止する手段として，包装容器内の残存酸素量を0.5%以下とし，さらに炭酸ガス濃度を高くする方法がある．酵母による腐敗・変敗事例として，フレッシュチーズにおいてガスの発生，異臭，変色などの欠陥がある．酵母は酸素の有無にかかわらず増殖可能なため，ガス置換包装による制御は困難である．

(6)　粉　乳　類

粉乳は水分活性が極めて低いため（A_w 0.3～0.4），通常微生物は増殖できない．しかし，最終製品の保管環境が悪く包装材が湿っていると，局所的に水分活性が上昇してカビが増殖することがある．この場合，カビの作用によって，退色，カビ臭，腐敗臭などの異常を引き起こす．

(7)　濃　縮　乳

長期保存可能なエバミルクの腐敗・変敗問題は，高温殺菌製品と類似している．一方，加糖練乳中（A_w 約0.85）で増殖可能な微生物としては，*Staphylococcus, Micrococcus* および好乾性カビがあり，いずれも二次汚染菌である．*Staphylococcus epidermidis* が増殖することによって加糖練乳に濃厚化が生じ[11]，好乾性酵母の場合は缶の膨張や異臭が生じることがある．カビによる腐敗・変敗事例としては，*Wallemia* 属カビにより，製品表面に“ボタン”と呼ばれる菌糸類の小さい茶色の斑点ができ，カゼインが凝固することがある．

2.4.4　乳・乳製品による食中毒と原因菌

(1)　***Staphylococcus aureus***（黄色ブドウ球菌）

本菌は無胞子細菌であり，LTLT殺菌条件の63℃ 30分処理により死滅する．しかし，エンテロトキシンは熱安定性が非常に高く，100℃で30分の加熱条件でも活性が保持される．2000年に関西地区で低脂肪乳などの乳製品による大規模食中毒事故が発生し，原因物質は原材料として使用した脱脂粉乳中のエンテロトキシンであった．このケースでは，脱脂粉乳製造時の突発的な事故により機械が長時間停止した間に，脱脂粉乳の原材料である生乳またはライン中に滞留したライン乳中に由来する *S. aureus* が増殖してエンテロトキシンが産生され，その後の加熱処理で毒素のみが残存したものと考えられている．

生乳中の *S. aureus* の分布状況を北海道4地域におけるバルク乳の調査結果（1993～1995年）からみると，検出率は22.2～83.3%の範囲（平均33.8%）であり，10^2/mL台の菌数を示すものが認められている[5]．このことから，乳製品製造工程では，*S. aureus* が生乳中に常在していることを前提に工程管理を行うことが極めて重要である．また，脱脂粉乳による食中毒事件をうけ，乳等省令における脱脂粉乳の製造基準に，エンテロトキシンのリスク低減を目的とした製造工程の温度・時間管理基準が設定された[12]．

(2)　***Listeria monocytogenes***

生乳中の *L. monocytogenes* は，乳等省令で定められた加熱殺菌処理により死滅させることができる．しかし，本菌は環境中に広く分布することから二次汚染する可能性があり，広い増殖pH域や耐塩性があることからチーズ類では重要な細菌である．

わが国では食品媒介リステリア症と確認された事例はほとんどなく，自家製に近いナチュラルチーズによる集団食中毒事例の報告が1例あるのみである．これに対して，欧米諸国ではready-to-eat冷蔵食品が媒介食品となった事例が多い．特に未殺菌乳から作られたナチュラルチーズはその危険性が高いといわれている．*L. monocytogenes*のチーズ中での低温増殖性は，特にpHに影響され，5.5以上のカマンベールタイプのチーズ中では長期間の低温熟成期間中に増殖し，逆にpH 5.5以下では菌数は徐々に減少する．

わが国のリステリア対策をみると，厚生労働省では1993年にWHOの勧告に準じた汚染防止対策を通知し，シュレッドチーズ製造ラインの衛生管理指針，リステリアに関する一般情報および検査法などが詳細に記載されている[13]．さらに，2002年には，ナチュラルチーズの製造に使用する乳の殺菌条件（保持式により63℃ 30分間，または同等以上の殺菌），HACCPシステムの考え方に基づいた二次汚染対策の実施が通知されている[12]．

(3)　*Salmonella*

*Salmonella*は乾燥に比較的強く，粉乳の衛生管理では重要な菌種とされる．生乳中のサルモネラ汚染は糞便による直接あるいは間接の汚染であると考えられ，搾乳中あるいはそれ以降の不適切な衛生管理により汚染する危険性がある．*Salmonella*によって生乳が汚染されたとしても，省令で定める63℃で30分間の加熱処理によって死滅する．

(4)　*Enterobacter sakazakii*（*Cronobacter sakazakii*）

*E. sakazakii*は腸内細菌科に属する通性嫌気性のグラム陰性無胞子桿菌であり，かつては*E. cloacae*の黄色色素産生株とされていたが，現在は*Cronobacter*属の基準種として分類されている．

本菌の増殖特性や耐熱性は他の*Enterobacter*属菌と変わりはなく，一般的な加熱殺菌で死滅する．乳児用調製粉乳での汚染は，製造環境あるいは製造工程における二次汚染による可能性が高く，*Salmonella*と同様に乾燥に強いため，粉ミルク中で長期間生残する．健常人の場合は本菌に感染しても不顕性である場合が大半であるが，乳児，特に生後28日未満の新生児や，未熟児，免疫不全児，低体重出生児では敗血症や壊死性腸炎を発症するケースがあり，重篤な場合には髄膜炎を併発する[14]．感染経路や発症菌数については不明な点が多いが，乳児用調製粉乳が感染源および媒体と推定される報告が多く，有力な感染源として認識されている．

2.4.5　乳・乳製品の腐敗・食中毒の防除

(1)　乳・乳製品中の微生物に対する制御手段

1)　加 熱 殺 菌

① LTLT殺菌（低温保持殺菌：low-temperature long-time pasteurization）法

牛乳の殺菌条件は，Q熱の原因菌である*Coxiella burnetii*を加熱殺菌の指標菌として，63℃で30分の加熱が採用されている．殺菌後に耐熱性の無胞子細菌や胞子が生残する．

② HTST殺菌（高温短時間殺菌：high-temperature short-time pasteurization）法

殺菌条件は72℃以上，15秒以上処理である．殺菌効果はLTLT殺菌法と同等である．

③ UHT殺菌（超高温短時間殺菌：ultrahigh-temperature pasteurization）法

乳及び乳製品の成分規格等に関する省令（乳等省令）において，UHT法は120～150℃で1秒以上3秒以内殺菌と規定されている．国内市場では市販飲用乳の大部分がUHT乳であり，殺菌条件は120～130℃で2秒殺菌が多い．UHT牛乳は細菌胞子をも殺滅する条件で処理しているので，二次汚染さえなければ無菌に近い状態である．

生乳中の代表的な好気性胞子形成菌としては，*Bacillus licheniformis*, *B. subtilis*, *B. cereus*が

ある[15]．*B. licheniformis, B. subtilis* 胞子は120～130℃殺菌でも生残する可能性があるが，乳中の菌数は低く，10℃以下で増殖する菌株も少ない[16]．*B. cereus* は低温増殖性の株が報告されているが[9]，胞子の耐熱性は *B. licheniformis, B. subtilis* と比べて低く，UHT殺菌によって胞子数は減少する．

④　サーミゼーション

サーミゼーション（thermization）の目的は，本来チーズスターターにとって好適な環境を与えるためのものであり，生乳に62～65℃，10～20秒間の連続加熱処理を行うことで低温細菌を失活させるものである．処理後，5～7℃で低温管理することにより生乳の保存性を向上させることができる．しかし，本法の殺菌効果はLTLT殺菌より低いことから，サーミゼーションを乳の安全性確保を目的とした殺菌（63℃で30分加熱）に置き換えることはできない．

2)　マイクロフィルターろ過による除菌

チーズ製造ラインの導入事例では，生乳を遠心分離して得られた脱脂乳をマイクロフィルター（孔径：0.8～1.4 μm）に通液して除菌が行われる（除菌率99.5％）．クリーム分は，フィルター上の脱脂乳濃縮画分と合わさり，120～130℃で数秒間加熱殺菌後，先の除菌脱脂乳と混合される．

3)　酸性化（乳酸発酵）

ヨーグルトやチーズ類などの発酵食品では，乳酸菌スターターの作用によって食中毒菌や腐敗・変敗微生物の増殖が抑制される．使用するスターターの種類によって，乳酸産生によるpH低下以外に，酢酸，過酸化水素，バクテリオシンが有害菌に作用し，増殖を抑制することが知られている．

チーズで問題になるのはサルモネラや黄色ブドウ球菌であるが，発酵が正常に進行せず酸の生成量が低く，pHの低下が遅いと，乳中あるいは作業者由来の黄色ブドウ球菌が増殖してエンテロトキシンを含むチーズが生産される危険

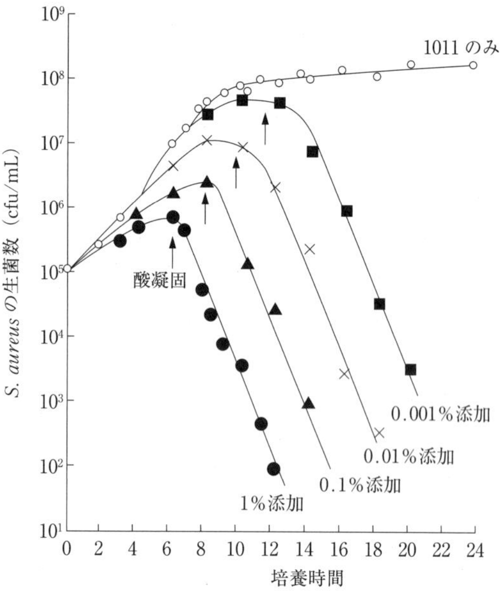

図2.4.2　脱脂乳中（30℃）における *Staphylococcus aureus* IAM 1011の増殖に及ぼす *Lactococcus lactis* subsp. *lactis* NIAI Sc 10添加の効果[17]

性がある．図2.4.2は，脱脂乳に黄色ブドウ球菌を10^5/mL接種し，乳酸菌スターターを1～0.001％添加した場合の消長を調べたもので，黄色ブドウ球菌は乳酸菌スターターの初発菌数が高いほど速く死滅する傾向が認められた[17]．

ヨーグルトの場合，スターターには *Lactobacillus bulgaricus* と *Streptococcus thermophilus* の混合スターターが使用され，酸度上昇は比較的速やかに進行し，pHは数時間で4.5付近まで低下する．このような発酵過程中では食中毒菌は増殖できず，*Salmonella* の例でもpH 4.5付近で増殖が抑制された（図2.4.3）[18]．

(2)　二次汚染防止対策

1)　充填包装段階における二次汚染防止

①　充填環境の清浄度管理

殺菌乳はパイプラインを通ってサージタンク内に貯乳後，充填機に送液されて容器に充填される．殺菌工程以降の二次汚染を大別すると，サージタンク，パイプラインおよびバルブなどの管理不良，ならびにCIP（cleaning in place：

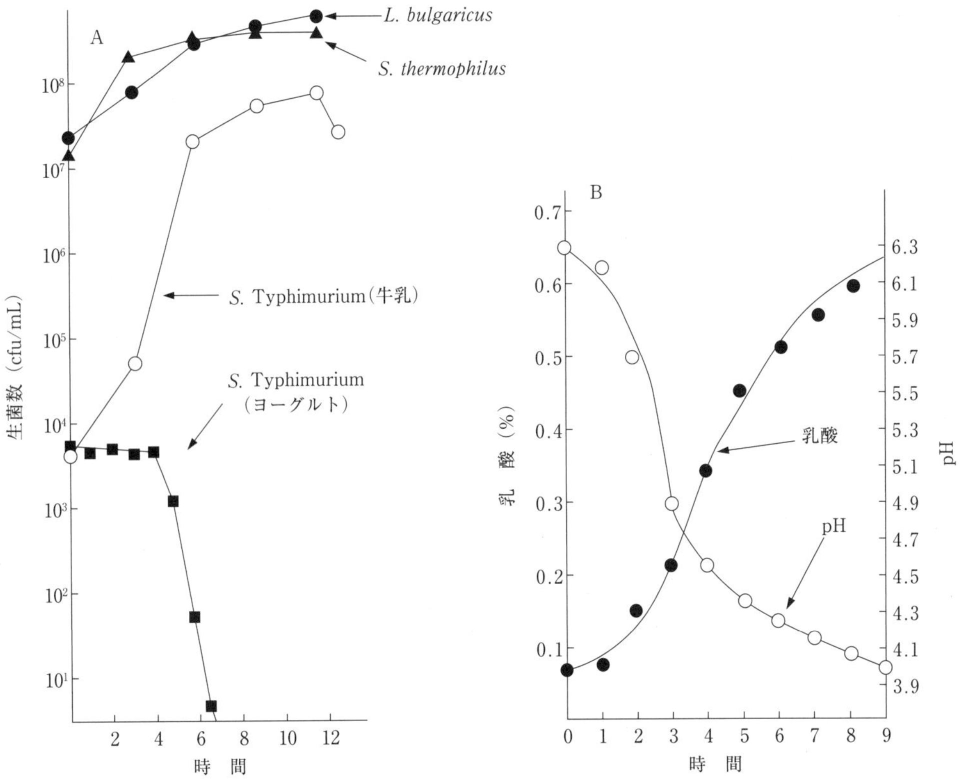

図 2.4.3　ヨーグルト発酵中（42℃）の *Salmonella* Typhimurium の挙動（A）とヨーグルト発酵中の pH と酸度の変化（B）[18]

定置洗浄）洗浄不良を原因とする汚染と，充填部において空気および駆動部から発生したミストなどが内容物と接触して生じる汚染とに大別される．充填機内では水を使用するため，水自体もしくは充填機内の汚染エリア中の細菌がミストとなって牛乳中に汚染する可能性がある[19]．

② 包装容器の殺菌：ESL（extended shelf life）技術

ESL 技術とは，設備の無菌化レベルを向上させることによって食品のシェルフライフを延長する技術である．ESL 仕様のゲーブルパック充填機の場合，充填ノズル付近は高度に除菌化された空気によって陽圧に維持されており，さらにカートン容器の殺菌機構が装備されている．容器の殺菌方法としては，紫外線殺菌単独，紫外線と低濃度過酸化水素併用殺菌および過酸化水素ガス殺菌の 3 種類の方法がある．

2） 殺菌・洗浄による汚染防止

乳・乳製品の中身が直接接触する箇所やその周辺エリアの洗浄・殺菌は，二次汚染防止の観点から重要である．*B. cereus* などのように表面疎水性の高い胞子はステンレススチール，プラスチックゴム，ガラス表面に付着しやすく，表面が粗面であるとバイオフィルムを形成する．

乳業における洗浄は CIP によって行われ，アルカリ洗剤や硝酸が使用されるが，特に硝酸は胞子に対する殺菌効果が高い[20]．高濃度の酸やアルカリを使用できない箇所では，乳成分を十分に除去した後，アルコール，次亜塩素酸ナトリウム溶液，微酸性次亜塩素酸水（微酸性電解水）を使用する．

2.4.6　乳・乳製品の規格基準

表 2.4.4 は，乳等省令における乳・乳製品の成分規格と保存基準をとりまとめたものであ

表2.4.4 乳等省令における乳・乳製品の微生物と保存方法に関する規格基準[22]

種類	成分規格		
	生菌数	大腸菌群	保存基準，その他
生乳，生山羊乳			総菌数 4 000 000/mL 以下
牛乳，殺菌山羊乳，加工乳，成分調整牛乳，低脂肪牛乳，無脂肪牛乳	50 000/mL 以下	陰性	10℃以下に保存 （乳飲料で 120℃ 4 分殺菌または同等以上殺菌されたものを除く）
特別牛乳，乳飲料	30 000/mL 以下		
クリーム	100 000/mL 以下		
加糖練乳，加糖脱脂練乳，全粉乳，脱脂粉乳，クリームパウダー，ホエイパウダー，バターミルクパウダー，たんぱく質濃縮ホエイパウダー，加糖粉乳，調製粉乳	50 000/g 以下	陰性	
無糖練乳，無糖脱脂練乳	0/g		
濃縮乳，脱脂濃縮乳	100 000/g 以下		10℃以下に保存
アイスクリーム	100 000/g 以下	陰性	
アイスミルク，ラクトアイス	50 000/g 以下		
バター，バターオイル，プロセスチーズ，濃縮ホエイ			
発酵乳，乳酸菌飲料（無脂乳固形分 3%以上）			乳酸菌数または酵母数 10 000 000/mL 以上
乳酸菌飲料（無脂乳固形分 3%未満）			乳酸菌数または酵母数 1 000 000/mL 以上
常温保存可能品（牛乳，加工乳，乳飲料，成分調整牛乳，低脂肪牛乳，無脂肪牛乳）	保存試験後 0/mL		

る[21]．微生物基準には生菌数と大腸菌群が設定されたものが多く，保存基準は冷蔵流通品の場合 10℃以下と規定されている．

文　　献

1) ICMSF："Microorganisms in Foods 6. Microbial Ecology of Food Commodities", p. 645, Kluwer Academic/Plenum Publishers (2003)
2) 三河勝彦，有馬俊六郎：乳技協資料，**34**(1)，1 (1984)
3) 蜂須賀養悦：「芽胞学」，p. 170，東海大学出版会 (1988)
4) S. A. Burgess, J. D. Brooks, J. Rakonjac, K. M. Walker, S. H. Flint：*J. Appl. Bacteriol.*, **107**, 1012 (2009)
5) 笹野　貢：日食微誌，**14**，9 (1997)
6) 清水苗一，吉村　迪，中島之博，白井泰博：乳技協資料，**30**(5)，24 (1981)
7) IDF：*Bull. Int. Dairy Fed.,* No. 357，3 (2000)
8) P. Scheldeman, L. Herman, J. Goris, P. De Vos, M. Heyndrickx：*J. Appl. Microbiol.*, **92**, 983 (2002)
9) R. R. Meer, J. Baker, F. W. Bodyfelt, M. W. Griffiths：*J. Food Prot.*, **54**, 969 (1991)
10) 宇田川俊一：乳技協資料，**32**(3)，2 (1982)
11) 高橋　強，亀井俊郎：酪農科学・食品研究，**25**, A-217 (1976)
12) 厚生労働省医薬局食品保健部長通知：食発第 1220004 号，平成 14 年 12 月 20 日
13) 厚生省生活衛生局乳肉衛生課長通知：衛乳第 169 号，平成 5 年 8 月 2 日
14) 五十君靜信：食衛誌，**48**，229 (2007)
15) J. H. Martin：*J. Dairy Sci.*, **64**, 149 (1981)
16) 上門英明他：九大農学芸誌，**59**，15 (2004)
17) 森地敏樹：食科工，**49**，207 (2002)
18) E. R. Howard, V. Frizell：*J. Dairy Sci.*, **62**, 1873 (1979)
19) A. Eneroth, S. Ahrne, G. Molin：*Int. J. Food Microbiol.*, **57**, 99 (2000)
20) 亀井俊郎他：防菌防黴，**16**，411 (1988)
21) 小久保彌太郎（編）：「食品微生物Ｑ＆Ａ」，p. 175，中央法規出版 (2009)

（上門英明）

●第2章 食品における微生物の挙動

2.5 穀類・豆類とその加工品

2.5.1 穀類・豆類について

(1) 穀 類

穀類は，炭水化物，タンパク質，脂質，食物繊維，無機質，およびビタミンB，D，E群を有している食物である．その豊富な栄養素ゆえ，あらゆる人種において主食として用いられている．主なものに，米，トウモロコシ，麦類（コムギ，オオムギ，ライムギ）があげられる．わが国では米を主食としていることから，その消費量が最も高いが，食生活の欧米化，国際化に伴って麦類，トウモロコシの消費量も年々増加している．そのため，主食となる穀類の腐敗，変敗，変質並びに食品衛生学的な問題については，特に注意を払うことが必要である．

穀類およびその加工品は微生物にとっても最適な栄養源となるが，その水分活性を低くすることによりほとんどの細菌の増殖は防ぐことができる．焼成後の穀類食品では，その製造過程で加熱調理により病原体細菌が死滅するため，内部には病原体（栄養細胞）はなくなる．たとえ細菌胞子が生存していたとしても，加熱に伴う脱水により表面の水分活性を低下させることから，細菌由来の食中毒の原因となることはほとんどない．しかし，米飯や水分含量の多い生パン生地などの食品は，適切に制御しない場合，細菌を増殖させ腐敗原因となる．一方，真菌は細菌に比べて水分活性の低下に対して耐性であるため，種々の穀類食品において増殖し，腐敗・変敗を起こしやすい．特に真菌汚染において，食品衛生上注意しなければならないことは，収穫前，乾燥中の不適切な乾燥・保存によるカビ毒の産生である．

(2) 豆 類

堅果類は通常堅い外殻に覆われており，ほとんどは灌木か大きな樹木に生育し「ツリーナッツ」と呼ばれている．ツリーナッツにはアーモンド，ヘーゼルナッツ，ピスタチオ，ブラジルナッツ，ココナッツ，マカデミアナッツなどがある．樹木にならないピーナッツやダイズが植物学的にはマメ科植物（豆類）であるが，本節ではツリーナッツも豆類に含めて述べる．

ほとんどの豆類は栄養価とカロリーが非常に高く，pHが中性であることからあらゆる微生物が増殖可能である．構造的には外殻が有効なバリアとなって生育時の細菌の侵入を阻止しており，乾燥工程においてその水分活性が低下することにより細菌による腐敗・変敗，毒素産生が抑えられている．しかし，収穫後サルモネラ属菌などに汚染されることもあり，これら堅果類などが添加されるヨーグルトなどの乳製品（高水分活性食品）は微生物増殖の危険性が非常に高くなる．

堅果類は脂肪含量がきわめて高く，脂肪分解菌や腐敗・変敗菌の汚染を受けやすいこと，脂質資化性が高いカビ毒産生菌の汚染を受け，カビ毒が産生される可能性が高いことが特性として挙げられる．

ピーナッツ（落花生）は土中で成熟する独特の習性をもつため，収穫前に土壌由来の真菌が侵入しやすい．特に，発がん性を有するカビ毒であるアフラトキシンを産生する *Aspergillus* の汚染が食品衛生上懸念される．ツリーナッツでは，虫や機械により損傷を受ける場合，またはピスタチオが乾燥・加工時に微生物に汚染される場合，腐敗・変敗およびカビ毒の産生を招く．ダイズの場合には脂肪分は堅果類ほど高くはないが，タンパク質が40％以上あり，栄養価が高いことから微生物の増殖に適しているといえる．

2.5.2　穀類・豆類の初期汚染微生物

穀類の初期の主な微生物叢は，細菌では*Bacillus, Lactobacillus, Pseudomonas, Streptococcus, Achromobacter, Flavobacterium, Micrococcus*および*Alcaligenes*である[1,2]．胞子形成桿菌（かんきん）は加熱調理しても生存していることから，水分活性が高い食品では増殖可能である．ロープ菌胞子（rope spore）は未乾燥タイプのパン製品において問題となる．圃場（ほじょう）の穀類では，糞便系指標菌の菌数は低い．一部の好気性菌（10^2〜10^6/g），低温細菌（10^4〜10^5/g），放線菌類（10^6/g程度），好気性胞子形成菌（10^0〜10^5/g）は常に存在している[3]．国産米からは，*Pseudomonas, Enterobacter, Micrococcus, Brevibacterium*および*Bacillus*が検出されている．*Bacillus cereus*（セレウス菌）は米において頻度の高い病原体である．

真菌は加工品を含めた穀類製品に特有な微生物学的問題（カビ毒汚染など）の主原因となっているが，初期の真菌叢を圃場型真菌と呼び，貯蔵中，輸送中に汚染する貯蔵型真菌と区別している．圃場型真菌は穀類に対して病原性を有する病原真菌や共生菌など，収穫前に種子や穀類に侵入する性質を有する．その増殖には20〜25%の水分量（湿重量ベース）に相当する水分活性値0.90以上を必要とする．圃場型真菌の増殖による種子の損傷は，傷，発芽力の低下，しわ，変色，カビ毒産生を収穫前や乾燥時に引き起こすが，保存時には発生しない．保存中には，圃場型真菌は徐々に死滅するが，低温および低湿度で保存した場合には長期間生存する．

圃場中の穀物は，ほこり，水，発症した植物，昆虫，土壌，堆肥，動物の排泄物に由来する様々な微生物に接触している．収穫時，穀類の表面は無数の微生物に汚染されているが，それらは穀類の品質には影響を与えない．そのため，穀類の微生物検査は，穀類表面を殺菌した後に行うことが望ましい．しかし小麦粉を製造する場合には，小麦粉において微生物増殖の危険性があるため，全真菌汚染量の評価は重要である[4]．多くの圃場型真菌はカビ毒産生性であり，収穫前に増殖する（表2.5.1）．カビ毒は収穫後の処理や保存法により制御できないため，国際的にも食品衛生上の脅威となっている．

(1)　穀　　類

1)　米

登熟中およびもみ殻除去まで，種々の真菌に汚染されている．優勢な真菌として*Trichoconiella padwickii, Curvularia, Fusarium semitectum, Nigrospora oryzae, Chaetomium, Phoma*および*Diplodia maydis*が検出される[6]．

わが国の米からは*Eurotium, Penicillium, Fusarium*が優勢種として検出される．収穫直

表2.5.1　穀類を汚染する主なカビ毒産生菌とカビ毒[5]

穀　類	真　菌	カ ビ 毒
トウモロコシ（マイロ）	*Fusarium verticillioides* *Aspergillus flavus*	フモニシン アフラトキシン
コムギ	*F. graminearum*	デオキシニバレノール，ニバレノール，ゼアラレノン
	F. culmorum	デオキシニバレノール，ゼアラレノン
	F. crookwellense	ニバレノール，ゼアラレノン
	F. equiseti	ジアセトキシスシルペノール
	F. avenaceum	フモニシン
ライムギ	*F. sporotrichioides*	T-2，HT-2
	F. poae	ジアセトキシスシルペノール，T-2
オオムギ	*Penicillium verrucosum*	オクラトキシンA

後は*Fusarium*が頻度高く検出されるが，貯蔵期間の長さに伴って*Eurotium*が増加してくる．わが国の米のカビによる食品衛生上の問題で特筆すべきことは黄変米事件である．発端は1937年に台湾で発生した黄色の病変米であった．この米のアルコール抽出物にマウスへの致死毒性が認められたことで詳細な研究が行われ，その原因が米に汚染していた*Penicillium*のカビ毒であることが明らかになった．その後，このカビは国内でも発見されたが，幸いにもこれら汚染米の流通を未然に防ぐことができ，健康被害は起こらなかった．現在までに黄変米毒として，シトレオビリジン，ルテオスカイリン，シクロクロロチン，シトリニンなどが発見されている[7]．

2)　コムギ，オオムギ

国内産麦では，*Fusarium graminearum*（赤カビ病菌）が代表的である[8]．これは麦の収穫期が梅雨期となり，赤カビ病菌の増殖に適当な水分活性（0.94以上）の環境になるためである．このカビはデオキシニバレノール，ニバレノールを産生する．対照的に，タイコムギでは*Fusarium*による汚染はなく，*Alternaria alternata, Cladosporioides, Penicillium aurantiogriseum*が優勢種であった．*Alt. alternata*は灰色変色およびカビ毒産生により品質の低下を引き起こす．アメリカのコムギおよびオオムギは，*Alternaria, Fusarium, Drechslera, Cladosporium*であり，*Alternaria*はほぼすべてのコムギに存在していた．*Alternaria*のうち，頻繁に検出されたのは*Alt. alternata*および*Alt. infectoria*の2種であった．*Alt. alternata*はテヌアゾン酸というカビ毒を産生することが知られているが，*Alt. infectoria*は変色や品質低下を引き起こすが毒素産生性はない[9]．

3)　トウモロコシ

トウモロコシは成長中，堅い保護殻に包まれているため真菌の主な侵入経路は植物感染症または穂軸への虫害であると考えられている．*Fusarium*は穂の腐敗を引き起こす病原真菌であり，*F. verticillioides, F. graminearum, F. subglutinans*がトウモロコシでは優勢種である．*F. graminearum*は全体的な腐敗を起こし，カビ毒（デオキシニバレノール，ゼアラレノン）を産生する．*F. verticillioides*は，発見当初には*F. moniliforme*と呼ばれていたが，現在はこの名前に統一されている．世界的に感染が流行しており，カビ毒（フモニシン）を産生する．

*Fusarium*と同時にカビ毒を産生するトウモロコシの汚染真菌に*Aspergillus flavus*がある．*Aspergillus*は以前，貯蔵中に汚染する真菌と考えられていたが，温度が高いと植物に侵入できること，若いトウモロコシで増殖可能であることなどから，トウモロコシ全植物体での増殖が穂軸への侵入を起こす可能性があるので圃場型真菌とも考えられている．トウモロコシは収穫前に*Penicillium*に感染することがあるが，腐敗への役割については不明な点が多い．

(2)　豆　　類

圃場の堅果類における微生物叢に関する研究は少ないが，外殻が非常に硬いため，内因性真菌感染症の可能性を排除すれば，ほぼ無菌と考えられる．しかし，ピーナッツの真菌叢に関しては調査が行われており，*Fusarium, Macrophomina*が優勢種であった[10]（表2.5.2）．初期の加工処理には通常自然乾燥があるが，効果的な天日乾燥を行うことで初期の微生物叢を減少させることができる．しかし悪条件下で乾燥

表2.5.2　収穫前と収穫直後のピーナッツを汚染する真菌[10]

種	収穫前の汚染分布度（%）	収穫2～13日後の汚染分布(%)
Aspergillus flavus	＜1	1.6
Lasiodiplodia theobroma	0.9	0.8
Fusarium spp.	13.2	17.0
Marcophomina phaseolina	10.6	24.7
Penicillium funiculosum	1.6	1.4
Rhizoctonia solani	0.9	2.4
Rhizopus spp.	2.1	4.7

させると，微生物叢の種類も数も増加し，カビ毒を産生し始める．

ピスタチオは果実園では，割れて実がむき出しになっているため，虫害も伴って *Aspergillus flavus* に汚染されやすく，そのためアフラトキシンを含有する危険性が高い．

アズキ，ダイズ，インゲンマメ，ソラマメの真菌叢では，*Eurotium* spp., *Aspergillus* spp., *Penicillium* spp. が優勢種である．保存日数の経過に伴ってその着生粒率が高くなる．

2.5.3　穀類・豆類の貯蔵中の微生物

(1)　貯蔵中の微生物に影響を与える因子

米を除くほとんどの穀類は圃場で乾燥され，場合によっては脱水される．穀類はしばしば長期間保存され，乾燥状態で輸送される．米は粒の割れを防ぐため，完熟前に水分量20～24%で収穫される．その後，微生物学的に安全な保存のために水分量14%程度まで乾燥される．適切に処理された穀物は乾燥しているため，原則的には細菌は増殖できない．しかし，動物やヒト由来の汚染細菌である *Salmonella, Escherichia, Shigella* または *Klebsiella* に暴露された場合，それらの細菌を穀類が持ち込み貯蔵中に増殖する可能性はある．そのうちサルモネラ属菌は最も懸念される菌群である．原因は圃場での動物との接触，トラック，ネズミ，昆虫，鳥，保菌者などが考えられる．穀類が低い水分活性まで乾燥されるとしても微生物は不活性化するだけで，ほぼ永久に生存可能である．その後，穀類が湿潤環境にさらされた場合にはサルモネラ属菌は増殖可能となる．

一方，真菌では圃場型真菌は最終的に死滅するため，輸送後のこれらの真菌の菌数はあまり重要ではないが，トラック，コンベア，穀物袋および貯蔵タンクなどからの真菌（貯蔵型真菌）により再汚染することがある．貯蔵した穀物は，新鮮な穀物にみられる生体防御機序が欠如しているため，貯蔵型真菌の増殖を可能にする水分活性から，適切な貯蔵条件に整える必要がある（表2.5.3）．腐敗・変敗真菌は穀物を代謝分解して増殖するが，次のような物理的要因で大きな影響を受ける．

表2.5.3　代表的な貯蔵型真菌の増殖可能な水分活性最小値[6,11,12]

真　菌	増殖の水分活性最小値	穀物の水分含量（%）*
Eurotium halophilicum	0.68	13.4～14.3
Wallemia sebi	0.69	14.5～15.0
E. rubrum	0.70	15.0
Aspergillus penicillioides	0.73	15.0～15.5
A. candidus	0.75	16.5
A. ochraceus	0.77	17.0
A. flavus	0.80	18.0
Penicillium verrucosum	0.78	17.3

* コムギ，トウモロコシ，オオムギ，ライムギは同様の水分含量．

①　水分活性

貯蔵型真菌は，通常収穫後にのみ穀物に侵入する．圃場型真菌と異なり，貯蔵型は低い水分活性値で増殖可能（0.81～0.83）である．代表的な貯蔵型真菌の増殖可能な水分活性最小値（表2.5.3）を考慮に入れて貯蔵することが必要である．

②　温　　度

ほとんどの真菌は温帯地方から熱帯地方（10～35℃）でも最もよく増殖する．多くの *Aspergillus* および *Eurotium* の最適条件は30～40℃である[2]が，*Penicillium* の最適条件は20～30℃と低い．

③　ガス組成

酸素分圧の低減は，水分活性の低下や低温よりも真菌予防の効果は低い．食品由来真菌は好気性であるが，微量の酸素が存在すれば徐々に増殖することができる．またマイコトキシンの産生も起こる可能性がある．

2.5.4　穀類･豆類の貯蔵中における腐敗･変敗

穀類・豆類では貯蔵中の腐敗・変敗は主に真菌が原因で起こる．真菌は保存した穀物に劣化を起こし，発芽力の低下，変色，悪臭，乾物減量，異常増殖，化学変化，栄養変化，発熱，固化およびカビ毒の産生などの原因となる．

真菌の増殖により発熱や多くの損失（自然発火など）が生じることがある．発熱した穀類では温度が上がり，代謝の結果として水を生成し，乾燥に弱い菌類（*Aspergillus candidus, A. flavus*）も増殖できるレベルまで水分活性を上昇させる．自然発火は，穀類種子よりもダイズ，綿実などでよくみられる．

腐敗・変敗の過程で，脂質（グリセリド）に対する真菌のリパーゼ活性の結果として遊離脂肪酸が産生される．穀類保存中の遊離脂肪酸の増加は水分量上昇，貯蔵時間の延長，温度上昇および真菌侵入の増加に比例する．

代表的な腐敗菌として乳酸菌が挙げられる．水分量が高い場合，小麦粉と水の練り物では細菌は真菌より早く増殖し，優勢菌となる．乳酸菌は酸発酵を始め，酵母はアルコール発酵し，*Acetobacter* では酸化を伴う酢酸産生が起こる．乳酸菌が存在せず，*Micrococcus* も存在しない場合，*Bacillus* が増殖し，乳酸，ガス，アルコール，アセトインなどを産生する．小麦粉の練り物では，酢酸臭やエステル臭が腐敗・変敗の特徴となる．

2.5.5　穀類・豆類の食中毒微生物および毒素

貯蔵庫の環境により，昆虫，げっ歯類，鳥，ヒトなどの侵入が容易である場合には，多くの病原体が持ち込まれる可能性が高い．

一方，水分活性が低くても生存できる真菌の場合は，圃場または収穫時に汚染した真菌，貯蔵庫中の真菌などにより，条件が整えばカビ毒を産生する可能性がある．カビ毒は細菌性毒素と異なり大量摂取しなければ急性な健康被害を引き起こさないが，微量摂取において慢性毒性を呈すること，調理過程で減毒しないことから食品衛生上重要な危害物質となる．表2.5.4に穀物，豆類を汚染する主要なカビ毒とその毒性，国内外の規制について示した．

穀物を汚染するカビ毒の中で特に重篤な健康被害を引き起こすのはアフラトキシンである．アフラトキシンはトウモロコシ，ツリーナッツおよびピーナッツに頻度高く汚染し，遺伝毒性を有する発がん物質である．オクラトキシンAは，麦類およびコーヒー豆などで汚染が多く，腎炎や腎臓がんの原因となる．デオキシニバレノール，ニバレノールはトリコテセン環を構造骨格に持つことからトリコテセン系カビ毒と分類され，麦類，トウモロコシでの汚染が問題となっている．表には載せていないが，トリコテセン系カビ毒の一種であるT-2トキシンはその代謝物であるHT-2トキシンとともに強い免疫抑制作用があり，1944～1948年にロシアのオレンブルグ地区で発生し，何千人もの死者を出した食中毒性無白血球症（alimentary toxic aleukia, ATA）の原因物質と考えられている．

フモニシンは1990年代に発見された比較的新しいカビ毒で，トウモロコシやコムギを汚染する．1999年から2000年にかけてアメリカ-メキシコの国境付近で多発した新生児の神経管閉鎖障害の原因の1つである可能性が示唆されている[13]．また，今まで毒素の産生が報告されていなかった *Aspergillus niger* もフモニシンを産生することが最近報告されている[14]．

2.5.6　穀類・豆類加工品の微生物

穀類の加工品において食品衛生上重要な危害物質は，圃場および貯蔵中に汚染された真菌およびカビ毒，加工工程で汚染される病原細菌および毒素である．

主な腐敗原因菌として，米飯では *Bacillus*，乳酸菌および酵母，豆腐では *Bacillus, Pseudomonas, Enterococcus, Lactobacillus* などが重要である．

(1)　米　飯[15]

近年，出来合いの惣菜や弁当，おにぎり類を買ってきてそのまま，または少し手を加えて家

表 2.5.4　食品汚染主要カビ毒の構造，規制および性質

名　称	総アフラトキシン（アフラトキシン B_1，B_2，G_1，G_2）	ステリグマトシスチン	オクラトキシン A	デオキシニバレノール	ニバレノール	フモニシン（B_1，B_2，B_3）	シトリニン
構造式	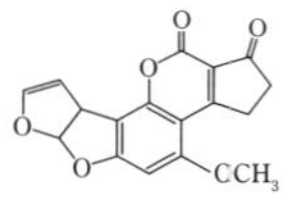 AFB_1：$C_{17}H_{12}O_6$ AFB_2：$C_{17}H_{14}O_6$ AFG_1：$C_{17}H_{12}O_7$ AFG_2：$C_{17}H_{14}O_7$	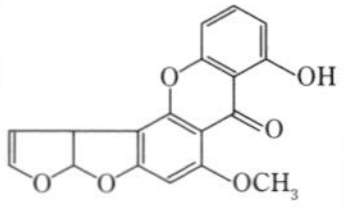	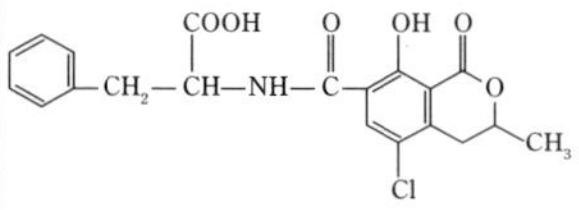	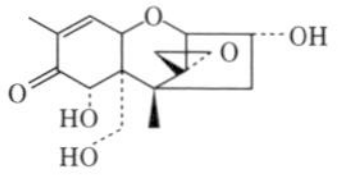	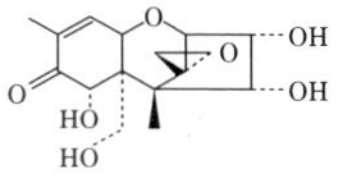	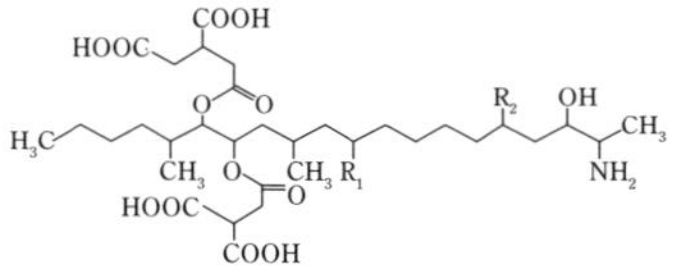 （R_1 / R_2） フモニシン B_1：OH / OH フモニシン B_2：H / OH フモニシン B_3：OH / H	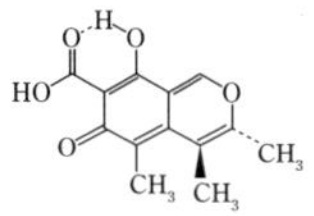
産 生 菌	*Aspergillus flavus*, *A. parasiticus*, *A. nomius*	*A. versicolor*, *A. nidulans*	*Penicillium verrucosum*, *Aspergillus ochraceus*, *A. carbonarius*, *A. niger*	*Fusarium graminearum* (*Gibberella zeae*), *F. culmorum*	*F. graminearum*, *F. nivale* Fn2B	*F. verticillioides*, *F. proliferatum*	*P. citrinum*
標的臓器・作用	肝臓	肝臓	腎臓	皮膚／消化器	皮膚／消化器	スフィンゴシン合成阻害	肝臓
毒　性	肝臓障害，肝臓がん	肝臓障害，肝臓がん（アフラトキシン B_1 の 1/125）	腎炎，腎がん	拒食・嘔吐，下痢	拒食・嘔吐，下痢	発がん性（動物実験），神経管閉鎖障害	肝臓障害
コーデックス規格	加工用落花生，木の実 15 μg/kg（総アフラトキシン），直接消費用木の実 10 μg/kg（総アフラトキシン）	なし	穀類：5 μg/kg	なし	なし	なし	なし
わが国の規格	食品衛生法 6 条 2 項（総アフラトキシン 10 μg/kg）	なし	なし	1.1mg/kg（暫定基準，小麦，平成 14 年厚生労働省）	なし	なし	なし
調理過程での減衰効果	沸騰水中で 2 時間煮沸するとアフラトキシン B 群で 50% 以下，G 群で 10% 以下に減少	不明	製粉，コーヒー抽出により減衰あり	製粉による減衰率：約 50%	製粉による減衰率：約 50%	加工により，減衰または毒性が高まる	不明

庭で食べる，いわゆる中食（なかしょく）の頻度が増大しており，2009年の市場調査では単身者（20〜69歳）の64.6%が週1回以上利用しているという．米飯類は炊飯直後に販売し，消費期限が12〜36時間の日配米飯類（おにぎり，弁当，すし，丼物，配達給食弁当など）と，6か月以上保存のきく加工米飯類（レトルト米飯，無菌化包装米飯，冷凍米飯，チルド米飯，缶詰米飯，乾燥米飯など）に分けられる．市場規模は前者が95%以上を占めている．

米飯の腐敗原因となるのは *Bacillus* 胞子であるが，多くは原料米に由来するので，日持ちをよくするにはその汚染の少ない原料米を使用することが重要である．新米時は *Pseudomonas*, *Micrococcus* が優勢であるが，翌年の梅雨期には *Bacillus* が優勢となる．この割合は貯蔵条件によって大きく左右される．

また，*Bacillus* は玄米の表皮に付着しているので精白度に比例して減少し，精白度89%以下ではほとんど存在しなくなる．

炊飯直後の米飯中の *Bacillus* の胞子の数は1g当たり10^2〜10^3程度であり，夏季では10数時間で10^7に達し，腐敗に至る．

家庭での炊飯でも *Bacillus* が腐敗を起こす原因となるが，中食として販売されている日配米飯類では *Bacillus* をコントロールするため，有機酸などでpH5以下に調整されていることが多いので，変敗菌としては低pHで増殖可能な酵母や乳酸菌が問題となる．

また，酢酸を用いるすし類も低pHのため酵母による変敗が問題となる（*Saccharomyces* など）．いなりずしでは変敗のため酢酸エチル臭がする事例があるが，これは *Hansenula anomala* などの酵母が原因である．

調理済みの米飯を原因とする細菌性食中毒は，セレウス菌とブドウ球菌食中毒である．セレウス菌の場合，胞子は加熱調理後も生存しており，米飯の温度が10℃以上50℃以下に保持された場合，発芽・増殖してくる．そのため，食べるまで長時間放置しないこと，4℃以下または60℃以上で保持することが必要である．また，米に他の栄養素を加えることによりセレウス菌の増殖が促進されるため，注意が必要である．

(2)　小麦粉，スナック，ケーキ類

小麦粉はコムギから作られるが，穀粉は米，トウモロコシなどからも作られる．製粉加工により微生物数は低減するが，加水中に微生物汚染が起こることがある．小麦粉は漂白処理により微生物の減少が期待されるが，胞子は影響されない．小麦粉の細菌叢には，フラットサワー菌や好熱性胞子形成菌が入ってくるので，小麦粉を原料とする缶詰および冷凍食品の製造加工の場合に危害対象となる．小麦粉の好気性菌数は10^2〜10^5/gである[1]．真菌（酵母および糸状菌）数は10^3/g程度である．カビ毒非産生真菌汚染の場合は，健康被害を起こす危険性は極めて低いが，異物として苦情の対象となる．

2002年の調査結果によれば，わが国での地方自治体試験機関によせられた市販食品の苦情のほとんどが真菌および酵母が原因であった[7]．最も苦情が多かったのはケーキ，スナック菓子（苦情の28%）など小麦粉を原料とする食品であり，*Aspergillus*, *Penicillium*, *Cladosporium* が突出して多かった（表2.5.5）．小麦粉，デンプンでは *Salmonella* 汚染も起こる．*Salmonella* は乾燥した小麦粉で数か月生存するので，加熱処理が必要である．

(3)　パン・パン生地

パン生地は，乾燥小麦粉や穀粉に水を加えるので，微生物の増殖を容易にする．イーストはパン生地の発酵に用いられるが，その管理をしない場合には小麦粉や穀粉に水を加えるとすぐに腐敗・変敗や病原体の増殖を引き起こす可能性がある．ほとんどの場合，パン生地はすぐに焼かれるが，チルドパン生地はしばらく保存されるため，水分活性は0.80未満（クッキー用生

表 2.5.5　スナック，ケーキの苦情原因となったカビ・酵母の検出頻度[16]

種　　類	ケーキ・スナック（%）	パン加工品（%）
Aspergillus 属	34	56
A. flavus	1	5
A. nigar	4	36
A. restrictus	7	0
A. versicolor	0	2
Aspergillus spp.	16	1
Eurotium	3	7
Penicillium	36	26
Cladosporium	33	26
Mucor	3	0
Aureobasidium	3	0
Wallemia	11	0
Rhizopus	2	5
Fusarium	2	0
Alternaria	2	2
Phoma	2	0
その他	2	5

地）から 0.94～0.95（ビスケット生地）の範囲である．通常パン生地の真菌数および細菌数は低いが，汚染源として疑われるのは，小麦粉，粉ミルク，卵，砂糖，香辛料，水およびパン生地製造設備器具などである．焼成時には，パンの内部温度が約 100℃に達するので多くの微生物はこの工程中に死滅するが，*Bacillus subtilis* などの胞子形成細菌だけは焼成後にも生残する．胞子の発生源の多くは前に汚染された設備に由来すると考えられる．

カビ毒は，パン焼成時にはほとんど減衰しないので，小麦粉に含まれていたカビ毒がほぼそのまま残存すると考えられる．汚染カビ毒としてはトリコテセン系カビ毒，オクラトキシンAなどがある．しかし最近の研究では，デオキシニバレノールおよびニバレノールでは汚染が低レベルの場合，50%程度の減衰の可能性があることが示されている[17]．

(4)　ピーナッツおよびツリーナッツ

スナック菓子として消費される堅果類のほとんどはロースト処理されるため，サルモネラ属菌および真菌などの微生物は減少する．さらに乾燥処理およびメイラード反応による阻害物質の生成により，微生物が生存しにくい環境となる．しかし，大量の製品バルクの場合は，汚染した細菌やカビ毒などを拡散してしまう恐れがある．ピーナッツのサルモネラ属菌による汚染例がある．アフラトキシン汚染の場合は，粒汚染であるため少量包装であっても注意が必要である．乾燥ココナッツではサルモネラ属菌汚染や，コアグラーゼ陽性黄色ブドウ球菌汚染が報告されているが，原因は製造工場内の動物の排泄物であった[18]．

(5)　豆　　腐[19]

豆腐は日本古来の伝統的大豆加工食品であり，納豆とともに健康食品として親しまれている．1世帯当たり平均の年間購入数量は 72 丁とされている（総務省「家計調査」）．

豆腐はダイズの熱水抽出物に硫酸カルシウムを加えて凝固させた食品である．水分は約 90%であり，水分活性も 0.97 であり，細菌，酵母に汚染されやすい食品といえる．豆腐による微生物事故としては細菌によるものが主であり，汚染を受けた場合，短期間で風味は落ち，腐敗が起こる．流通している状態では生菌数は 10^1～10^2/g であり，問題となる濃度ではない．しかし，タンパク質が豊富で栄養価が高いことから，冷蔵管理が悪いと細菌が一挙に増殖し始め，事故となる

豆腐における細菌として，*Bacillus, Pseudomonas, Micrococcus, Flavobacterium* などがある（表 2.5.6）．酵母では *Rhodotorula*，カビでは好湿性の *Acremonium, Aureobasidium, Cladosporium, Fusarium, Phoma* などがある．こ

表 2.5.6　豆腐の微生物[19]

細菌：	*Bacillus subtilis, B. cereus, B. megaterium, Pseudomanas, Lactobacillus, Micrococcus, Aerobacter, Flavobacterium, Achromobacter*
酵母：	*Rhodotorula*
カビ：	*Acremonium, Aureobasidium, Cladosporium, Exophiala, Fusarium, Phoma, Penicillium*

れらの微生物の多くはダイズ由来ではなく，水系環境から製造工程中に入り込んでくると考えられる．

細菌は汚染が進むと二次代謝物による腐敗臭を放ち，酵母は粘りけや赤みを出すが，明瞭な区別はつけにくい．しかしカビは綿状か塊状に汚染し，*Cladosporium* などは黒色か褐色の菌糸が見える．

豆腐の腐敗・変敗のうち，酸敗・斑点形成は *Bacillus*（*B. subtilis, B. licheniformis, B. cereus, B. coagulans, B. megaterium*）によってもたらされる．包装品の膨張は *Pseudomonas, Enterococcus, Micrococcus, Lactobacillus* による．また，豆腐は胞子を殺菌できる加熱加工がなされていないため，ダイズ由来の胞子形成菌（*B. cereus*）の検出率が高い．

2.5.7 穀類・豆類加工品の規格基準

穀類・豆類加工品の微生物についての規格基準はないが，豆腐では「食品，添加物等の規格基準」で製造基準および保存基準が定められている（表2.5.7）．また，規格基準ではないが，「弁当・そうざい」や穀類の加工品である「洋生菓子」，「生めん類」には衛生規範が厚生労働省によって定められている．

食品の規格にカビを対象としたものはないが，カビが生産するカビ毒には規制値が定められている（表2.5.8）．カビ毒は，耐熱性で最終食品にもその多くが残存するため，原材料での規制を行っている．国際的にはコーデックス規格が，総アフラトキシン，アフラトキシン M_1，オクラトキシンA，パツリンで決められているが，わが国では，アフラトキシン B_1（2011年10月から総アフラトキシンが対象となる）が食品衛生法第6条，パツリン，デオキシニバレノールは食品衛生法第11条に規格があるに過ぎない．

文　献

1) ICMSF：“Microorganisms in Foods 6. Microbial Ecology of Food Commodities”,

表 2.5.7 豆腐の製造基準および保存基準

1. 製造基準	
(1)	原料用大豆は，品質が良好できょう雑物を含まないものでなければならない．
(2)	原料用大豆は，十分に水洗しなければならない．
(3)	豆汁又は豆乳は，沸騰状態で2分間加熱する方法又はこれと同等以上の効力を有する方法により殺菌しなければならない．
(4)	豆汁のろ過，凝固剤の添加及び豆腐の成型は，清潔で衛生的に行わなければならない．
(5)	豆腐の水さらしは，絶えず換水をしながら行わなければならない．
(6)	包装豆腐（豆乳に凝固剤を添加して容器包装に充てんした後加熱凝固させたものをいう．）は，90℃で40分間加熱する方法又はこれと同等以上の効力を有する方法により殺菌しなければならない．
(7)	豆腐を製造する場合に使用する器具は，十分に洗浄し，かつ，殺菌したものでなければならない．
(8)	豆腐を製造する場合に使用する水は，飲用適の水でなければならない．
2. 保存基準	
(1)	豆腐は，冷蔵するか，又は十分に洗浄し，かつ，殺菌した水槽内において，飲用適の冷水で絶えず換水をしながら保存しなければならない．ただし，移動販売に係る豆腐及び成型した後水さらしをしないで直ちに販売の用に供されることが通常である豆腐にあっては，この限りでない．
(2)	移動販売に係る豆腐は，十分に洗浄し，かつ，殺菌した器具を用いて保冷をしなければならない．

表 2.5.8 わが国のカビ毒規制

カビ毒	対象食品	基準値	食品衛生法	備考
アフラトキシン B_1	全食品	10 μg/kg	第6条	2011年10月 総アフラトキシンに改正
パツリン	リンゴジュース	50 μg/kg	第11条	
デオキシニバレノール	小麦玄麦	1.1mg/kg	暫定基準値	

Blackies Academic and Professional, London (2005)
2) ICMSF : "Microorganisms in Foods 5. Characteristics of Mircobial Pathogens", Blackies Academic and Professional, London (1996)
3) J. D. Legan : "The Microbiological Safety and Quality of Food" (B. M. Lund, T. C. Baird-Parker, G. W. Gould eds.), Aspen Publishers, Gaithersburg (2000)
4) J. I. Pitt, A. D. Hocking : "Fungi and Food spoilage", 2nd ed., Aspen Publishers, Gaithersburg (1997)
5) J. D. Miller, M. E. Savard, S. Rapior : *Nat. Toxins,* **2**, 354 (1994)
6) J. I. Pitt *et al.* : *J. Food Mycol.*, **1**, 41 (1998)
7) 宇田川俊一, 辰野高司, 薬史学雑誌, **39**, 321 (2004)
8) T. Yoshizawa *et al.* : *J. Food Hyg. Soc. Jpn*, **20**, 216 (1979)
9) D. J. Webley, K. L. Jackson, J. D. Mullins, A. D. Hocking, J. I. Pitt : *Aust. J. Agric. Res.,* **48**, 1249 (1997)
10) D. McDonald : *Br. Mycol. Soc.*, **54**, 451 (1970)
11) C. M. Christensen, H. H. Kaufmann : Monograph Ser. 5, p. 158, Am. Assoc. Cer. Chem., St. Paul (1974)
12) J. I. Pitt *et al.* : *Int. J. Food Microbiol.,* **23**, 35 (1994)
13) S. A. Missmer *et al.* : *Environ. Health Perspect.,* **237**, 41 (2006)
14) J. Varga *et al.* : *Int. J. Food Microbiol.,* **143**(3), 143 (2010)
15) 藤井建夫:「食品の保全と微生物」(藤井建夫編), p. 93, 幸書房 (2001)
16) 酒井綾子他, 食衛誌, **45**, 205 (2005)
17) K. Sugiyama, H. Tanaka, Y. Kamata, T. Tanaka, Y. Sugita-Konishi : *Mycotoxins*, **59**, 1 (2009)
18) J. H. McCoy : *J. Hyg.*, **74**, 271 (1972)
19) 上田成子:「食品の保全と微生物」(藤井建夫編), p. 90, 幸書房 (2001)

(小西良子)

●第2章 食品における微生物の挙動

2.6 野菜・果実とその加工品

2.6.1 野菜・果実と加工品について

野菜・果実は生きている生鮮食品であり，生命を維持するためには非加熱・非凍結・非高圧で貯蔵・流通しなければならない．野菜・果実は収穫後も老化に伴う生理的変化や酵素的褐変などの化学的変化が常に生じ，微生物による腐敗・変敗も起こりやすいため，鮮度保持期間は短い．野菜・果実の約90%は水分で，炭水化物，有機酸，アミノ酸，ビタミン類，ミネラルなどを含み，水分活性は0.98〜1.0，pHは野菜では6〜7，果実（果肉）では2〜6程度を示す．これらは微生物の増殖に十分な条件である．

野菜・果実の加工品には，カット青果物や搾りたてジュースの一次加工品と，漬物，飲料，缶・びん詰，レトルト食品などの二次加工品がある．二次加工品については，それぞれ本書の別の項で扱われるので，本節では一次加工品（カット青果物）について述べる．

一次加工品は，生鮮野菜・果実と同様に生命体の生鮮食品に分類される．ちなみに，カット野菜の定義は，日本では「野菜を小さく切るなど，生食用として食べやすく加工したもので，包装（容器を含む包装）されたもの」とされ，アメリカでは「野菜を切断して100%利用できるようにし，新鮮さを保ちながら消費者に高栄養，味および簡便さを提供する生鮮物」とされている．カット野菜・果実は，切断という物理的ストレスを受けているため，生鮮野菜・果実以上に，生理的・化学的変化による品質劣化および微生物による腐敗・変敗に注意しなければならない．

2.6.2 野菜・果実と加工品の汚染微生物

(1) 野菜・果実

野菜と果実の微生物叢を比較すると，両者は大きく異なる．一般に野菜は果実に比べて微生物汚染度が高いが，一般生菌数および大腸菌群数は，野菜の種類あるいは部位によっても異なる（表2.6.1）[1]．比較的菌数が多いキュウリ，レタス，ホウレンソウおよびニンジンの外部（外葉）組織では，4.5〜6.5 log cfu/gの一般生菌と3.3〜4.3 log cfu/gの大腸菌群が存在するのに対して，トマト，タマネギあるいはニンニクでは細菌は未検出または検出限界値（2.4 log cfu/g）以下である．トマトではpHの低さ，タマネギでは水分活性の低さ，ニンニクでは含有される抗菌性成分が影響していると考えられる．

野菜の微生物叢は，細菌が主体で約80%を占め，残りは酵母およびカビで構成される．野菜の細菌叢は，植物病原細菌を含む *Agrobacte-*

表2.6.1 数種野菜の一般生菌数および大腸菌群数[1]

野　菜	部位	生菌数（cfu/g）の対数	
		一般生菌数	大腸菌群数
キュウリ	外部	6.5	4.3
	内部	3.5	<2.4
		**	**
トマト	外部	<2.4	未検出
	内部	未検出	未検出
レタス	外葉	4.7	3.3
	内葉	3	<2.4
		**	**
ホウレンソウ	外葉	4.5	3.9
	内葉	4.9	3.9
		NS	NS
ニンジン	外部	5.4	3.3
	内部	<2.4	未検出
		**	**
タマネギ	外部	未検出	未検出
	内部	未検出	未検出
ニンニク	外部	<2.4	未検出
	内部	<2.4	未検出

<2.4：検出限界値（2.4 log cfu/g）以下．
，NS：各野菜の外部（外葉）と内部（内葉）との間で，それぞれの菌数に有意差（1%レベル）がある（），またはない（NS）ことを示す．

rium, Pantoea, Pseudomonas, Xanthomonas や腸内細菌科の *Citrobacter, Enterobacter* などのグラム陰性菌が主体をなす（表2.6.2）[2]．また，数は少ないが，グラム陽性菌として，*Arthrobacter, Bacillus* などの土壌細菌や *Leuconostoc* などの乳酸菌も存在する．

一方，果実に付着する微生物数は少なく，特にカキ，かんきつ類，ウメ，スモモなどの果肉部では，いずれも未検出あるいは検出限界値（細菌：2.4 log cfu/g，真菌：3.0 log cfu/g）以下

表2.6.2 キュウリ，ピーマン，ニンジン，ホウレンソウおよびシュンギクから検出される細菌[2]

グラム染色	細　菌
グラム陽性	*Arthrobacter mysorens, A. nicotianae*
	Bacillus megaterium, B. niacini, B. popilliae, B. subtilis, B. cereus
	Curtobacterium citreum, C. luteum
	Enterococcus casseliflavus
	Exiguobacterium acetylicum
	Leuconostoc mesenteroides
	Staphylococcus sciuri, S. saprophyticus
グラム陰性	*Agrobacterium rhizogenes, A. tumefaciens*
	Citrobacter freundii
	Enterobacter asburiae, E. amnigenus, E. cloacae, E. dissolvens, E. intermedius, E. nimipressuralis, E. sakazakii
	Klebsiella pneumoniae
	Leclercia adecarboxylata
	Pantoea agglomerans, Pan. ananas, Pan. dispersa
	Pseudomonas aeruginosa, P. alcaligenes, P. cichorii, P. fluorescens, P. fulva, P. pseudoalcaligenes, P. putida, P. tolaasii
	Rahnella aquatilis
	Serratia plymuthica
	Stenotrophomonas maltophilia
	Xanthomonas campestris

表2.6.3 数種果実の一般生菌数，大腸菌群数および真菌数[3]

果実（生産農場）	部位	生菌数（cfu/g）の対数		
		一般生菌数	大腸菌群数	真　菌　数
カ　キ（A 農場）	果皮	<2.4	<2.4	3.3
	果肉	<2.4	未検出	未検出
カ　キ（B 農場）	果皮	<2.4	未検出	<3.0
	果肉	<2.4	未検出	<3.0
ウンシュウミカン（A 農場）	果皮	<2.4	未検出	<3.0
	果肉	未検出	未検出	<3.0
ウンシュウミカン（B 農場）	果皮	3.9	<2.4	3.5
	果肉	<2.4	未検出	<3.0
レモン	果皮	3.6	<2.4	4.0
	果肉	未検出	未検出	<3.0
ウ　メ（A 農場）	果皮	2.9	<2.4	<3.0
	果肉	<2.4	未検出	<3.0
ウ　メ（B 農場）	果皮	<2.4	<2.4	<3.0
	果肉	<2.4	未検出	<3.0
スモモ	果皮	<2.4	<2.4	<3.0
	果肉	<2.4	<2.4	<3.0

<2.4，<3.0：検出限界値（細菌：2.4 log cfu/g，真菌：3.0 log cfu/g）以下．

表 2.6.4 カキ，ウンシュウミカンおよびウメ果実から検出される細菌，カビおよび酵母[3)]

果 実	部位	細 菌	カ ビ	酵 母
カ キ	果皮	*Curtobacterium flaccumfaciens* *Terrabacter tumescens*	*Aschersonia* sp. *Coprinus micaceus* *Diaporthe melonis* *Dichomitus squalens* *Eutypa* sp. *Phanerochaete sordida* *Phialemonium aff* *Phialophora* sp. *Trichoderma inhamatum*	未検出
	果肉	*Pediococcus parvulus*	未検出	未検出
ウンシュウミカン	果皮	*Pantoea agglomerans* *Pan. ananatis*	*Alternaria* sp. *Diaporthe melonis* *Glomerella cingulata* *Letendraea helminthicola* *Nalanthamala squamicola* *Pestalotia photiniae* *Plectosphaerella cucumerina*	*Occultifur externus* *Pichia guilliermondii*
	果肉	未検出	未検出	*Pichia guilliermondii*
ウ メ	果皮	*Curtobacterium albidum* *C. citreum* *C. flaccumfaciens*	*Cercophora mirabilis* *Cladosporium* sp. *Colletotrichum gloeosp* *Fusarium bactridioides* *Mycosphaerella rabiei* *Myrothecium roridum* *Ochroconis* sp. *Penicillium digitatum* *P. minioluteum* *Pestalotia* sp. *Phialophora* sp. *Septoria calendulae*	*Candida fructus* *Issatchenkia terricola*
	果肉	未検出	*Hyphoderma setigerum* *Penicillium aculeatum* *Phialophora repens*	未検出

である（表 2.6.3）[3)]．果皮部では，一般生菌および真菌が検出（2.9〜4.0 log cfu/g）される果実も見られるが，大腸菌群を含めて検出限界値以下を示す場合のほうが多い．果実の微生物叢は，わずかに検出される細菌（*Curtobacterium, Pantoea, Pediococcus* など）と酵母（*Candida, Issatchenkia, Pichia* など）を除いて，約 80％をカビが占める（表 2.6.4）[3)]．カビは植物病原性の糸状菌（*Alternaria, Diaporthe, Fusarium, Glomerella, Penicillium, Pestalotia, Phialophora* など）と土壌由来の糸状菌（*Cercophora, Cladosporium, Ochroconis, Plectosphaerella, Trichoderma* など）が主体である．

以上のように，野菜と果実の微生物叢には大きな差が見られるが，これは野菜と果実では pH の値が異なること（果実＜野菜），栽培中の土壌と可食部との接触度の違い（果実＜野菜），果実における保護機能としての果皮の存在などが影響している．いずれの微生物も，栽培環境にある河水や土壌から由来した腐敗原因菌で，食中毒原因菌は含まれていない．

(2) 加 工 品

野菜・果実の一次加工は食品工場内で行われ，主にカット果実は切断前に，カット野菜は切断後に洗浄される．カット野菜の製造工程は，アメリカおよび日本では，トリミング→切断→洗浄→遠心脱水→秤量→金属探知→包装の手順で，洗浄工程は3～4回繰り返されるのが一般的である．洗浄によって野菜表面に付着した微生物数を2～3 log減少させることは可能であるが，製造工場内では，工程中のカット野菜の微生物を増加させる交差汚染の要因がいくつか存在する．アメリカの工場の例では，製造工程の中で，シュレッダーとスライサーを用いた切断工程が最も細菌数を増加させ，キャベツ，レタスおよびタマネギではこの段階で，一般生菌数が1～2 log上昇するとされている[4]．日本の工場の例では，多くのスライサーに流水機能が付与されているために，切断工程が汚染源とはなっていないが，カット野菜と接触する遠心脱水機や包装機が，カットレタスとニンジンの一般生菌数あるいは大腸菌群数を増加させ，汚染の原因となる場合も見られる[5]．

原料野菜とカット野菜製品の細菌叢の比較について，キュウリを例にすると，製造工程中の洗浄処理による細菌数の低下（約2 log）に伴って，検出される細菌の種類も，原料キュウリの13属14種から，カットキュウリでは6属8種に減少する[6]．カットキュウリから同定された細菌6属のうち，*Pseudomonas, Staphylococcus* および *Stenotrophomonas* の3属は原料キュウリからも検出されているのに対して，*Brevundimonas, Enterobacter* および *Flavimonas* の3属はカットキュウリからのみの検出である．後者の細菌は他の野菜類からもよく検出され，それらの野菜類と接触する調理器具類からの検出細菌とも類似していることから，カット野菜の微生物叢は，原料野菜由来の微生物および製造工程中に直接接触する野菜類や機器類からの交差汚染によって形成されることが確認できる．

その後に工場から出荷されたカット野菜の微生物汚染度は，貯蔵・流通中の温度や包装フィルム内の雰囲気などの外的条件によって大きく影響される．このため，小売店で販売されているカット野菜の細菌数は非常に幅が広く，一般生菌は3.5～9.0 log cfu/g，大腸菌群は1.0～7.2 log cfu/g，乳酸菌は5.6～8.9 log cfu/gの範囲を示す（表2.6.5）[7]．検出される細菌はグラム陰性菌が主体で，*Pseudomonas* および腸内細菌科諸属菌が多く，両者の中で最も頻繁に同定される菌種は，それぞれ *Psedomonas fluorescens* および *Pantoea agglomerans* である[7]．これらは原料野菜からも頻繁に検出される細菌である．

2.6.3 野菜・果実と加工品の腐敗

野菜・果実とカット野菜・果実に付着してい

表2.6.5 小売店（アメリカあるいはイギリス）のカット野菜の細菌[7]

カット野菜	生菌数（cfu/g）の対数		
	一般生菌	大腸菌群	乳 酸 菌
ミックスサラダ（レタス，ダイコン，トマト）	3.6～8.9	1.0～5.3	—*
グリーンサラダ（レタス）	3.5～7.5	1.0～5.2	—*
コールスロー（ノンドレッシング）（キャベツ）	6.5～8.2	1.0～4.9	—*
ミックスサラダ（レタス，キャベツ，ニンジン，タマネギ，ピーマン）	7.7～8.4	5.1～6.8	5.6～5.9
ミックスサラダ（キャベツ，クレス，ニンジン，コーン，セロリー，ピーマン）	8.6～9.0	5.9～7.2	8.4～8.9
野菜サラダ（ブロッコリー，カリフラワー，レタス，トマト）	5.3～6.6	4.9～6.3	—*

* 未測定．

る微生物は，ともにヒトではなく植物の病気の原因となる植物病原菌が中心である．これらの植物病原菌は，貯蔵中，輸送中および市場で確認される病害（ポストハーベスト病害）を引き起こす[8]．腐敗の原因となるこれらの病害微生物は，野菜および果実ともに，カビ＞細菌＞酵母の順に多い．代表的なカビによるポストハーベスト病害としては，黒斑病・黒腐病（*Alternaria*），青カビ病・緑カビ病（*Penicillium*），灰色カビ病（*Botrytis*），黒カビ病（*Rhizopus*），軸腐病（*Lasiodiplodia*），疫病（*Phytophthora*），炭疽病（*Colletotrichum, Glomerella*）などが挙げられる．このほか，細菌による病害では，軟腐病（*Erwinia*）や斑点細菌病（*Pseudomonas*）が知られている．野菜およびカット野菜から頻繁に検出される *P. fluorescens* および *Pan. agglomerans* は，ペクチン分解性の特性をもち，野菜の軟化・腐敗（軟腐病症状）を引き起こす原因ともなっている．

2.6.4　野菜・果実と加工品による食中毒

従来，野菜・果実に付着している細菌は，上述したように微生物叢を形成している腐敗原因菌のみと考えられてきたが，野菜・果実あるいはその一次加工品が原因と疑われる食性疾患が，1990 年代以降にアメリカを中心に急増してきた（表 2.6.6）[9]．アメリカでは，特に 1995 年に急激な増加を見せ，オレンジジュースとアルファルファモヤシなどでサルモネラ症，シャロットとレタスで細菌性赤痢，レタスで大腸菌 O 157：H 7 感染症およびトマトで A 型肝炎ウイルス感染症などが発生したとされる．さらに，非殺菌アップルサイダーの大腸菌 O 157：H 7，刻みニンニクのボツリヌス菌，ラズベリーやレタスのサイクロスポラ，非殺菌アップルサイダーのクリプトスポリジウムなどが関連した食中毒が発生し，細菌のみならずウイルスや原虫の感染が原因の疾患も増えている．表 2.6.6 に示された食性疾患のうち，明らかに野菜・果実または一次加工品が媒介食品と確認されたケースは，非殺菌アップルサイダーの大腸菌 O 157：H 7 感染と大豆油漬け刻みニンニクによるボツリヌス中毒だけである．他の感染症については昆虫，動物，土壌，灌漑水，糞便あるいは肉製品との交差汚染の可能性が指摘されたが[10]，これらの食品が媒介したと疑われたに過ぎない．

表 2.6.6　主にアメリカにおける青果物・一次加工青果物関連の食性疾患発症例[9]

取扱い段階	青果物・一次加工青果物	病　原　体	報　告　年
栽培および収穫	非殺菌アップルサイダー	大腸菌 O 157：H 7	1993
保存	刻みニンニク	ボツリヌス菌	1998
不明および／	スライススイカ	サルモネラ	1955，1979，1993
あるいは複数	スライスメロン	サルモネラ	1990，1991
	トマト	サルモネラ	1991，1993
	非殺菌オレンジジュース	サルモネラ	1995
	アルファルファモヤシ	サルモネラ	1996，1997
	シャロット	赤痢菌	1995
	アルファルファモヤシ	大腸菌 O 157：H 7	1997
	リーフレタス	大腸菌 O 157：H 7	1995
	非殺菌アップルジュース	大腸菌 O 157：H 7	1996
	非殺菌アップルサイダー	大腸菌 O 157：H 7	1997
	カイワレダイコン	大腸菌 O 157：H 7	1996
	ニンジン	毒素原性大腸菌	1994
	冷凍イチゴ	A 型肝炎ウイルス	1992，1997
	非殺菌アップルサイダー	クリプトスポリジウム	1994，1997
	ラズベリー	サイクロスポラ	1996，1997
	メスクランレタス	サイクロスポラ	1997
	バジル・バジル入り製品	サイクロスポラ	1997

しかし，大腸菌O 157：H 7[11]，サルモネラ[12]，赤痢菌[13]，ボツリヌス菌[14]およびリステリア[15]をトマト，ニンジン，キュウリ，レタス，キャベツなどの野菜に接種し，低温（4℃）から室温（26℃）に置いた場合に，いずれの病原菌もその野菜上で生存あるいは増殖することが報告されている．このことは，野菜・果実の微生物制御には，腐敗原因菌に加えて食中毒原因菌に対する予防と対策が必要であることを強く示している．

その後のアメリカの調査では，1998～2007年の10年間に，野菜・果実とその一次加工品による食中毒事例が684件発生し，26 735人の疾患者が確認されている[16]．これに対して，日本では野菜・果実を原因とする大きな食性疾患は，1996年に疑われたカイワレダイコンの事例[9]を除いては報告されていない．アメリカと日本では，それぞれの国産野菜・果実において，品種，作型，栽培および収穫方法が異なり，また輸入野菜・果実においても，その輸入元や輸入量が異なる．これらの違いが，現在の野菜・果実の微生物汚染度と安全性の差に大きな影響を及ぼしているが，日本の栽培方法の多様化や輸入量の増加を考慮すると，日本でも微生物汚染の危害防止策を構築すべき時期に来ているといえよう．

2.6.5 野菜・果実と加工品の腐敗・食中毒の防除

(1) 収穫後および加工時の微生物制御

収穫後の野菜・果実の洗浄およびカット野菜・果実製造時の洗浄では，化学合成剤を使用した殺菌処理が有効である．化学合成剤の殺菌効果については，これまでも多くの研究がなされ，最近では特に食中毒原因菌の殺菌を目的とした研究例が増えている．しかし報告によって，対照区（無処理または水洗浄の野菜・カット野菜）や微生物数の減少量の表現（cfu，対数値または%）などが異なるため，殺菌効果を単純には比較できない．そこで，日本で使用できる化学合成剤（9種類）による殺菌効果について，水（水道水あるいは蒸留水）を用いた対照区に対して，減少した細菌数を対数値（log）で表して表2.6.7[17]に示した．表2.6.7で取りまとめたデータは，丸のままの野菜よりも表面積が大きく，洗浄殺菌効果が得られやすいカット野菜を対象としている．

世界中のカット野菜工場において，最も洗浄殺菌に使用されている化学合成剤が次亜塩素酸ナトリウムである．この殺菌作用は，水に溶解したときに生成される次亜塩素酸（有効塩素）によるもので，次亜塩素酸自体の酸化反応と次亜塩素酸から生じる活性酸素種であるヒドロキシラジカルの酸化反応とに起因する[18]．揮発性が比較的少ない次亜塩素酸カルシウムの殺菌効果も同様である．表2.6.7では，有効塩素50～300ppmの塩素水の浸漬処理は0.5～1.7 logの減少効果を示しているが，クエン酸などを用いてアルカリ性の水溶液を弱酸性にすることで，解離している次亜塩素酸イオンが次亜塩素酸となり，その殺菌効果はさらに高まる．

次亜塩素酸ナトリウムの有効塩素濃度が200～300ppmを超えると，カット野菜に塩素臭が感じられるとともに，キュウリやホウレンソウではビタミンC含量とミネラル含量[19]，クレソンでは色調とビタミンC含量[20]が低下し，キャベツではトリハロメタンが生成すること[21]が指摘されている．2002年に厚生労働省から食品添加物として指定された次亜塩素酸水（酸性電解水）は，有効塩素を含有する酸性の水溶液である．その殺菌原理は，次亜塩素酸ナトリウム溶液と全く同じであるが，低濃度の有効塩素で殺菌効果を示すため，次亜塩素酸ナトリウムで生じる品質低下を避けることが可能である[19,22]．表2.6.7に示した有効塩素50ppmを含む微酸性電解水（pH 5～6.5）は有効塩素50～200ppmを含む次亜塩素酸ナトリウム溶液[6]と，また有効塩素30ppmを含む強酸性電解水（pH

表 2.6.7　日本で使用できる化学合成剤のカット野菜への殺菌効果[17]

化学合成剤（濃　度）	処理方法	カット野菜	対象微生物	殺菌効果*
次亜塩素酸ナトリウム				
（100～300ppm）	浸　漬	レタス	一般生菌	0.8～1.0
（50～100ppm）	浸　漬	クレソン	一般生菌	0.6～0.8
（200ppm）	浸　漬	レタス，キャベツ	リステリア	0.9～1.7
（100ppm）	浸　漬	レタス，コールスロー（キャベツ，ニンジン）	大腸菌，リステリア	0.5～1.5
次亜塩素酸カルシウム				
（50～100ppm）	浸　漬	レタス，ブロッコリー	大腸菌	0.5～1.0
微酸性電解水				
（15～50ppm）	流　水	ニンジン，ホウレンソウ，ピーマンなど	一般生菌	0.5～2.9
強酸性電解水				
（30ppm）	流　水	レタス	一般生菌，大腸菌群	2.0
（45ppm）	浸　漬	レタス	大腸菌 O 157：H 7，リステリア	2.4～2.7
亜塩素酸				
（268ppm）	浸　漬	モヤシ	サルモネラ，リステリア	5.0
オゾン				
（5ppm）	水溶液浸漬	レタス	一般生菌，大腸菌群	1.4～1.6
（3ppm）	水溶液スプレー	レタス	一般生菌，大腸菌 O 157：H 7，リステリア	3.1～>4.5
（5.2～16.5ppm）	水溶液浸漬	レタス，ニンジン	大腸菌 O 157：H 7	0.1～0.6
酢　酸				
（1%）	浸　漬	レタス，キャベツ	リステリア	0.2
（2～5%）	浸　漬	パセリ	一般生菌，エルシニア	>5.0
乳　酸				
（1%）	浸　漬	レタス，キャベツ	リステリア	0.5
（2%）	浸　漬	モヤシ	サルモネラ，リステリア	2.0～3.0
クエン酸				
（1%）	浸　漬	レタス，コールスロー（キャベツ，ニンジン）	大腸菌，リステリア	0.5～1.5

＊ 対照の水処理区との菌数差（対数値）

<2.7）は有効塩素 150ppm の次亜塩素酸ナトリウム溶液[23]と同等の効果を示す．これは，pH の差によって非解離の次亜塩素酸の存在割合が異なるためで，酸性電解水と次亜塩素酸ナトリウム溶液の pH と有効塩素量を同じ値に調整した場合は，殺菌効果に差は見られない[24]．

アメリカで青果物の洗浄に許可されている二酸化塩素は，水溶液として処理することで殺菌効果が認められ[25]，水に溶けて生成する亜塩素酸も殺菌効果を示す．ただし，日本では，亜塩素酸はナトリウム塩の形で漂白剤として，指定添加物にリストされている．オゾン（自然界に存在するために既存添加物として指定）はオゾン水として使用され，オゾン自体およびオゾンから生じるヒドロキシラジカルの酸化力によって殺菌作用を示す[26]．表 2.6.7 のオゾン水の殺菌効果に大きな差（0.1～4.5 log）が見られるのは，オゾンは水中で急速に自然分解して酸素となるため，その濃度と処理方法の違いが影響したためと考えられる．このほか，天然化合物としても存在する酢酸，乳酸およびクエン酸などの有機酸の効果も報告されている．

以上のように，同じ化学合成剤でも，使用する濃度，カット野菜の種類あるいは対象の微生物の種類などによって，その効果は様々である．1種類の化学合成剤による浸漬処理よりも，複数で処理する方が殺菌効果の高まることも示されている[27, 28]．

一方，青果物・カット青果物から食中毒原因菌あるいは胞子形成菌を完全に除去するためには，物理的な殺菌方法の開発が望まれる．現在のところ，γ線を用いた放射線殺菌の研究が欧米で多く見られるが[17]，日本での実用化には，社会的受容の問題も含め，まだ課題が多い．そこで，野菜またはカット野菜への熱処理[29]や高圧力処理[30]による殺菌も検討されており，これらを含め，品質に配慮した物理的殺菌技術の開発が期待されている．

(2)　流通中の微生物制御

野菜・カット野菜の殺菌処理が，その後の貯蔵・流通中にまで菌数低下の効果を持続させることが知られている．例えば，オゾン水（オゾン濃度5ppmおよび10ppm）に3分間浸漬したカットキャベツをフィルム包装して，10℃で4日間貯蔵すると，オゾン水処理は初発菌数の低下だけではなく，貯蔵中を通して，一般生菌数を低く維持する（図2.6.1）[28]．また，カット野菜製造中の洗浄には，殺菌剤だけではなく，貯蔵性を高める品質保持剤も利用される．これらの中には，処理によって初発菌数を低下させる殺菌効果は示さないが，貯蔵中の菌数増加を抑制する静菌作用を有する食品添加物が含まれる．0.1%カラシ抽出物製剤（アリルイソチオシアネート最終含有濃度0.01%）単独あるいは0.1%ホップ抽出物製剤（β酸最終含有濃度0.007%）との組合せで，カットキャベツに10分間の浸漬処理を施すと，水道水浸漬に比べて初発菌数は低下しないが，10℃貯蔵中の一般生菌数の増加は抑制される（図2.6.2）[27]．

このように，カット野菜の製造中に行う薬剤処理は，その後の貯蔵中の菌数増加を抑制する効果がある．その一方で，滅菌処理したホウレンソウの凍結乾燥パウダー[31]あるいは煮沸処理したカットニンジン[32]では，接種したリステリアが低温貯蔵中に，野菜常在菌（腐敗原因菌）

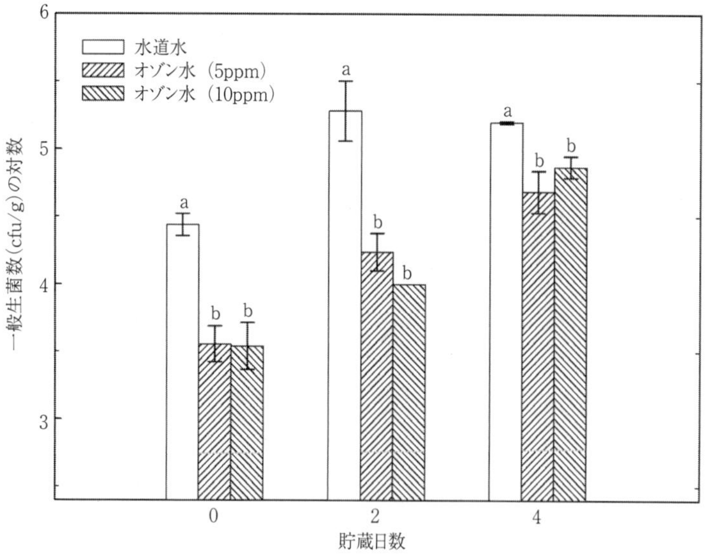

図2.6.1　水道水およびオゾン水（オゾン5ppmおよび10ppm）で浸漬処理（3分）後に10℃でフィルム包装貯蔵されたカットキャベツの一般生菌数[28]

a～b：同一日の異なるアルファベット間で有意差（5%レベル）を示す．

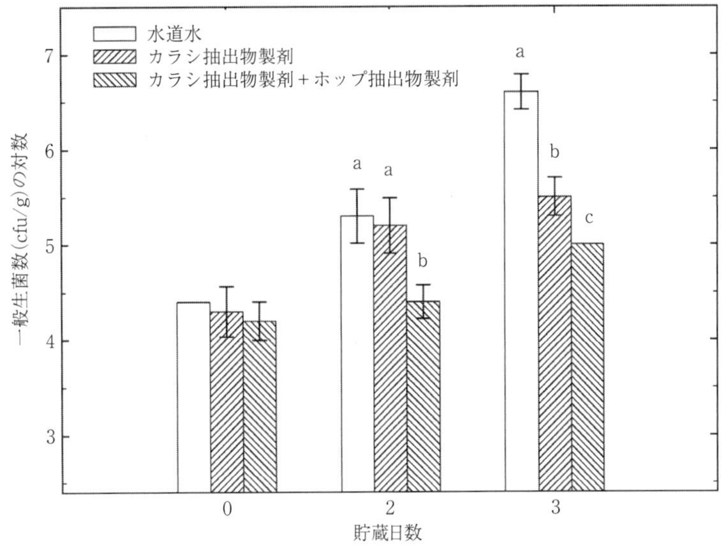

図 2.6.2 水道水，カラシ抽出物製剤（0.1%）およびカラシ抽出物製剤＋ホップ抽出物製剤（0.1%）で浸漬処理（10 分）後に 10℃でフィルム包装貯蔵されたカットキャベツの一般生菌数[27]
a～c：同一日の異なるアルファベット間で有意差（5%レベル）を示す.

を含む無処理区よりも増殖することが報告されている．すなわち，カット野菜の細菌叢を形成する腐敗原因菌中の細菌が，リステリアの増殖を抑制していることが示唆され，カット野菜の流通中の微生物制御を考える上では，このような腐敗原因菌と食中毒原因菌の拮抗作用を利用することも必要である．

一方，青果物およびカット青果物は，modified atmosphere packaging（MAP）と呼ばれるフィルム密封包装で流通されることが多い．適正なガス透過性のフィルムで密封包装すると，フィルム内のガス組成は青果物・カット青果物の呼吸で酸素（O_2）濃度が低下して，二酸化炭素（CO_2）濃度が増加した状態で平衡に達し，それぞれの貯蔵に適した controlled atmosphere（CA）条件を作り出すことが可能である．この低 O_2（0.5～2%）と高 CO_2（3～10%）のガス環境が，青果物・カット青果物の熟度進行を調節することで，野菜・果実の微生物に対する抵抗性の低下が抑制され，微生物の増殖が抑えられる[29]．ただし，微生物の増殖に直接的に影響を及ぼすガス濃度は，高 CO_2（>10%）あるいは高 O_2（>21%）であるため[17]，青果物・カット青果物の MAP が流通中の微生物制御に果たす役割は，静菌効果のみであることを十分に理解する必要がある．

現在，一般的に行われている MAP は，フィルム内のガス濃度がフィルムのガス透過性と青果物・カット青果物の呼吸量により変化する受動的（passive）な包装技術である．したがって，CA 効果を示す最適なガス条件を素早く MAP に反映させるためには，それらのガスを出荷前に充填する能動的な active MAP の研究[17, 33]が今後は中心となろう．

2.6.6 野菜・果実と加工品の規格基準

野菜・果実に関わる微生物規格基準は定められていない．一次加工品に関しては，1979 年に初版が発行された「弁当，そうざいの衛生規範」に，サラダ，生野菜などの未加熱処理のものは，検体 1g につき細菌数（生菌数）が 10^6 以下であることが記されている．また，カット野菜の業界では，自主的に 10^5cfu/g を目標として掲げている企業・団体もある．現在のところ，野菜・果実および一次加工品の衛生管理については，アメリカで実践されている青果物の衛生管理法 Good Agricultural Practices（GAP）とカット青果物の衛生管理法 Hazard Analysis and Critical Control Point（HACCP）が推奨されている[7]．日本でも，これらを参考にしながら，科学的なデータに基づく衛生管理法を確立することが必要である．

文 献

1） H. Izumi, M. Nagano, Y. Ozaki: *Mem. School B. O. S. T. Kinki University*, **13**, 15（2004）
2） 泉 秀実：園学研，**5**，1（2005）
3） H. Izumi, K. Morimoto, N. Yamawaki, Y. Murakami, K. Kida: *Mem. School B. O. S. T. Kinki University*, **20**, 1（2007）
4） N. Garg, J. J. Churey, D. F. Splittstoesser: *J. Food Prot.*, **53**, 701 (1990)
5） 泉 秀実：月刊 HACCP，**8**(3)，70（2002）
6） 泉 秀実：防菌防黴，**31**，379（2003）
7） A. E. Watada, H. Izumi, Y. Luo, V. Rodov: "Environmentally Friendly Technologies for Agricultural Produce Quality"（S. Ben-Yehoshua ed.），p. 149，CRC Press（2005）
8） 矢口行雄：「園芸作物保蔵論」（茶珍和雄他編），p. 323，建帛社（2007）
9） National Advisory Committee on Microbiological Criteria for Foods（NACMCF）：*Food Control*, **10**, 117（1999）
10） L. R. Beuchat: *J. Food Prot.*, **59**, 204（1996）
11） U. M. Abdul-Raouf, L. R. Beuchat, M. S. Ammar: *Appl. Environ. Microbiol.*, **59**, 1999（1993）
12） K. Kakiomenou, C. Tassou, G.-J. Nychas: *World J. Microbiol. Biotechnol.*, **14**, 383（1998）
13） F. B. Satchell, P. Stephenson, W. H. Andrews, L. Estela, G. Allen: *J. Food Prot.*, **53**, 558（1990）
14） H. M. Solomon, D. A. Kautter, T. Lilly, J. Rhodehamel: *ibid.*, **53**, 831（1990）
15） L. R. Beuchat, R. E. Brackett: *J. Food Sci.*, **55**, 755（1990）
16） C. S. DeWaal, X. A. Tian, D. Plunkett: Outbreak Alert!, Center for Science in the Public Interest（http://cspinet.org/new/pdf/outbreakalertreport09.pdf.）（2010）
17） 泉 秀実：食科工，**52**，197（2005）
18） S. Fukuzaki: *Biocontrol Sci.*, **11**, 147（2006）
19） 泉 秀実：防菌防黴，**32**，91（2004）
20） W. P. Park, D. S. Lee: *J. Food Qual.*, **18**, 415（1995）
21） N. Achiwa, M. Katayose, K. Abe: *Food Preservation Sci.*, **29**, 341（2003）
22） H. Izumi: *J. Food Sci.*, **64**, 536（1999）
23） S. Koseki, K. Yoshida, S. Isobe, K. Itoh: *J. Food Prot.*, **64**, 652（2001）
24） C. M. Park *et al.*: *J. Food Sci.*, **66**, 1368（2001）
25） S. Zhang, J. M. Farber: *Food Microbiol.*, **13**, 311（1996）
26） Z. Guzel-Seydim, A. K. Greene, A. C. Seydim: *Lebens. Wiss. Technol.*, **37**, 453（2004）
27） 泉 秀実：青果物カット事業協議会平成 17 年度研究報告書，p. 38（2006）
28） H. Izumi: *Acta Hort.*, **746**, 45（2007）
29） 泉 秀実：日食保蔵誌，**34**，85（2008）
30） S. K. Wendakoon, H. Matsuo, H. Yamamoto, H. Izumi: *Acta Hort.*, **875**, 297（2010）
31） I. Babic, A. E. Watada, J. G. Buta: *J. Food Prot.*, **60**, 912（1997）
32） L. R. Beuchat, R. E. Brackett: *Appl. Environ. Microbiol.*, **56**, 1734（1990）
33） 泉 秀実：「カット野菜品質・衛生管理ハンドブック」(泉 秀実編)，p. 188，サイエンスフォーラム（2009）

（泉 秀実）

●第2章 食品における微生物の挙動

2.7 菓子・調理パン

2.7.1 菓子・調理パンについて

2007年の国民栄養調査成績では，日本人の食品群別菓子類の摂取量は1人1日当たり27gであり，総摂取食品群量（2131g）の1.3%を占めている．また，パン類，菓子類は，嗜好食品の1つであり，過去の量の時代から質の時代へと変化し，店頭では多種多様の菓子類が賑わい，高級化傾向にある．このことは，特に和洋生菓子類に使用される食材も高級化し，結果として微生物にとっては好都合な増殖の場を提供している．ヒトは地球上にあって各種微生物との共存生活をし，恒常性の維持により健康が保持・増進されている．しかしながら，時として飲食物の摂取にともなって消化器系病原微生物に感染したり，腐敗・変敗微生物により食品自体が食用に耐えなくなることがある．

2.7.2 菓子・調理パンの汚染微生物

菓子類の生産は零細・小規模の事業者によるものが全体の8割を占め，その生産は手工業によるものが多い．これによりヒトを介した微生物汚染の機会も高いことになる．市販和洋生菓子における大腸菌群および大腸菌，*Staphylococcus aureus*，*Salmonella* spp. の検出率について表2.7.1に示した[1]．洋生菓子で大腸菌の検出が見られるが，これは何らかの過程における糞便由来の一次あるいは二次汚染の可能性も考えられる．また *S. aureus* は1.5〜2.6%の検体から検出されている．本菌はヒトの手指[2]，鼻腔，咽頭，頭髪，糞便および手の病巣に存在し，時として食品への汚染をもたらす．このことが食品取扱い時の手指の衛生対策が重要であるといわれる理由である．なお，市販和洋生菓子の一般細菌，酵母およびカビの数について表2.7.2に示した．

表2.7.1 和洋生菓子の大腸菌群，大腸菌および食中毒細菌[1]

	和生菓子類	洋生菓子類
検　体　数	2497 (100)	1262 (100)
大腸菌群菌数[a]	1〜6	1〜6
大腸菌検出率[b]	0	5 (0.2)
S. aureus 検出率[b]	33 (2.6)	37 (1.5)
Salmonella spp. 検出率	0	0

a) 対数値/g，b) （ ）内は%．

表2.7.2 和洋生菓子の一般細菌，酵母およびカビ

品　名	一般細菌	酵　母	カ　ビ
和生菓子			
餅　類[a]	3.3〜5.9[b]	3.2〜3.7	2.1〜2.9
まんじゅう類[a]	3.7〜4.8	2.6〜4.6	2.2〜2.8
羊かん類	4.6〜9.9	2.5〜3.5	2.4〜3.3
洋生菓子			
スポンジ物類	4.7〜5.5	3.1〜4.9	2.0〜3.3
シュー類	4.3〜5.8	3.5〜4.4	2.0〜2.4
料理菓子[a]	2.5〜5.4	2.0〜4.9	2.0〜2.6

a) 餅類はうぐいす餅，大福餅，草餅，桜餅，柏餅など，まんじゅう類は酒まんじゅう，どら焼きなど，料理菓子はババロア，カスタードプディングなど．
b) 対数値 cfu/g.

2.7.3 菓子・調理パンの腐敗・変敗

和洋生・半生菓子は栄養分が豊富であり，水分含量は高く組織も柔軟で微生物にとって増殖しやすい環境条件である．「洋生菓子の衛生規範」[3]でも，製造後24時間以内に売り切ることが望ましいとあり，この時間内である限り変敗を見ることはない．

菓子類は水分含量から，30%以上が生菓子，20〜30%が半生菓子，10〜20%が半生〜干菓子(ひがし)，10%以下が干菓子に分類される．生菓子は細菌による腐敗・変敗の可能性が高く，半生菓子はカビによる腐敗・変敗の可能性が高い．干菓子（らくがん，米菓子，ビスケット，ドロップなど）は吸湿させなければ微生物の増殖は防止できる．

表 2.7.3　菓子類および調理パンの腐敗・変敗の原因菌

対　　象	腐敗・変敗の原因菌
和生菓子	*Bacillus subtilis, Micrococcus, Enterococcus, Achromobacter, Flavobacterium*, 大腸菌群，グラム陰性桿菌，耐糖性酵母，*Penicillium, Aspergillus, Mucor, Catenularia* 脱酸素剤使用：*Enterococcus faecalis, Saccharomyces, Hansenula* 含 気 包 装：*Geotrichum candidus, Cladosporium herbarum, Penicillium expansum, Aspergillus niger*
練りあん	*Micrococcus, Enterococcus, Bacillus, Leuconostoc, Penicillium, Aspergillus, Mucor, Catenularia*
生あん	*Bacillus, Enterococcus, Leuconostoc, Micrococcus*
まんじゅう	*Bacillus, Micrococcus*
練り羊かん	*Penicillium, Aspergillus, Cladosporium, Catenularia*
水羊かん	*B. subtilis*
あめ	*Enterococcus, Bacillus, Lactobacillus*, 酵母
洋生菓子	
焼生菓子	酵母，*Aspergillus, Penicillium, Mucor, Rhizopus*
カステラ	*Aspergillus, Cladosporium, Streptomyces*
バウムクーヘン	含 気 包 装：*Enterococcus faecalis, Lactobacillus, Leuconostoc mesenteroides* 脱酸素剤使用：*Saccharomyces cerevisiae, Hansenula*
キャンデー，あめ菓子	*Clostridium*
はちみつ	耐浸透圧性（耐糖性）：*Zygosaccharomyces rouxii* 二次汚染による：*Aspergillus, Penicillium, Cladosporium*
パン類	*Rhizopus nigricans, Penicillium expansum, P. stoloniferum, Aspergillus niger*
調理パン	*Monilia sitophila, Mucor, Geotrichum* ロープ菌：*Bacillus licheniformis, B. subtilis*

また，菓子類の水分活性を糖や糖アルコールの種類や使用量を調整することによって低く抑えることで微生物の増殖を制御することができる．なお，菓子類および調理パンの腐敗・変敗原因菌の一覧を表2.7.3に示した．

パン類は，炭水化物，タンパク質，ビタミン類およびミネラルなどの栄養素が豊富であり，水分含量やpH値からカビの増殖に適している．調理パンやサンドイッチは様々な食材が使用されており，惣菜パンと称されている．腐敗・変敗しやすく，時に食中毒の原因食品にもなっている．

2.7.4　菓子・調理パンによる食中毒[4-6]

1978～2009年の日本における菓子類が原因となった食中毒は460事例みられている．その原因菌としてはブドウ球菌（*S. aureus*）がほぼ51%と大半を占め，次いでサルモネラ属菌（*Salmonella* spp.）が35%，その他胞子形成菌のウエルシュ菌（*Clostridium perfringens*），セレウス菌（*Bacillus cereus*）やカンピロバクター（*Campylobacter jejuni/coli*），ノロウイルス（*Norovirus*）となっている．菓子類の食中毒起因菌はかつては*S. aureus*によるものが圧倒的多数を占めてきたが，年々*Salmonella* spp.による発生が増加している．

食中毒細菌と菓子類との関係についてみると，*S. aureus*ではおはぎ，だんごおよび餅の和生菓子類やシュークリーム，菓子パンなどの洋生・半生菓子類が多い．*Salmonella* spp.ではおはぎや氷菓子の和生菓子，ケーキ，ティラミス，アイスクリームおよびババロアの洋生・半生菓子が多く，卵の使用と密接な関係のあることを示している．*C. perfringens*はケーキの洋半生菓子で，*B. cereus*はあん餅の和半生菓子とプリンの洋半生菓子で発生している．このように原因食品は生・半生によるものがほとんどである．

食中毒起因菌と原因施設との関連性をみると，製造所は*S. aureus*および*Salmonella* spp.のいずれの菌もほぼ31～54%と多くみられ，次いで飲食店や家庭が原因施設となっている．

月別発生状況では細菌性食中毒全体と同様に

表 2.7.4 1982〜2006 年の菓子類を原因とする食中毒の発生要因

発生要因		患者数	サルモネラ属菌	ブドウ球菌	ウエルシュ菌	セレウス菌	カンピロバクター・ジェジュニ/コリ	ノロウイルス	その他のウイルス	化学物質	不明
食品取扱いの欠陥	① 室温放置	85	26	56		1					2
	② 残品調理	2	2								
	③ 食品取扱いの不衛生	29	12	14		1		1			1
	④ 放冷不足	5	2	3							
	⑤ 加熱不十分	41	37	2	1		1				
	⑥ 原材料の汚染	37	34	2			1				
	⑦ 喫食までの時間が長時間	103	29	68	1	2				1(33)*	2
	⑧ 食品の二次汚染	18	6	10	1			1			
	計(%)	320(54)	148(57)	155(56)	3(50)	4(50)	2(100)	2(13)		1(33)	5(31)
厨房内の衛生管理の欠陥	① 調理場の汚染・二次汚染	12	6	6							
	② 調理器具の消毒不足	24	11	10		2(25)					1(6)
	③ 調理場内の温度上昇										
	④ 手洗い設備の不備	2	1	1							
	⑤ 冷蔵庫の管理不足										
	計(%)	38(6)	18(7)	17(6)		2(25)					1(6)
調理従業員の衛生管理の欠陥	① 手指の汚染および器具からの汚染	26	11	14				1			
	② 手指の汚染	41	3	35				2			1
	③ 保菌者	25	4	17		1(13)		3			
	④ 衛生知識の欠如・不足	10	6	2	1(17)						1
	⑤ その他	10	4	6							
	計(%)	112(19)	28(11)	74(27)	1(17)	1(13)		6(40)			2(13)
その他	能力以上の調理等・不明	118(20)	66(25)	31(11)	2(33)	1(13)		7(47)	1(100)	2(67)	8(50)
合計(%)		588(100)	260(100)	277(100)	6(100)	8(100)	2(100)	15(100)	1(100)	3(100)	16(100)

* 過酸化物.

6〜10 月に多発している．また，食中毒発生要因はいずれの菌も食品取扱いの欠陥（喫食までの時間が長時間，室温放置，加熱不十分，食品取扱いの不衛生）が大半を占めている．厨房内の衛生管理の欠陥では，特に調理器具の消毒不足によるものが多い．また *S. aureus* は調理従業員の衛生管理の欠陥としての手指の汚染や保菌者を原因とするものが多い（表 2.7.4）．

また，1978〜2009 年の日本におけるパン類が原因となった食中毒は 206 事例みられている．その原因微生物としては *S. aureus* がほぼ 56％と大半を占め，次いで *Salmonella* spp. が 23％，*Norovirus* が 9％である．また，そのほかに胞子形成菌の *B. cereus* や *C. jejuni/coli* が原因微生物となっている．

食中毒起因菌とパン類との関係については，*S. aureus* では調理パンでサンドイッチ，卵サンドが 40％を占め，菓子パンではクリームパンが 9％と多い．*Salmonella* spp. ではフレンチトーストが 14％と多い．*Norovirus* はサンドイッチやバターロールが主な原因食品となっている．起因菌と原因施設との関連性をみると，飲食店は *S. aureus* および *Salmonella* spp. のいずれの菌も約 46〜53％と多くみられ，次いで製造所が原因施設となっている．

月別発生状況および食中毒発生要因については，菓子類とほぼ同様の傾向が見られる．

以上のように，菓子・パン類による食中毒の発生要因を明らかにすることは原材料の搬入・調理・加工・製造・流通・販売・消費の全過程における危害因子の特定や衛生管理の実施にあたり重要な指標となる．

2.7.5 菓子・調理パン製造における衛生管理

食品にみられる微生物は，食品原材料に由来するものもあるが，その生産・加工・調理・流通から喫食に至るまでの環境中に存在していた微生物による汚染の場合が多い．したがって，調理環境に存在する微生物数はできるだけ少なく抑える必要がある．非病原菌の食品への二次汚染は，食品の劣化・腐敗に関与する．また，食中毒細菌などの病原菌の二次汚染，特に加熱調理後に再汚染があった場合には危険性が非常に高くなる．食品の不衛生な取扱いや衛生管理の不十分な施設での食品の調理はその後の汚染を濃厚なものにし，食品の保存性を低下させたり，時には食中毒の危険性を招くことになる．これらのことから，食品取扱施設内における食品および施設，設備，用具などに加え，調理過程あるいは従業員の衛生および微生物管理・監視を常に的確に行い，安全で衛生的な食品を提供しなければならない．

(1)　原材料および調理食品の衛生管理

食品は栄養素が十分にあり水分も適当で，細菌が増殖するためには十分な基質となり，適当な温度条件下におかれれば，速やかに細菌が増殖する．したがって，食品材料は信頼のおける納入業者から衛生管理が十分に配慮されたものを購入すべきである．また，個々の食品に適した条件で材料ごとに，それぞれ専用の保管庫に保存し，相互汚染しないようにしなければならない．また，調理食品の運搬時には容器・包装の破損などに起因する汚染を防止するように適正な取扱いをしなければならない．また，生・半生菓子は調理・製造後は24時間以内に販売・消費されることが望ましい．

(2)　製造施設内の区分と空気管理

菓子類製造を含む食品取扱施設の衛生管理は，施設の構造，設備配置，清掃・洗浄・消毒，換気を含め総合的に行う必要がある．調理施設内においては作業区域は汚染作業区域（検収場，原材料保管場，下処理場）と非汚染作業区域に区画し，さらに非汚染作業区域は準清潔作業区域（加熱調理場など）と清潔作業区域（放冷・調製場，包装場，製品保管場）に区画して，それぞれの区域に応じた衛生管理を行わなければならない．1996年の腸管出血性大腸菌感染症の大規模発生例のうち，学校給食による事例の中にこの区分がなされていなかった施設があったことが報告されている．

表2.7.5　食品取扱施設内の空中浮遊細菌[7)]

施　　設	細菌数（cfu/L）
焼菓子工場	0.17～0.45
マッシュポテト工場	0.10～8.70
学校給食厨房A	0.10～0.50
学校給食厨房B	0.31～0.41
仕出し弁当厨房	0.18～0.34
ホテル・レストラン	0.20～0.40
病院厨房	0.20～0.54
鶏肉店舗	0.44～0.51
スーパーマーケット	0.65～0.89

施設内の微生物管理状況を把握する一手段として，空中微生物の監視が行われている．表2.7.5に菓子製造工場を含む食品取扱施設内の空中浮遊細菌数を示してある．一般に空気1L当たり0.1～8.7個の菌数がみられるが，0.5個以下に制御することが望ましいと考えられる．

(3)　調理器具・設備および施設の衛生管理

厨房内における調理器具類・設備などと壁面・天井の衛生状況は，施設内の空中微生物に影響するだけでなく，そこで取り扱われる食品に直接的，間接的に影響する．調理器具などの一般細菌数と大腸菌群数はスポンジ，布巾，まな板の汚染菌数が多い傾向にあるので，使用後の洗浄，乾燥が重要である．壁面・柱の一般細菌数は，ヒトの手が接触しやすい高さ1～1.5mの位置に多いことが知られている．調理器具・設備および施設表面には多数の細菌がみられ，これらの制御が十分になされなかった場合，思わぬ事故を起こすことがあるので，その衛生保持は重要である．

厨房内の器具などの微生物制御には洗浄・消毒あるいは洗浄・殺菌が実施される．調理器具・設備の管理にあたっては徹底した洗浄を行わなければならず，食品残渣などが残存していると消毒・殺菌効果を低減させるので，適宜洗浄度を確認することも必要であろう．洗浄・消毒後は十分に乾燥させ，清潔な場所に保管することが重要である．さらに，それらの使用にあたっては調理用と調理済食品用とをそれぞれ区別して，二次汚染を防止しなければならない．

(4)　調理従事者の衛生管理

食品を取り扱うのは人であり，取扱者の衛生観念が十分でなければ，他の衛生管理が十分であったとしても，結果的に食障害をもたらすことになる．それを防ぐためには，食品取扱者の健康教育を含めた衛生教育を十分に行う必要がある．また，いくつかの細菌性食中毒や消化器系感染症がヒトに起因していることから，給食従業員に対しては定期的な検便を行い，サルモネラ，赤痢菌や腸管出血性大腸菌などの保菌者を早期に発見し，適切に対応する必要がある．また，手指を介して食品へブドウ球菌などの細菌汚染が起こりやすいことから，食品の取扱いに際しては最終的にアルコール消毒を行う完全な手洗いが重要であるとともに，調理に際しては爪を短く切り，指輪などを外すことも必要である．さらに，食品を取り扱う人は健康でなければならず，常に自分自身で日常的に健康管理を行う必要がある．

(5)　菓子・調理パン製造における微生物制御

菓子・調理パンの微生物による危害の防止のために，前述（2.7.3 項）した水分活性調整のほか，保存料，日持向上剤が利用されている（2.8.4 項，3.5 節参照）．また，製品の流通上での品質保持や保存期間延長のための対策として，包装製品に脱酸素剤および粉末アルコール製剤が利用されている．これらは細菌や真菌の増殖を阻害する．脱酸素剤には脱酸素タイプと脱酸素・炭酸ガス発生タイプがある．粉末アルコール製剤にはアルコール発生型と脱酸素・アルコール発生型がある．脱酸素・アルコール発生型の菓子類への使用にあたっては，糖含有食品は脱酸素されアルコールと接触すると高浸透圧性酵母の増殖により変敗しやすいため酵母の増殖に注意が必要である．

2.7.6　菓子・調理パンの規格基準

菓子製造に関連して，「調理パンの衛生管理要領」，「洋生菓子の衛生規範」などが厚生労働省から提示されている．これらの衛生規範は製

表 2.7.6　原材料の成分規格[3)]

原　材　料	成　分　規　格	
小麦粉 デンプン 砂　糖	胞子形成菌：1 000/g 以下	
油脂類	1.　酸価：3 以下　　2.　過酸化物価：30 以下	
卵　類	サルモネラ菌：陰性	
ナッツ類	アフラトキシン：陰性	
乳・乳製品		
生　乳	細菌数：4 000 000/g 以下	
牛　乳	細菌数：50 000/g 以下	大腸菌群：陰性
濃縮乳	細菌数：100 000/g 以下	
クリーム	細菌数：100 000/g 以下	大腸菌群：陰性
加糖練乳	細菌数：50 000/g 以下	大腸菌群：陰性
無糖練乳	細菌数：0/g 以下	
チーズ・バター		大腸菌群：陰性
脱脂乳・脱脂粉乳	細菌数：50 000/g 以下	大腸菌群：陰性

表 2.7.7　原材料の保存手法[3)]

原材料名	保存方法				
	保存手段		保存場所		保存温度
	防湿	空気遮断	冷暗所	冷蔵冷凍庫 保冷室(庫)	
穀類加工品 (小麦粉，デンプン)	○				
砂糖	○				
油脂類					
液状油脂		○	○		
固形油脂				○	10℃以下
ラード，マーガリン					
ショートニング					
カカオ脂					
卵類					
殻付き卵				○	10℃以下
液卵				○	10℃以下
凍結卵				○	−18℃以下
乾燥卵	○				
ナッツ類	○			○	15℃以下
チョコレート				○	15℃以下
生鮮果実				○	15℃以下
乳・乳製品					
濃縮乳，脱脂乳				○	10℃以下
クリーム					
チーズ，バター				○	15℃以下
練乳					
清涼飲料水		○	○		

造業者がより安全・健全な菓子類を消費者に提供するために，製造から販売に至るまでの衛生上の危害発生防止に必要な事項，望ましい事項，施設・設備・構造とその管理，食品取扱いに際しての微生物制御などを中心に記述している．「洋生菓子の衛生規範」では原材料の成分規格および保存法が提示されている（表 2.7.6，表 2.7.7）．

また，「洋生菓子の衛生規範」によると，各作業区域の5分間の落下細菌数と落下真菌数は次のようにすることが望ましいとしている．

① 汚染作業区域：落下細菌数 100 個以下．

② 準汚染作業区域：落下細菌数 50 個以下．

③ 清潔作業区域：落下細菌数 30 個以下．

④ 清潔作業区域：落下真菌数 10 個以下．

なお，日本薬学会の判定基準として，最も清浄な空気で1～2個としていることから，特に清浄作業区域においては上記の判断基準よりもさらに厳しい管理基準を独自に設定し，定期的な監視を行う必要があろう．

文　献

1) 神真知子他：東京衛研年報，**45**，69（1994）
2) S. Ueda, Y. Kuwabara: *J. Antibact. Antifung. Agents*, **20**, 313（1992）
3) 厚生労働省：「洋生菓子の衛生規範」，日本食品衛生協会（1983）
4) 厚生労働省医薬食品局食品安全部監視安全課：「昭和 53 年～平成 18 年全国食中毒事件録」，日本食品衛生協会（1978-2006）
5) 厚生統計協会（編）：「国民衛生の動向」，厚生統計協会（2007-2010）
6) V. K. Juneja, J. N Sofos: “Pathogens and Toxins in Foods”, ASM Press（2010）
7) S. Ueda, Y. Kuwabara：*Nippon Shokuhin Kogyo Gakkaishi*, **29**, 41（1982）

（上田成子）

●第2章　食品における微生物の挙動

2.8 弁当・惣菜，生めん類

2.8.1 弁当・惣菜，生めん類について

家庭での食生活スタイルは従前と大きく変化してきた．特に女性の社会進出が盛んになり，それに伴い簡便な調理済食品や半調理済食品などの惣菜類の需要が増加している．また，外食は様々な形で人間の食生活にとってなくてはならない日常食の1つである．このような状況のもとで外食産業はめざましく発展している．外食産業総合調査研究センターの推計によると，2009年度のわが国における食料・飲料支出に占める外食比率（外食産業市場規模/食料・飲料支出）は35%であり，食の外部化率（[外食産業市場規模＋惣菜・調理食品の市場規模]/食料・飲料支出）も43%となっており，国民の外食産業や調理済・半調理済食品への依存度は高まるばかりである．

食事の分類体系は，外食，内食（ないしょく），中食（なかしょく）（「ちゅうしょく」ともいう）の3つに大別されている．外食とは，家庭の外で行う食事であり，内食や中食と区別される．内食とは家庭で食事をとることをいうが，最近ではかつてのように素材から調理する型の内食から，手のかからない材料や調理済食品の購入で済ます中食型の内食へ変化しつつある．中食とは家庭の外部で調製された調理済食品で完結する食事であり，持ち帰りの弁当やすし，ハンバーガーなどのテイクアウト食品，コンビニエンスストアのおにぎり，弁当，サンドイッチなどによる食事である．ただし，内食の補完として利用されるコロッケなどの惣菜類の購入による場合は内食に区分される．

2010年度の中食市場規模は8兆5000億円程度で増加の一途にある．中食に分類される食品は大半が日配食品（ready-to-eat food, fast food）であり，これはスーパーマーケットやコンビニで手軽に入手できる調理済・半調理済食品である．日配食品は店舗に毎日配送されるものであり，生鮮食料品や惣菜の多いスーパーマーケットではデイリー配送が主流である．また，コンビニもデイリー配送が多いが，弁当，おにぎり，調理パンおよび調理生めんなどは1日3便の配送体制が採られており，正確にはデイリー配送と区別されている．

現在市販されている惣菜には様々なものがあり，消費者の嗜好や食生活の変化に伴い，それらの種類は一層増加すると思われる．「弁当，

表2.8.1　惣菜の種類・分類[1)]

非加熱調理惣菜	和え物	サラダ，ぬた，春雨和え，ゴマ和えなど
	酢の物	酢じめ，ワカメ酢，タコ酢，酢レンコンなど
加熱調理惣菜	揚げ物	てんぷら，フライ，コロッケ，唐揚げ，肉だんご，ハンバーグなど
	炒め物	きんぴら，中華炒め物，ソース炒め物など
	煮物	煮付け，煮豆，ソース煮，水煮，甘露煮（保存性のあるものを除く）
	蒸し物	蒸しギョーザ，シューマイ，茶碗蒸し，コールドチキン，ムニエルなど
	焼き物	焼き魚，付け焼き，卵焼き，ハンバーグ，グラタン，コキール，串焼きなど
複合調理惣菜	米飯類	単品…炊き込み飯，米飯，ピラフ，ばらずし，赤飯など
		セット食…幕の内弁当，チキン弁当，中華弁当，お子様ランチなど
	パン類	サンドイッチ，ハンバーガー，サラダパン，オープンサンドなど
	めん類	調理済…スパゲティ，焼きそば，ビーフン，日本そば，うどんなど
その他	単品	肉まん，ピロシキ，ピザ，クレープ，お好み焼きなど
	複合	カナッペなど

そうざいの衛生規範」や弁当製造流通基準によると，惣菜類は非加熱調理惣菜，加熱調理惣菜，複合調理惣菜およびその他に分類されている（表2.8.1）．

めん類は水分含量が高く，保存性の低い食品である．製造工程・流通過程の適切な温度管理や衛生管理がなされなければ，事故が発生する危険性が高い．現在，日本では約4 000の生めん製造業者がおり，その多くは中小企業である．

生めん類は原材料の違いにより，うどん，そば，中華めん類に分類され，また加工法により生めん，皮類（キョーザ皮，ワンタン皮），ゆでめん，蒸しめん，練りめんに分類される．さらに，これらを凍結した凍結めん，めんと具材料をセットしたセットめん，調理めんなどがあり，特にセットめんや調理めんなどが日配食品の対象になる．

2.8.2 弁当・惣菜，生めん類の腐敗・変敗

弁当・惣菜類に使用されている食品は，長時間の室温放置によって腐敗・変敗を起こすことがある．微生物（腐敗・変敗菌や食中毒菌）による危害，食品成分の化学的変化および物理的要因による危害がないようにしなければならない．惣菜類は野菜，肉類，魚介類を原料としており，水分活性が0.9以上あり，味付けに使用される食塩，醤油および砂糖の使用にも制限があり保存性に乏しい．また，日配食品では簡易包装が一般的である．惣菜類については，製造・流通・販売過程において一貫した衛生・微生物管理が必要であり，これに関しては「弁当，そうざいの衛生規範」[2] や弁当製造流通基準に詳細が述べられている（後述）．

米飯，惣菜類および生めんは流通の各段階で種々の微生物の汚染を受け腐敗・変敗する．炊飯後の米飯は*Bacillus*属の細菌が生残し，特に，*B. subtilis*，*B. megaterium*，*B. cereus*などが米飯の腐敗などに関与する．惣菜類は多種多様の原材料が使用されており，したがって腐敗に関与する微生物も多種多様であり，一般細菌，乳酸菌，酵母およびカビがみられる．それらの菌叢は加工法や保存方法（好気あるいは嫌気的保存）あるいは保存温度によって異なるが，原料由来菌の二次汚染によって腐敗することも多い．pH調整された惣菜類では，乳酸桿菌や*Bacillus*によって酸敗臭を伴う腐敗を起こすことがある（表2.8.2）．

表2.8.2 惣菜類，米飯類および生めん類の腐敗・変敗の原因菌

対象	腐敗・変敗の原因菌
惣菜類	
肉類・魚介類・農産物（原料由来）	*Pseudomonas, Micrococcus, Streptococcus, Lactobacillus, Achromobacter, Flavobacterium, Sarcina, Bacillus*
米飯類	
米飯	*Pseudomonas, Bacillus*（*B. subtilis, B. megaterium, B. cereus*） *Aspergillus, Penicillium*
にぎり飯	*Staphylococcus, Micrococcus, Bacillus* 調味料使用：*Leuconostoc, Lactobacillus, Streptococcus* 生　具：*Pseudomonas, Vibrio, Enterobacteriaceae*
生めん	酸　臭：*Lactobacillus, Streptococcus* 褐　変：*Bacillus* 着　色：酵母，*Micrococcus, Staphylococcus* 退　色：好アルカリ性 *Bacillus, Micrococcus, Streptococcus* 発カビ：カビ
加熱殺菌ゆで蒸しめん	褐　変：*Bacillus licheniformis, B. coagulans* 軟　化：*B. subtilis* 発カビ：多種類のカビ

2.8.3　弁当・惣菜，生めん類による食中毒[3, 4]

弁当は，食中毒統計上は複合調理食品として扱われているが，1978～2009 年の弁当が原因となった食中毒の発生件数は 3 090 件，患者数は 201 418 人である．これらの年変動は 1978 年からほぼ横這い状態である．サルモネラ属菌，病原大腸菌，腸管出血性大腸菌，腸炎ビブリオ，黄色ブドウ球菌，セレウス菌，ウエルシュ菌，カンピロバクター（*Campylobacter jejuni/coli*），ノロウイルスが食中毒原因菌となっている．原因施設としては飲食店と仕出し屋が上位にあげられる．月別発生状況については他の細菌性食中毒と同様に 6～10 月に多発している．発生要因は食品の取扱いの欠陥が 10～100％と他の発生要因に比べて高い．この食品の取扱いの欠陥のうち長時間室温放置によるものが 9～25％の範囲にあり，発生要因の 1 つとして重要である．

また，1978～2009 年の弁当が原因となった 500 人以上の大規模食中毒事例はノロウイルスで 6 事例と最も多く，次いでサルモネラ属菌の 4 事例，ウエルシュ菌の 4 事例，病原大腸菌の 2 事例，セレウス菌の 1 事例となっている．他の食品に比較し，弁当は食中毒の原因食品となりやすい．弁当はおかずに雑多の食材が使用され調理食材間での交差汚染が起こりうる．原因施設はいずれの原因菌とも飲食店が最も多い．発生要因は食品の取扱いの欠陥が大半を占め，その中でも長時間室温放置や食品取扱いの不衛生が大半を占めている．

1978～2009 年の惣菜が原因となった食中毒の発生件数は 43 件，患者数は 1 163 人である．惣菜が原因となった食中毒の原因菌は弁当の場合とほぼ同様に，サルモネラ属菌，病原大腸菌，腸炎ビブリオ，黄色ブドウ球菌，ボツリヌス菌およびノロウイルスである．また，1 事件当たりの患者数は弁当においては 100 人以上を示すものがみられるが，惣菜ではいずれの原因菌とも 80 人以下である．また，原因施設は飲食店と製造所が大半を占めた．月別発生状況については他の細菌性食中毒と同様に 6～10 月に多発している．発生要因は食品の取扱いの欠陥や調理従業員の衛生管理の欠陥によるものが多いが，黄色ブドウ球菌は大半が製造能力以上の調理等が原因である．

ゆでめんや生めんは，そば粉や小麦粉由来と思われるセレウス菌のほかに，黄色ブドウ球菌や大腸菌もみられることがある．めん類が原因となった食中毒事例として，学校給食でソフトめんを原因食とするセレウス菌食中毒が報告されている．また，うどんのつけ汁を原因食とするウエルシュ菌食中毒も起こっており，これは食材に付着した耐熱性のウエルシュ菌の胞子がつけ汁の煮込み過程で残り，冷蔵庫での保管中に本菌が増殖したものである．つけ汁の調製後に急速冷却し，低温（5℃）保存されていたら，本事例の発生は起こらなかったと考えられる．このほかに，サルモネラ，黄色ブドウ球菌のつけ汁やソースなどへの二次汚染により食中毒が発生している．生めん類の原材料の食中毒菌は，小麦粉やそば粉でセレウス菌，鶏卵でサルモネラや黄色ブドウ球菌である．

2.8.4　弁当・惣菜，生めん類の腐敗・食中毒の防除[5)]

(1)　食中毒微生物の特徴

弁当・惣菜類などでは食中毒原因菌と原因食品との間に一定の関連性がみられ，腸炎ビブリオは魚介類，病原大腸菌，サルモネラ属菌，およびカンピロバクターは食肉とその加工品，卵とその加工品，二次汚染の可能性の高い野菜とその加工品，黄色ブドウ球菌は穀類とその加工品，ウエルシュ菌は食肉とその加工品，魚介類とその加工品，野菜とその加工品，セレウス菌は穀類とその加工品との関連性が高い．食中毒発生要因に関しては，いずれの食中毒菌でも原材料がそれらに汚染されていることによる事例が多い．

(2)　微生物対策

弁当・惣菜類は保存性の低い生鮮食品と同様に，購入後できるだけ短時間のうちに喫食すべきものである．「弁当，そうざいの衛生規範」では，事故発生を防止するため，製造後8時間を限度に4時間以内の喫食が望ましいとしている．しかし，現状では20±2℃の温度管理により，大幅に販売時間を延長している．なお，一般的微生物対策については2.7.5項を参照されたい．

(3)　保存料，日持向上剤の利用

食品の微生物による危害の防止のために，保存料，日持向上剤が利用されている．保存料は食品の微生物による変敗を防止し，保存性を向上させる目的のために使用するものである．日持向上剤は保存性の劣る食品の日持ちを補助する目的で使用される．これらの保存料や日持向上剤は，化学的合成品と化学的合成品以外のものとがあり（表2.8.3），これらを使用した場合は用途名，品名（類別名，簡略名でもよい）を表示しなければならない．また，保存料や日持向上剤の選定と使用にあたっての注意点として次のようなことがあげられる．

① 保存料の使用にあたっては対象食品と使用基準を守ること．

② 対象食品の腐敗・変敗や食中毒の原因微生物を理解すること．

③ 食品の成分や液体食品と固形食品の区分およびそれらのpH，包装形態を考慮すること．

④ 添加物の溶解性を考慮し，均一分散のための添加方法を行うこと．

2.8.5　弁当・惣菜，生めん類の規格基準[2, 6, 7]

弁当・惣菜類や日配食品製造に関連して，「弁当，そうざいの衛生規範」，「生めん類の衛生規範」，「漬物の衛生規範」，「セントラルキッチン/カミサリー・システムの衛生規範」などが厚生労働省から提示されている．これらの衛生規範は製造業者がより安全・健全な日配食品類を消費者に提供するために，製造から販売に至るまでの衛生上の危害発生防止に必要な事項，望ましい事項，施設・設備・構造とその管理，食品取扱いに際しての微生物制御などを中心に記述している．なお，「生めん類の衛生規範」を表2.8.4に示した．

文　献

1) 好井久雄：「食品微生物学ハンドブック」（好井久雄，金子安之，山口和夫編），p.432，技報堂出版（1995）
2) 厚生労働省：「弁当，そうざいの衛生規範」，日本食品衛生協会（1983）
3) 厚生労働省医薬食品局食品安全部監視安全課：「昭和53年～平成18年全国食中毒事件録」，日

表2.8.3　保存料，日持向上剤の種類

化学的合成品	
日持向上剤	グリシン，グリセリン脂肪酸エステル，酢酸および同ナトリウム，チアミンラウリル硫酸塩
保存料	安息香酸および同ナトリウム，ソルビン酸および同カリウム，デヒドロ酢酸ナトリウム，パラオキシ安息香酸エステル（イソブチル，イソプロピル，エチル，ブチル，プロピル），プロピオン酸および同カルシウム，同ナトリウム
化学的合成品以外	
日持向上剤	イチジク葉抽出物，エタノール，オレガノ抽出物，かんきつ種子抽出物，キトサン，クワ抽出物，コウジ酸，シソ抽出物，シナモン抽出物，ショウガ抽出物，タデ抽出物，チャ抽出物，生ダイズ抽出物，ブドウ果皮抽出物，紅麹分解物，ホコッシ抽出物，モウソウチク抽出物，モミガラ抽出物，ワサビ抽出物，リゾチーム，プロポリス抽出物，クローブ抽出物，セージ抽出物，ピメンタ抽出物，ペッパー抽出物，ローズマリー抽出物，ニンニク抽出物，カンゾウ油性抽出物
保存料	エゴノキ抽出物，カワラヨモギ抽出物，しらこたん白抽出物，ヒノキチオール(抽出物)，ペクチン分解物，ホオノキ抽出物，ε-ポリリシン，レンギョウ抽出物

表 2.8.4 生めん類の衛生規範

	衛生規範の要点
成 分 基 準[a]	① 生 め ん 大腸菌・黄色ブドウ球菌が陰性 細菌数（生菌数）が 300 万/1g 以下 ② ゆでめん 黄色ブドウ球菌が陰性 細菌数（生菌数）が 10 万/1g 以下 大腸菌群陰性 ③ 添付品のてんぷら・つゆ等の加熱処理したもの ④ 添付品の生野菜等加熱処理されていないもの ①②③④ のすべてに異物が混入していないこと
製 造 時	包装後に加熱しないゆで蒸しめんは水洗・冷却後に品温を 10℃ 以下に下げること． 包装後加熱殺菌するゆで蒸しめんは，殺菌後速やかに放冷し，品温を 10℃[b] に下げること．
配送・保存基準	10℃ 以下[b]

a） 冷凍された生めん類については，冷凍食品の規格基準が適用される．
b） ただし冷蔵を要さないものについてはこの限りではない．

本食品衛生協会（1978-2006）
4） 厚生統計協会（編）:「国民衛生の動向」，厚生統計協会（2007-2010）
5） V.K. Juneja, J.N. Sofos: “Pathogens and Toxins in Foods”, ASM Press（2010）
6） 厚生労働省 :「セントラルキッチン/カミサリー・システムの衛生規範」，日本食品衛生協会（1987）
7） 厚生労働省 :「生めん類の衛生規範」，日本食品衛生協会（1993）

（上田成子）

●第2章　食品における微生物の挙動

2.9　マヨネーズ・ドレッシング

2.9.1　マヨネーズ・ドレッシングについて

(1)　マヨネーズ・ドレッシングの分類

マヨネーズ・ドレッシングの分類を図2.9.1に示した.

日本農林規格（JAS）の品質表示基準では，A:「ドレッシング」は，①「マヨネーズ」，②「サラダクリーミードレッシング」，③「半固体状ドレッシング」，④「乳化液状ドレッシング」，⑤「分離液状ドレッシング」に分類される．それぞれにJAS規格が対応している．また別途B:「ドレッシングタイプ調味料」が定義されている．これは「ノンオイルドレッシング」と呼ばれるものである．これについてはJAS規格はない．

さらに「ドレッシング類の表示に関する公正競争規約」では，品質表示基準の定義に加えC:「サラダ用調味料」が掲げられている．これは加工油脂を原材料としたものである.

(2)　マヨネーズ・ドレッシングの保蔵の原理

ドレッシングは乳化タイプ（エマルション）のほか，油相と水相の2相に分かれた分離タイプがある．乳化タイプ，分離タイプのどちらについても食酢と食塩の相乗効果があり，抗菌性に違いはほとんどみられない.

乳化タイプは水中油滴型エマルション（O/W型）とも呼ばれ，水相（W）の中に植物性油脂の油滴（O）が漂った乳化状態である．マヨネーズは，卵黄成分に包まれた植物性油脂の油滴が食酢の中に漂っている状態である(図2.9.2)．エマルションでは，卵黄の代わりに乳化剤を使用する場合もある．水相部分に相当する食酢液には食塩や香辛料などが溶け込んでいる．油滴

- 公正競争規約による分類
  - JAS法による分類
    - A：ドレッシング
      - (i)　半固体状ドレッシング
        - ①マヨネーズ
        - ②サラダクリーミードレッシング
        - ③半固体状ドレッシング
      - (ii)④乳化液状ドレッシング
      - (iii)⑤分離液状ドレッシング
    - B：ドレッシングタイプ調味料（ノンオイルドレッシング）
  - C：サラダ用調味料（加工油脂等使用）

図2.9.1　ドレッシング類の表示に関する公正競争規約とJAS法による分類

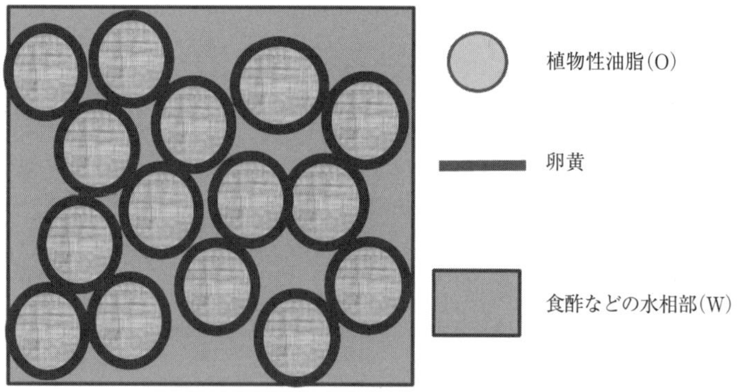

図2.9.2　マヨネーズの乳化のイメージ図

部分にさらに水相部をもつタイプのものも開発されている.

通常腐敗しやすいと考えられている卵を使った生もの食品であるにもかかわらず，マヨネーズがなぜ腐敗しにくいかは，エマルションの水相部分に食酢と食塩を含むことに起因する．抗菌性は食酢と食塩の相乗効果によるところが大きい．二次的に微生物が混入しても増殖は難しい．一般的に市販のマヨネーズでは日持ちさせるために必要な食酢量，食塩量が確保されている．一方，家庭やレストランなどの調理場での自家製の場合には，食酢の量を減らしたり，食酢の代わりにレモン果汁などの酸性果汁を用いたものや，食塩を極端に減らしたものなどが作られる．このような配合では日持ちや抗菌性は期待できないと考えられる.

(3) マヨネーズ・ドレッシングの特性，成分

マヨネーズは分類上半固体状ドレッシングの1つであり，O/W 型の乳化食品である．ドレッシングは使用できる原材料が比較的自由であるのに対し，マヨネーズでは使用できる原材料は限定される.

マヨネーズは原料の選別，原料の殺菌，原料の撹拌・混合，充填，キャッピング，箱詰め，出荷，倉庫での熟成，配送，販売，などの工程を経て消費者の手に届く.

家庭やレストランなどの調理場で作られるマヨネーズ（自家製マヨネーズ）と商業的に作られるもの（市販マヨネーズ）とは，含まれる空気量，粘度，植物性油脂の乳化後の粒子の大きさ，pH などの違いがある．自家製のものは空気含有量が多い．乳化後の油脂の粒子については，自家製のものは粒子の大きさが数十ミクロン以上で比較的大きく，しかもその粒子の大きさのばらつきが大きいが，市販のものは数ミクロンから数十ミクロンの範囲で比較的均一な粒子になる．この粒子の大きさやその大きさのばらつき，空気の含有量などが食感に影響を与えるようであるが，抗菌性には差はほとんどないと考えられる.

自家製のマヨネーズ・ドレッシングは，酸味，塩分は少ないことが多く，市販のもの（pH 3.5～4.4 程度）よりも pH は高くなる傾向にある．そのため日持ちは期待できないことが多い.

2.9.2 マヨネーズ・ドレッシングの汚染微生物

生ドレッシングから種々の酵母が分離されており，*Candida krusei*, *C. rugosa*, *C. guilliermondii*, *C. humicola*, *Hansenula anomala*, *Trichosporon*, *Rhodotorula* などが報告されている[1].

使用する原料は香辛料，鶏卵，植物性油脂，調味料，野菜などである．原料の中にはマヨネーズやドレッシングで増殖できる微生物群が存在することも多い．特にマヨネーズに使用する鶏卵には乳酸菌のような耐酸性微生物が存在することから，*Salmonella* の殺菌のためだけでなく，耐酸性微生物に対する殺菌効果も考慮すべきである．また，ドレッシングで使用される野菜にも乳酸菌やカビ・酵母のような耐酸性微生物が存在することが多い．一方，香辛料には比較的 *Bacillus* が多く，しかも菌数も多い．しかし，*Bacillus* はマヨネーズやドレッシング中では pH が 5 以下と低いことや食塩の影響により，増殖することはほとんどないと考えられる.

表 2.9.1 と表 2.9.2 には，それぞれ世界各国のマヨネーズやサラダドレッシングの分析値と微生物数の例を紹介する[2].

腐敗原因菌ではないが，原料の鶏卵に起因し，鶏病の原因となる微生物も考慮すべき微生物である．例えば，鳥インフルエンザウイルス，ニューカッスル病ウイルスがあげられる．鳥インフルエンザウイルスやニューカッスル病ウイルスはマヨネーズ中で速やかに不活化することが分かっている[3,4]．また Q 熱起因菌である *Coxiella burnetii* もマヨネーズ中では減少する[5].

表 2.9.1 世界各国のマヨネーズの分析値と微生物数[2)]

国名	サンプル数	水分(%)	脂肪(%)	タンパク質(%)	糖質(%)	総酸(%)	食塩(%)	微生物検出割合	最高微生物数/g
アメリカ	14	14.90	81.68	1.15	1.46	0.40	1.55	2/14	1.0×10^7
ブラジル	3	15.58	80.93	1.45	1.05	0.34	1.47	0/3	—
スウェーデン	4	14.19	83.18	1.18	1.05	0.42	0.51	0/4	—
西ドイツ	11	14.39	81.66	1.36	0.99	0.44	1.04	4/11	1.6×10^5
ベルギー	3	13.47	84.01	1.22	0.45	0.54	1.07	0/3	—
フランス	3	15.18	81.53	1.53	0.45	0.39	1.59	0/3	—
スペイン	4	16.12	81.28	1.33	0.31	0.42	0.99	0/4	—
イタリア	3	16.91	78.71	1.29	0.93	0.39	1.37	0/3	—
台湾	7	15.18	72.64	1.25	5.91	0.37	1.55	4/7	1.2×10^6
韓国	5	18.78	76.09	2.19	1.07	0.44	1.46	2/5	1.1×10^4
フィリピン	4	16.78	78.36	1.02	2.44	0.46	1.48	0/4	—
タイ	3	10.91	80.97	1.52	4.93	0.35	0.92	2/3	4×10
日本	12	19.08	75.15	2.02	1.44	0.63	2.04	2/12	3.3×10^5

表 2.9.2 世界各国のサラダドレッシングの分析値と微生物数[2)]

国名	サンプル数	水分(%)	脂肪(%)	タンパク質(%)	糖質(%)	総酸(%)	食塩(%)	微生物検出割合	最高微生物数/g
アメリカ	2	41.35	38.51	0.87	14.25	0.91	2.33	0/2	—
ブラジル	1	51.89	34.19	1.00	3.01	0.46	1.71	0/1	—
西ドイツ	4	41.43	51.33	1.15	3.55	0.68	1.67	3/4	4.2×10^5
スペイン	1	51.27	38.17	0.96	1.11	0.90	1.60	0/1	—
イギリス	2	39.72	45.15	1.55	12.42	0.93	2.66	0/2	—
イタリア	2	43.68	45.16	0.94	5.47	0.79	1.69	2/2	1.0×10^5
オーストラリア	2	55.47	26.50	0.82	16.80	1.06	2.27	1/2	4.8×10^6
日本	5	38.67	50.86	1.46	6.60	0.93	2.73	4/5	2.2×10^7
台湾	5	42.28	39.69	1.01	8.02	0.63	2.68	0/5	—
フィリピン	2	39.89	26.91	3.98	19.37	0.45	1.46	0/2	—
タイ	2	32.28	37.68	1.28	25.16	1.34	2.86	0/2	—
韓国	1	24.90	68.70	2.54	0.55	1.84	0.74	1/1	7.4×10^5
合計(平均)	29	(41.49)	(42.72)	(1.38)	(9.61)	(0.99)	(2.10)	11/29 (37.9 %)	

2.9.3 マヨネーズ・ドレッシングの腐敗・変敗

マヨネーズは生ものであるが，微生物による腐敗は起こりにくい．むしろ長期保蔵の際の変質には，食用植物油脂の酸化の影響のほうが大きいと考えられる．

ここではマヨネーズ・ドレッシングについて微生物面から述べる．マヨネーズ・ドレッシングの水相部分の酢酸と食塩が，外部からの微生物汚染に対して抗菌性を示し，腐敗しにくいようになっている．しかし，pH 4.0〜4.5 の低 pH であっても増殖できる好酸性・耐酸性の微生物は自然界に存在する．したがって，これらの微生物が腐敗微生物となる．

好酸性・耐酸性の腐敗微生物には，カビ・酵母，乳酸菌があげられる．例えば，カビでは *Monilliera* sp. があり，酵母では *Torulopsis* sp., *Saccharomyces bailii*, *Pichia* (*Hansenula*) *anomala*, *Saccharomyces cerevisiae*, *Zygosaccharomyces* sp. などがあり，細菌では *Lactobacillus brevis*, *L. plantarum*, *L. fructivorans* などの乳酸菌による腐敗が知られている．表 2.9.3 に国外でのマヨネーズ・ドレッシングの腐敗事例を紹介する[6)]．

分離タイプのドレッシングの腐敗も乳化タイプの腐敗と基本的には同じ形式をとることが多い．

表 2.9.3 国外におけるマヨネーズ・ドレッシング類の変敗事故例[6]

国	報告者	原因微生物	変敗現象	変敗の理由
マヨネーズ				
ドイツ	Kurtzman	*Saccharomyces bailii, Lactobacillus fructivorans, Lactobacillus plantarum*	発酵	
ドイツ	Appeleman	*Saccharomyces*	発酵	不潔な製造工程，菌の多い原料，または両方
ドイツ	Sinnel ら	酵母	発酵	
アメリカ	Conner		ガス発酵	
スウェーデン	Jonsson	*Saccharomyces lipolytica*	発酵	
韓国	今井	*L. plantarum*	菌数多し	
ソ連	今井	*Lactobacillus brevis*	菌数多し	
韓国	今井	*Hansenula, Pichia*	菌膜発生	
ドレッシング				
アメリカ	Williams	*Zygosaccharomyces globiformis*	ガス発酵	
アメリカ	Fabian	*Zygosaccharomyces*	発酵	粗悪な原料，不潔な製造工程またはその両方
アメリカ	Smittle	*L. fructivorans*	発酵	
アメリカ	Charton	*L. fructivorans* sp. nov.	発酵	
イタリア	Zuccaro	酵母	発酵	
韓国	今井	*L. plantarum, L. brevis*	菌数多し	

2.9.4 マヨネーズ・ドレッシングと食中毒

(1) マヨネーズ・ドレッシングにおける食中毒菌の消長

表2.9.4に文献からみたマヨネーズ中の食中毒菌の消長を示す．*Salmonella, Staphylococcus aureus*（黄色ブドウ球菌），*Vibrio parahaemolyticus*（腸炎ビブリオ），*Aeromonas, Campylobacter,* 腸管出血性大腸菌 O 157：H 7 などについて行われた添加実験によると，数時間で死滅し，遅いものでも1週間で死滅している．*Bacillus cereus*（セレウス菌），*Clostridium perfringens*（ウエルシュ菌），*C. botulinum*（ボツリヌス菌）は栄養細胞では速やかに死滅していくが，胞子の状態では1か月経っても死滅はせず，増殖もしない．

1989年に日本で鶏卵を介して拡大した食中毒の原因菌 *Salmonella* Enteritidis（SE）は比較的耐酸性がある．1996年に堺市で食中毒事件として猛威をふるった腸管出血性大腸菌 O 157：H 7 も同様に耐酸性が高いが，市販のマヨネーズやドレッシング中では増殖できず，数日間で死滅する．一方，自家製マヨネーズの場合には低酸度のものもあり，そのような場合には増殖する可能性がある．

アメリカでマヨネーズ中から腸管出血性大腸菌 O 157：H 7 が検出されたという報告があったが，これは輸送中に上に積んだ肉のドリップが下にあったマヨネーズを汚染したものとされた．

低カロリーのマヨネーズとサラダドレッシングに腸管出血性大腸菌 O 157：H 7 を添加し，その消長をみたところ，pH 3.6 以下では3日以内で死滅することが報告されている[7]．

(2) 食中毒事例

市販のマヨネーズやドレッシングで食中毒を起こしたという報告はみられない．

マヨネーズでは自家製のもので食中毒事件を引き起こした例がある．自家製マヨネーズを使用した調理パン，レストラン製マヨネーズを用いた数十種のメニューによる食中毒などが報告されている．自家製マヨネーズの場合は，卵の加熱殺菌はほとんど実施されることがないと推察される．未殺菌のインエッグ型の SE 汚染鶏卵を使用した場合には，調理品への移行は防止できない．さらに，風味を重視するあまり，食酢を使用せずレモン果汁を使用する場合や，食

表 2.9.4　文献から見たマヨネーズ中の食中毒菌の挙動[6)]

研究者	食中毒菌	生存期間	接種菌量 (/g)	マヨネーズの酸度(%)	pH
今井	*Salmonella* Thompson	24 (h)	10^5	0.7	4.00
	Staphylococcus aureus	24 (h)	10^6	0.7	4.00
鈴木ら	*Salmonella* Typhimurium	2 (day)	10^4	0.25	4.32
		6 (day)	10^4	0.17	4.51
	St. aureus	3 (day)	10^5	0.25	4.32
		4 (day)	10^5	0.17	4.51
依田	*Salmonella* Enteritidis	30～50 (h)	10^3		4.0～4.8
	St. aureus	20～30 (h)	10^3		4.0～4.8
	Shigella flexneri	6～30 (h)	10^3		4.0～4.8
	Paracoli	20～30 (h)	10^3		4.0～4.8
Wethington ら	*Salmonella*	156 (h)	10^8	0.15	5.0
	Salmonella	14 (h)	10^7～10^9	0.48	3.8
	St. aureus	168 (h)	10^8～10^9	0.15	5.0
	St. aureus	90 (h)	10^8～10^9	0.51	4.0
Gießen	*Salmonella*	5 (day)	10^3～10^5	0.3	
	Salmonella	1 (day)	10^3～10^5	0.4	
	Salmonella	1 (day)	10^3～10^5	0.5	
	Salmonella	1 (day)	10^3～10^5	0.6	
Smittle	*Salmonella*	24 (h)	10^7	0.31	3.9
	St. aureus	24 (h)	10^7	0.31	3.9
今井ら	*Vibrio cholerae* non O 1	1 (h)	10^6	0.24	4.18
	V. parahaemolyticus	3 (h)	10^6	0.24	4.18
	Aeromonas hydrophila	12 (h)	10^6	0.24	4.18
	Yersinia enterocolitica	1 (h)	10^6	0.24	4.18
	Plesiomonas shigelloides	18 (h)	10^6	0.24	4.18
今井ら	*Aeromonas sabria*	8 (h)	10^6	0.24	4.18
	Campylobacter coli	4 (h)	10^6	0.24	4.18
	C. jejuni	4 (h)	10^6	0.24	4.18
	Vibrio fluvialis	8 (h)	10^6	0.24	4.18
	V. mimicus	8 (h)	10^5	0.24	4.18
今井ら	*S.* Enteritidis	1 (day)	10^6	0.11	4.06
栗原ら	*S.* Enteritidis	2/3～1 (day)	10^5	0.64	4.10
今井	*Escherichia coli* O 157	1 (day)	10^7	0.64	4.10

注）常温～30℃に保存した場合の結果．冷蔵庫に保存した場合に死ぬまでの時間が長くかかることは，多くの研究者によって報告されている．

酢の使用量が極端に少ないもの（およそ pH 5.0 以上）が作られることがある．また，食塩量も少ないことがある．これらの条件が重なると SE は増殖する場合がある．

東京都内の飲食店で起きた食中毒事件の場合，食酢の割合が 3.7％のマヨネーズを調製後，冷蔵保管しながら 7 日間連続使用した．市販マヨネーズに比べ酸度が低く，原材料由来あるいは二次汚染した *Salmonella* が保管中に増殖したと推定される．*Salmonella* Montevideo 汚染の食材を使用したグリーンサラダで食中毒に繋がった事例もある．

マヨネーズ・ドレッシングを使用して作るマカロニサラダでノロウイルスによる食中毒事例があるが，原料またはヒトが原因であると考えられる．

2.9.5　マヨネーズ・ドレッシングの有害微生物防除

市販マヨネーズ・ドレッシングでは工程，原料管理，製品の配合組成などでいくつかの工夫がされている．製品への有害微生物汚染の防除に当たって考慮すべき点は，次のように考えられる．

(1) 工程の衛生的な管理（原料から製品までの工程）

原料由来の*Salmonella*をはじめとする有害微生物を殺菌する．工程ラインのサニタイズ（洗浄・殺菌）を行い，雑菌や衛生微生物の排除を行う．原料はロットが変化するため，原料の菌数，菌叢の管理が必要である．もし腐敗原因菌の存在が分かった場合には，殺菌，原料ロットの変更などの処置が必要となる．

(2) 外部からの汚染防除（作業環境，従業員など）

作業環境から製造工程への有害微生物の汚染が危惧されることから，工程や器具，機材の定期的な拭き取り検査を行う必要がある．また空中浮遊菌の調査を行い，作業環境の菌数，菌叢のモニタリングが必要となる．さらに，従業員からの汚染も常に把握し，防除に努める必要がある．

従業員からの二次汚染については手洗いをはじめとする基本的な衛生管理が必須である．特にヒトの口腔中にはマヨネーズ・ドレッシング中で増殖できる微生物が存在することから，マスクの着用は必須である．また，未加熱の漬物やある種の乳酸菌飲料にはマヨネーズ・ドレッシング中で増殖できる乳酸菌や酵母が大量に存在することが知られている．したがって，工程内で作業する場合には該当する漬物や乳酸菌飲料の飲食も避けることが必要となる．

(3) 配合面からの有害菌の防除

配合面での工夫には*Salmonella*の消失に必要な配合，すなわちある程度の酸度，低pH（3.5〜4.4程度）に加え，一定の食塩量（3〜7%程度）が確保されることが大切である．

有害微生物の排除方法の1つにカラシ油の成分であるアリルイソチオシアネート（AITC）の使用がある．AITCはカラシ粉やワサビの香気成分であり，この成分による微生物制御についてはいくつか報告されている．カビ・酵母には抑制的に働くが，乳酸菌には抑制効果は期待できないことが分かっている．ドレッシングのような香辛料が多く使われるものには味や風味の点から使用しやすいであろう．

また，使用する有機酸の種類によっても制御の対象となる微生物が異なる．またpHによって有機酸の解離度が変わることから，その抗菌性に違いがでることが報告されている[8,9]．

上記のような理由から，市販のマヨネーズそのものではサルモネラ食中毒や腐敗を引き起こす可能性は極めて低いといえよう．

マヨネーズを利用した製品には各種サラダ類，スプレッド類，フィリング類があり，サンドイッチの具材としても広く利用されている．これらの商品はマヨネーズ・ドレッシングに比べ日持ちはあまり期待できない．工程や原料からこれらの商品に特有な有害微生物を排除するだけでなく，配合面からの工夫も必要である．有害微生物の増殖を防ぐためには，①ハードル理論の応用[10]，②静菌剤の使用，③pHの低下，④有機酸の変更，などの工夫が必要となる．

2.9.6 マヨネーズ・ドレッシングの規格基準

マヨネーズ・ドレッシングには微生物的な規格や基準は特に設けられていないので，一般食品の規格・基準に準拠する．ただし，マヨネーズ・ドレッシングの表示や原料に関する規格基準がある．

「JAS規格制度（任意）」と「品質表示基準制度（義務）」から成る「JAS法」と「ドレッシング類の表示に関する公正競争規約」がそれに該当し，定義，原料の範囲，表示などの規格基準が決められている．

マヨネーズ・ドレッシング類に関しては，それぞれ「ドレッシングの日本農林規格（1975年制定）」と「ドレッシング及びドレッシングタイプ調味料品質表示基準（2000年制定）」が対応している．品質表示基準で定義や表示方法を定めている．さらにJAS規格の格付けを行う場合には，「ドレッシングの日本農林規格」に適合しなければならないとされている．

文　献

1) 藤川　浩，丸山文一，和宇慶朝昭，諸角　聖，伊藤　武：食衛誌，**39**, 120（1998）
2) 今井忠平：「マヨネーズ・ドレッシングの知識」，p. 148，p. 153，幸書房（1993）
3) 指原信廣，大河内美穂，長谷川峯夫，伊藤壽啓：日食微誌，**21**, 213（2004）
4) 指原信廣，長谷川峯夫，井土俊郎，伊藤啓史，伊藤壽啓：同誌，**25**, 32（2008）
5) 福士秀人他，日本獣医師会雑誌，**62**, 481（2009）
6) 今井忠平：「食品の保全と微生物」（藤井建夫編），p. 131，p. 133，幸書房（2001）
7) J. P. Erickson, J. W. Stamer, M. Heyes, D. N. Mckenna, L. A. van Alstine：*J. Food Prot.*, **58**, 1059（1995）
8) 松田敏生：「食品微生物制御の化学」，p. 104，幸書房（1998）
9) 指原信廣：日食微誌，**26**, 81（2009）
10) L. Leistner：*J. Food Eng.*, **22**, 421（1994）

（指原信廣）

●第2章 食品における微生物の挙動

2.10 香 辛 料

2.10.1 香辛料について

(1) 香辛料の種類

近年，食生活形態の多様化とともに香辛料の役割も高くなり，加工食品や調理の際にはなくてはならないものになっているばかりでなく，そのものの特性および機能を利用した商品開発や研究が活発に行われている．人類が香辛料を使用した歴史は古く，原始狩猟時代にさかのぼり，現在，世界では350種以上，日本でも100種類を超える香辛料が使用されている．香辛料の語源はラテン語の「spiceus（穂の意味）」であるが，世界的に統一された定義はなく，各国が独自に定義しているのが現状である．全日本スパイス協会の自主基準により香辛料を定義づければ，「植物の果実，果皮，花，蕾（つぼみ），樹皮，茎，葉，種子，根および地下茎などであって，特有の香り，辛味および色調を有し，飲食物に香り付け，消臭，調味および着色などの目的で使用し，味や美観をそえるものの総称」であり，スパイスとハーブに大別される．スパイスとは，香辛料の中で利用部位として茎，葉および花を除くものの総称で，ハーブは茎，葉および花を利用するものであり，表2.10.1に各品目を示す．これらの香辛料はそのほとんどが輸入されており，通関統計によると2009年には約8万トン（金額ベースで約180億円）が輸入され，ジンジャー，オールスパイス／トウガラシ，コショウおよびターメリックの順に輸入量が多い．

(2) 香辛料の利用形態

香辛料は植物の花，葉，根，鱗茎，樹皮，果実などを生のままで，あるいは乾燥品をそのまま，または粉末にしたものを用いる場合と，有効成分を抽出・濃縮した抽出加工製剤を使用する場合に大別される．一般的に前者を天然香辛料と呼び，前述のように天然の種子，花，蕾および木皮などをそのまま，あるいは乾燥や粉砕などの簡単な加工を施したものである．それゆえに，木皮などに付着していた微生物や虫などがそのまま残存し，大腸菌が陽性になったり耐熱性胞子形成菌も多かったりして，食品の保蔵性に大きく影響するケースがある．また，天然香辛料は，品種，産地，気候および栽培条件などによって品質にばらつきが生じたり，価格変動も起こりやすい．

これら天然香辛料のもつ問題点を解決すべく，天然香辛料から香辛味成分のみを有機溶剤で抽出した抽出香辛料（oleoresin）が開発された．これは，oleo（=oil）とresin（樹脂質）から構成されている粘性のある油性物質で，抽出操作中に殺菌され，その後の微生物汚染もほとんどなく，また，産地や品種を異にする香辛料を混合・調整することにより安定した品質の製剤が調製できる．一方，抽出香辛料は水に溶けない油溶性であり，食品へ添加する時の作業性や食

表2.10.1 香辛料の種類

スパイス	ハーブ
コショウ，ナツメグ，シンナモン，パプリカ，カルダモン，クミン，サフラン，クローブ，オールスパイス，ニンニク，ショウガ，サンショウ，ゴマ，トウガラシ，フェネグリーク，西洋ワサビ，カラシ，ケシの実，ユズ，オレンジピール，ウイキョウ，カンゾウ，ディルシード，カショウなど	バジル，オレガノ，ローズマリー，シソ，ペパーミント，レモングラス，サボリー，セロリー，コリアンダーリーフ，ニラ，チャイブ，チャービル，ミョウガ，パセリ，タラゴン，ヨモギ，ワサビ葉，サンショウの葉など

品中での分散性が悪く，また強度（香辛味）が強いので少量しか使用しない時は不便となる．これらの事由により，実際の使用に際しては，抽出香辛料にいろいろな加工を施して使用されている．例えば，乳化香辛料は抽出香辛料と乳化剤を用いて乳液にしたもので，食品中への香辛味の浸透に優れている．また，抽出香辛料をデンプンやブドウ糖などに吸着させた吸着型香辛料や，抽出香辛料をアラビアガムやデキストリンなどの被膜形成物質で被覆したコーティングスパイスなども広く使用されている．

2.10.2　香辛料の汚染微生物

国内で販売・流通している香辛料について，多くの消費者や食品製造業者は微生物リスクが低いと考えている．一般消費者と食品工場従業員を対象とした大掛かりな香辛料の微生物リスクに関する意識調査[1]によると，容器などに入れられた粉末状香辛料について約80%が「無菌である」と回答している．また，「香辛料の細菌汚染は考えたことがない」という回答が相当数得られており，香辛料の微生物危害への認識が低いと思われる．一方，香辛料の微生物汚染状況の実態調査については多くの研究者が実施しており，高度に汚染された検体の報告も散見され，以下に取りまとめた．

代表的な香辛料10種類について微生物数を調べた結果[2,3]を表2.10.2に示す．5×10^3～4×10^7cfu/gの一般生菌数が認められ，特にブラックペッパーとターメリックについては10^7オーダー/g検出された．この中で，80℃で15分間の加熱処理によっても生存した胞子形成菌は3×10^3～3×10^7cfu/gであった．多くの香辛料で，一般生菌数に対する胞子形成菌の割合はかなり高いと考えられ，これら香辛料の主菌叢は *Bacillus subtilis* と *B. pumilus* であった．

また，カビも4種類の香辛料から7×10^2～2×10^4cfu/g検出された．このように，香辛料は広くカビに汚染されているが，カビの中にはアフラトキシンに代表されるカビ毒を産生する菌種がある．香辛料のアフラトキシン汚染について，厚生労働省の輸入食品監視業務ホームページ[4]に，輸入届出における代表的な食品衛生法違反事例として示されている．アフラトキシン汚染の摘発例としては，アメリカからの穀類およびピーナッツの事例が圧倒的に多いものの，香辛料の汚染も毎年報告されている．摘発が少ない年もあるが，多い年では20件以上（2003年度）が報告されている．これらにより，厚生労働省から「カビ毒（アフラトキシン）を含有する食品の取扱いについて」（2002年3月26日）と題する課長通知が出された．

一方，大腸菌群については6種類に2×10^2～4×10^4cfu/g検出され，食品衛生上好ましくな

表2.10.2　香辛料の微生物汚染状況[2,3]

種　類	一般生菌数	耐熱性菌数*	大腸菌群数	カビ数
ホワイトペッパー	9×10^4	4×10^4	2×10^3	2×10^4
ブラックペッパー	4×10^7	3×10^7	4×10^4	6×10^3
ベイローレル	5×10^4	3×10^4	2×10^2	—**
バジル	2×10^6	2×10^6	2×10^3	7×10^2
カルダモン	5×10^5	3×10^5	ND**	—
シンナモン	3×10^4	2×10^4	ND	—
ガーリックパウダー	7×10^5	4×10^5	ND	—
ジンジャー	5×10^3	3×10^3	ND	—
ローズマリー	1×10^4	4×10^3	2×10^2	2×10^3
ターメリック	3×10^7	2×10^7	6×10^2	—

単位：cfu/g.
* 80℃で15分間の加熱処理によっても生存した菌数.
** —：測定せず，ND：検出せず.

い傾向がうかがえた.

さらに，国内で販売されている香辛料260検体についてサルモネラの調査を行った結果[5]では，ブラックペッパー（黒コショウ）およびレッドペッパー（トウガラシ）の各1検体からサルモネラが検出されており，汚染菌数は少なかったものの，国内で流通している香辛料がサルモネラに汚染されていることが確認され，これら香辛料の取扱いには注意が必要である.

このように天然香辛料の微生物汚染レベルは非常に高いが，抽出香辛料では，微生物汚染はほとんど見られない．市販のコーティング型抽出香辛料の例では，オールスパイス，カプシクムペッパー，キャラウエイ，カルダモン，セロリー，シンナモン（シナモン），クローブ，コリアンダー，クミン，ガーリック，ジンジャー，ベイローレル，メース，ナツメグ，オニオン，ペッパー，セージおよびタイムの細菌検査を実施した結果，いずれの香辛料からも一般生菌は検出されず，大腸菌群についても全て陰性となり，良好な微生物汚染レベルであった（未発表）.

2.10.3 香辛料の微生物制御

香辛料では，前述のように汚染微生物の菌数が高いものが多い．この対策として，以前はエチレンオキシドを主とするガス殺菌法が使用されていた．一例[6]では，香辛料に10^3～10^5オーダー/g存在した生菌数がエチレンオキシド処理によってND（検出せず）もしくはND～10^3オーダー/gレベルに低減した．しかし，処理の際に副生するエチレンクロロヒドリンの発がん性が問題となり，その使用が禁止され，その後は蒸気殺菌法が汎用されている.

蒸気殺菌法には，常圧殺菌法と過熱水蒸気による高圧殺菌法があり，発がん性などの安全性には問題がない．表2.10.3に示した気流式殺菌装置による殺菌データ[7]では，10^7オーダー/gの生菌数が付着していたブラックペッパーを気流式殺菌装置で処理することにより生菌数は300cfu/g以下となり，耐熱性胞子形成菌や大腸菌群にも効果が発揮されている．しかし，蒸気殺菌法では，微生物数低減効果を向上させるためには高温で長時間の処理が必要となり，香辛料成分の変質，特に風味の変化（香りの低減）が起こる．このため，温度を下げたり時間を短くすると，*Bacillus* や *Clostridium* などの耐熱性胞子形成菌に対する低減作用が劣る.

そこで，風味の変化を起こさず，また香辛料中の耐熱性胞子形成菌も殺菌できる方法として，放射線による殺菌[8]がアメリカやヨーロッパで実用化されている．放射線には，X線やγ線などの電磁波，α線，β線，電子線および中性子線などの粒子線などがあるが，食品の殺菌に利用できるのは，一部のX線，γ線および電子線に限られている．わが国では，バレイショの発芽防止を目的として1973年に食品照射の実用化が世界に先駆けて実施されたものの，香辛料への照射については厚生労働省の審議会で検討中であり，放射線照射に強い不安を抱いている消費者も多く存在している.

現在，香辛料および乾燥野菜の殺菌にγ線や電子線を利用する放射線照射を許可している国

表2.10.3 気流式殺菌装置による香辛料の殺菌処理[7]

種類	処理前			気流式殺菌処理後*		
	生菌数	耐熱性菌数	大腸菌群	生菌数	耐熱性菌数	大腸菌群
ブラックペッパー	1.6×10^7	4.8×10^5	+**	＜300	＜300	−**
トウガラシ	1.5×10^5	1.0×10^3	+	＜300	＜300	−
ターメリック	3.2×10^7	4.0×10^5	+	＜300	＜300	−

単位：cfu/g.
* 圧力：ブラックペッパーは0.26MPaG，トウガラシおよびターメリックは0.24MPaG，時間：4秒.
** +：陽性，−：陰性.

は27か国に及んでおり，FAO/WHOの照射食品の健全性に関する合同専門家委員会は，「平均線量が10kGy以下の放射線を照射したいかなる食品についても，それが毒性を示すことはなく，10kGy以下で照射した食品の毒性試験は行う必要はない．さらに，10kGy以下の平均線量を照射した食品は，特別の栄養学的な問題や微生物学的な問題はない」と報告（1980年）[9] している．

電子線照射による香辛料中の微生物変化について調べた結果（表2.10.4）[10] によると，10^5～10^7 オーダー/gの一般生菌や耐熱性胞子形成菌に対して，10kGy程度の線量を照射すると生菌数は0～300cfu/gレベルとなった．アメリカでは香辛料に対して30kGyまでの放射線照射が許可されており，わが国では10kGyまでの照射が要望として出されている．

また，γ線殺菌を行った黒コショウ，バジルおよびターメリックなどについて，一般消費者に対して品質に関した質問をした結果[11]，γ線照射された香辛料などの色や香りは，未処理品や過熱水蒸気殺菌品よりも好ましいとの意見が多かった．

しかしながら，食品照射に対しては根強い反対運動もあることより，γ線のように対象食品を透過せずに，表面のみを処理して内部には影響を及ぼさない透過力の小さい低エネルギー電子線の一種であるソフトエレクトロンによる香辛料殺菌の検討も行われている．白コショウ，コリアンダーおよびバジルなどにソフトエレクトロン処理を施した時の微生物数の消長について調べた結果（表2.10.5）[12] では，100keV（30分）の処理により10^5～10^6 オーダー/gの生菌数が完全に殺菌された．香辛料を汚染している微生物はその表層付近に付着しているので，内部まで透過しないソフトエレクトロンでも十分に殺菌効果が得られるとしている．

2.10.4　香辛料の規格基準

これまで述べてきたように，天然香辛料の微

表2.10.4　電子線照射による香辛料の殺菌効果[10]

種類		電子線の線量（kGy）			
		0	4	8	10
一般生菌数	黒コショウ	1.3×10^7	7.3×10^3	40	0
	パプリカ	2.4×10^7	1.4×10^5	130	30
	ターメリック	1.2×10^7	9.6×10^4	1.1×10^3	260
	ジンジャー	1.5×10^6	2.5×10^4	7.0×10^2	300
	バジル	2.1×10^5	6.8×10^3	170	0
耐熱性菌数	黒コショウ	1.8×10^7	2.7×10^3	0	0
	パプリカ	1.4×10^7	3.6×10^4	50	0
	ターメリック	8.9×10^6	1.4×10^4	100	0
	ジンジャー	1.1×10^5	6.8×10^2	270	190
	バジル	1.2×10^5	1.3×10^3	10	10

単位：cfu/g.

表2.10.5　ソフトエレクトロン処理した香辛料の微生物数[12]

処理方法	白コショウ	コリアンダー	バジル
無処理	2.1×10^5	1.0×10^6	3.4×10^5
100keV，14μA，15min	7.5×10^2	8.1×10^2	9.8×10^2
100keV，14μA，30min	＜10	＜10	＜10
150keV，40μA，1min	4.1×10^2	9.6×10^2	8.3×10^2
150keV，40μA，10min	＜10	＜10	＜10

単位：cfu/g.

生物汚染レベルは高く，食中毒菌の存在も報告され，アフラトキシン汚染の危険もある．また，食品衛生法では食品の微生物規格基準を定めているが，香辛料については，食肉製品の製造基準で「食肉製品の製造に使用する香辛料等は，その1g当たりの胞子数が1 000以下でなければならない」とされているものの，この基準をオーバーする香辛料も流通している．これらのことから，香辛料の微生物数低減は非常に重要であり，ここで紹介したような殺菌方法などが早く実用化されることを期待する．

文　献

1) 菅　満宏：北海道獣医師会雑誌，**52**, 175 (2008)
2) M. L. Juri, H. Ito, H. Watanabe: *Agric. Biol. Chem.*, **50**, 347 (1986)
3) S. Bagiawati, H. Watanabe, N. Tamura：食品照射，**20**, 23 (1985)
4) 厚生労働省輸入食品監視業務ホームページ：http://www.mhlw.go.jp/topics/yunyu/tp0130-1.html
5) 山路史子他：第90回日本食品衛生学会学術講演会講演要旨集，p. 74 (2005)
6) スパイス研究資料1，*Food Research*, **137**, 57 (1998)
7) 荒井貴之：防菌防黴，**37**, 203 (2009)
8) 河智義弘：*FFI Journal*, **185**, 5 (2000)
9) WHO：Wholesomeness of irradiated food. Technical Report Series, No. 659 (1981)
10) 伊藤　均：放射線と産業，No. 112, 36 (2006)
11) 古田雅一：防菌防黴，**37**, 435 (2009)
12) 林　徹：*Packpia*, No. 43, 10 (1999)

（深尾　正）

●第2章 食品における微生物の挙動

2.11 清涼飲料水

2.11.1 清涼飲料水について

食品衛生法で清涼飲料水とは「乳酸菌飲料，乳及び乳製品を除く酒精分1容量パーセント未満を含有する飲料をいう」と定義されている．ミネラルウォーターに関しては，「水のみを原料とする清涼飲料水で，鉱水のみのもの，二酸化炭素を注入したもの，カルシウム等を添加したもの等，水質基準に関する省令（昭和53年厚生省令第56号）の表の中の中欄に掲げる事項のうち臭気，味，色度及び濁度に関する規定を満たすものが，これに含まれるものであること」と食品衛生法に定義されている．一般的な解釈としては，のどの渇きを癒し，清涼感を感じさせる飲料の総称として使われている．

清涼飲料水の種類は表2.11.1に示すとおりである．生産量としては茶系飲料，炭酸飲料，コーヒー飲料，ミネラルウォーターの順で，これらで全体の約75%を占める．容器の形態としては，ペットボトルが過半数を占め，缶，紙と続く．清涼飲料水の製法は，そのままを充填する方法（ミネラルウォーター），抽出して充填する方法（コーヒー飲料，緑茶飲料など）および混合して充填する方法（スポーツドリンク，コーラなど）に大別される．

2.11.2 清涼飲料水の原料の汚染微生物

(1) 果実・野菜

一般的な事項については第2章2.6「野菜・果実とその加工品」に述べられているので，ここでは清涼飲料水と関わりの深い微生物についてのみ述べる．

原料となる果実や野菜には自然界由来の様々な微生物が付着しているが，搾汁後の加熱により耐熱性のない微生物はほとんど死滅する．したがって，果実・野菜飲料では耐熱性を有し，かつ低いpHでも増殖可能な有胞子細菌と耐熱性カビによる汚染が問題視されることがある（加熱が十分行われない場合，酵母や乳酸菌・酢酸菌も問題視される）．有胞子細菌としては，*Alicyclobacillus acidoterrestris*，*Bacillus subtilis*，*B. licheniformis*，*B. coagulans*，*Clostridium butyricum*，*C. pasteurianum*，*C. sporogenes*，*Geobacillus*，*Paenibacillus* および *Sporolactobacillus*，耐熱性カビとしては，*Byssochlamys*，*Eupenicillium*，*Neosartorya*，*Paecilomyces* および *Talaromyces* が挙げられる．他に *Eurotium*（耐熱性カビとして取り扱われない場合もある），*Hamigera* および *Thermoascus* が知られている．汚染の原因として，これらの微生物の胞子を含

表2.11.1 日本における清涼飲料水の分類

分類	小分類
炭酸飲料	炭酸水，コーラ炭酸飲料，透明炭酸飲料，果実着色炭酸飲料など
果実飲料等	果実ジュース，果肉飲料，果汁入り混合飲料，フルーツシロップなど
コーヒー飲料等	コーヒー，コーヒー飲料，コーヒー入り清涼飲料
茶系飲料	烏龍茶飲料，紅茶飲料，緑茶飲料，麦茶飲料，混合茶飲料など
ミネラルウォーター類	ナチュラルウォーター，ナチュラルミネラルウォーターなど
豆乳類等	豆乳，調製豆乳，豆乳飲料，大豆たん白飲料
野菜飲料	トマトジュース，ニンジンジュース，野菜ジュースなど
スポーツ・機能性飲料	スポーツドリンク，アイソトニック飲料など
乳性飲料	乳性飲料，希釈用乳性飲料
その他	ココア飲料，栄養飲料，ぜんざいドリンク，甘酒など

む土壌が果実や野菜の表面に付着することによる一次汚染と考えられている.

(2) 緑　　茶

緑茶の生葉も果実や野菜と同様に農作物であり，栽培環境に常在する多種多様な微生物による一次汚染を受ける．しかし，製茶過程（荒茶製造および仕上げ）における加熱で耐熱性のない微生物の多くは死滅するとともに，主に荒茶製造工程における落下菌やライン汚染菌による二次汚染を受けるため，汚染微生物の種類は生葉とは随分と異なる．細菌では *Klebsiella*, *Kocuria*, *Staphylococcus*, *Lactobacillus*, *Bacillus* など，カビでは *Aspergillus*, *Penicillium*, *Cladosporium* など，酵母では *Candida* などが緑茶（荒茶）の汚染微生物として挙げられる．緑茶飲料としては，pH 4.6 以上で増殖でき，かつポリフェノールに耐性のある *Bacillus coagulans*, *B. licheniformis*, *B. oleronius*, *Geobacillus*, *Thermoanaerobacterium* などによる汚染が問題視されることがある．その他の茶（ウーロン茶，紅茶，麦茶，ブレンド茶（複数の茶葉や穀物を原料としている無糖茶））の汚染微生物に関する情報は少ないが，緑茶と同様に，有胞子細菌の汚染が懸念される.

(3) 砂　　糖

植物（サトウキビやビートなど）に含まれるショ糖を工業的に精製したもので，植物に付着しているほとんどの微生物は温水抽出工程で死滅する．微生物の菌数は精製度が高いほど少ない．清涼飲料水には精製度の高いグラニュー糖や上白糖が用いられるが，その汚染微生物の主体は *Bacillus*（*B. subtilis*, *B. pumilus*, *B. cereus* など）で，その他の有胞子細菌（*Geobacillus*, *Paenibacillus* など）も副次的に検出される．嫌気性の有胞子細菌（*Moorella* や *Thermoanaerobacter*）による汚染が特に問題視される.

(4) 水

清涼飲料水に使用している水のほとんどは井戸水（地下水）で，一般的に微生物の数は少ないが，環境汚染による影響を受け，*Pseudomonas* をはじめ *Acinetobacter*, *Alcaligenes*, *Bacillus* といった細菌，カビでは *Penicillium*，次いで *Cladosporium* や *Acremonium* などが検出される．人為的な汚染により，大腸菌群が検出されることもある．十分な殺菌あるいは静菌効果が期待できる清涼飲料水では問題視されることは少ないが，一部のミネラルウォーター（主に輸入品）はろ過工程はあるものの，除菌・殺菌処理はされないため，原水中の微生物がそのまま生残しており，その微生物フローラのバランス（細菌と真菌が互いに競合して静菌されている状態）が失われると製品の異物発生につながる可能性がある[1,2].

2.11.3 清涼飲料水の腐敗・変敗

(1) 果実・野菜飲料

細菌としては，*Alicyclobacillus acidoterrestris* がバニリンやバニリン酸を含む果実飲料（他に，スポーツドリンク）中で増殖すると，クレオソート様の薬品臭（主にグアイアコール，その他に 2,6-ジブロモフェノールおよび 2,6-ジクロロフェノール；表 2.11.2）を発生する（濁り，膨張，沈殿は生じない）．また，*Bacillus subtilis* や *B. licheniformis* に起因する沈殿や風味低下[3]，*Sporolactobacillus*, *B. coagulans*, *B. acidicola*, *Clostridium pasteurianum*, *C. thermosaccharolyticum*（*Thermoanaerobacterium thermosaccharolyticum*）などによる有機酸生成に伴う pH の低下（酸敗），ガス発生に伴う容器の膨張，異味異臭などが知られている（表 2.11.3）[4-8]．pH の低下に伴い，原因となった細菌が死滅してしまい，生菌を分離できないことがある．無胞子細菌として，*Propionibacterium cyclohexanicum* はプロピオン酸生成による酸敗（ガスによる容器の膨張も認められることがある），*Streptomyces*

表 2.11.2　果実飲料で問題となる主な細菌

酸素要求性	菌　　種	酸	ガス	胞子	グアイアコール	増殖温度	至適増殖 pH	最低増殖 pH	区　分
好　気	*Alicyclobacillus acidoterrestris*	+	−	+	+	至適 40〜45℃	3.5〜4	2.5<	グラム陽性
好　気	*A. contaminans*	+	−	+	−	至適 50〜55℃	4〜4.5	2.5<	グラム陽性
通性嫌気	*Bacillus fumarioli*	+	−	+	−	至適 50℃	5.5	4	グラム陽性
通性嫌気	*Sporolactobacillus inulinus*	+	−	+	−	至適 35℃	5.5	3.5	グラム陽性
通性嫌気	*S. putidus*	+	−	+	−	至適 35℃	5.5	3.2	グラム陽性
通性嫌気	*Propionibacterium cyclohexanicum*	+	+	−	−	至適 35℃	5.5〜6.5	3.2	グラム陽性
偏性嫌気	*Clostridium pasteurianum*	+	+	+	−	至適 37℃	6.5付近	5	グラム陽性
偏性嫌気	*C. sporogenes*	+	+	+	−	至適 30〜40℃	6.5付近	5.5	グラム陽性

表 2.11.3　55℃でよく増殖する主な有胞子細菌

酸素要求性	菌　　種	酸	ガス	増殖温度	区　分
好　気	*Geobacillus stearothermophilus*	乳酸	−	40℃以上 至適 55℃	フラットサワー菌
通性嫌気	*Bacillus coagulans*	乳酸	−	30℃以上 至適 45℃	フラットサワー菌
偏性嫌気	*Moorella thermoacetica*	少量の酢酸	−	45℃以上 至適 55〜65℃	フラットサワー様高温性偏性嫌気性菌
偏性嫌気	*Thermoanaerobacter thermohydrosulfuricus*	主に酢酸と乳酸	弱	42℃以上 至適 55〜65℃	軟膨張型高温性偏性嫌気性菌
偏性嫌気	*Thermoanaerobacterium thermosaccharolyticum*	酪酸，酢酸，乳酸	+	30℃以上 至適 55〜62℃	膨張型高温性偏性嫌気性菌
偏性嫌気	*Desulfotomaculum nigrificans*	酢酸	−	45℃以上 至適 55℃	フラットサワー様高温性偏性嫌気性菌

griseus subsp. *griseus* は異臭（2-イソブチル-3-メトキシピラジン，ゲオスミン，グアイアコールなど）発生に伴う品質異常に関与する[9-11]．

真菌では，*Byssochlamys* などの耐熱性カビによる綿毛状の異物（色調や形状は様々）や濁り発生が起こる．また，十分な加熱が行われなかった場合，*Saccharomyces*，*Pichia*，*Torulopsis* などの酵母によるガス発生に伴う容器の膨張が起こる（アルコール臭やシンナー臭を伴う）．容器破損（ピンホールなど）や密封不良の場合，様々なカビ・酵母による腐敗・変敗につながり，その症状は顕著である（巨大コロニーの形成，容器の破裂など）．

(2)　茶 飲 料

加熱殺菌が不十分であった場合に *Byssochlamys* や *Neosartorya* などの耐熱性カビによる異物発生が起こる．また，密封不良や流通時における容器の破損により，*Cladosporium* や *Penicillium* などの耐熱性のないカビによる異物発生も起こる．これらの異物は綿毛状やゼリー状で，色調としては白色（透明），成熟したものでは茶褐色や黒灰色を呈する．また，*Fusarium oxysporum*，*Paecilomyces variotii*，*Trichoderma lignorum*，*T. viride* などのカビが防カビ剤（トリクロロフェノールやトリブロモフェノール）を代謝して生成したトリクロロアニソール（TCA）やトリブロモアニソール（TBA）によるカビ臭汚染（移り香）が主にウーロン茶や緑茶，さらにコーヒーやココアなどで知られている．

細菌では，緑茶缶で *Thermoanaerobacterium thermosaccharolyticum*, *Bacillus coagulans*, *Geobacillus stearothermophilus* による酸敗や白濁が加熱殺菌不足により起こる（表2.11.3）[5,6,12-14]．また，加温タイプのミルクティー缶では *Moorella thermoacetica* による内容液の凝集が起こる（膨張が顕著でない場合もある）．

(3) コーヒー飲料

Geobacillus stearothermophilus, *Moorella thermoacetica*, *Thermoanaerobacterium thermosaccharolyticum* などの有胞子細菌が糖分解による有機酸生成（酸敗）や乳タンパク質の変性に伴う内容液の分離に関わる[5,12,15-17]．嫌気性の種はガスを発生し，容器の膨張を引き起こす（表2.11.3）．

(4) ミネラルウォーター

Penicillium をはじめとした好湿性・低温性のカビの増殖に伴う異物発生がよく知られている（表2.11.4）[18,19]．異物のほとんどは無色で，1～30mm 程度の大きさである（形状はマリモ状，綿毛状，スライム状，スポンジ状）．

細菌としては，*Pseudomonas* をはじめ *Acinetobacter* や *Flavobacterium* などの低温性の低栄養細菌（貧栄養細菌）により易崩壊性の異物（細菌の凝集塊，白色，2～5mm）形成や沈殿（白色）が発生する[18]．

表2.11.4 市販ミネラルウォーターから異物として検出された真菌[18]

菌種（属）	国　産	輸　入	合　計
Penicillium	0 (0)	17 (12)	17 (12)
Acremonium	1 (1)	3 (2)	4 (3)
Cladosporium	3 (1)	3 (2)	6 (3)
Alternaria	0 (0)	3 (2)	3 (2)
Paecilomyces	0 (0)	3 (2)	3 (2)
Moniliella	1 (1)	1 (1)	2 (2)
Aureobasidium	0 (0)	2 (2)	2 (2)
その他	2 (2)	1 (1)	3 (3)
不　明	3 (2)	2 (2)	5 (4)
合　計	10 (7)	35 (26)	45 (33)

数字は試料数，（　）内は銘柄数．

(5) そ の 他

Desulfotomaculum nigrificans（嫌気性有胞子細菌）は，しるこ飲料などの硫化水素生成による不快臭と内容物の黒変を起こす[17]．希釈用高ブリックス製品（シロップ）の容器膨張には耐浸透圧性酵母として知られている *Zygosaccharomyces* が関与する．この酵母がベンダーマシンの配管内で増殖すると，ガスが配管内にたまり，製品が正常に供給されない事故を起こす．

2.11.4 清涼飲料水の腐敗・変敗の防除

(1) 原料管理による腐敗・変敗の防止

有胞子細菌や耐熱性カビは殺菌が正常に行われても生残する可能性があり，静菌効果が期待できない製品においては，原料の管理が腐敗・変敗を未然に防ぐ大きな手段である．一般生菌数やカビ・酵母数が少ない原料が概して好ましいが，それらの検査だけでは不十分で，対象とする微生物に適した検査法でモニタリングする必要がある．例えば，果実飲料の品質異常に関わる好熱性好酸性有胞子細菌 *Alicyclobacillus acidoterrestris* は主に原料での汚染であるが，その検出には酸性化した培地を用い，45℃で培養しなければならない．また，耐浸透圧性酵母 *Zygosaccharomyces* の場合は高糖度の培地を用いなければ検出することはできない．官能検査も移り香や異臭を速やかに検知する手段として有効である．

(2) 殺菌による腐敗・変敗の防止

清涼飲料水の殺菌は熱により行われるのが一般的で，前殺菌法と後殺菌法に大別される（製品の特性上，殺菌が必要ないものもある；表2.11.5）．原則として食品衛生法に定められている条件以上で行う（表2.11.5）．前殺菌とは，内容物を殺菌して容器に充填・封入する方法で，

表 2.11.5　清涼飲料水とミネラルウォーターの殺菌・除菌の方法など

a. 清涼飲料水

殺菌または除菌を要するもの				殺菌または除菌を要しないもの
a pH4.0 未満のものの殺菌は中心部の温度を65℃・10分加熱またはこれと同等以上の効力を有する方法で行う.	b pH4.0 以上もの（pH4.6以上で，かつ水分活性が0.94を越えるものを除く）の殺菌は中心部の温度を85℃・30分加熱する方法またはこれと同等以上の効力を有する方法で行う.	c pH4.6以上，かつ水分活性が0.94を越えるものの殺菌は原材料等に由来して当該食品中に存在し，かつ発育し得る微生物を死滅させるのに十分な効力を有する方法またはbに定める方法で行う.	d 除菌は原材料等に由来して当該食品中に存在し，かつ発育し得る微生物を除去するのに十分な効力を有する方法で行う.	容器包装内の二酸化炭素圧力が20℃で98kPa以上で，かつ植物または動物の成分を含有しないもの.

b. ミネラルウォーター

殺菌または除菌を要するもの	殺菌または除菌を要しないもの			
	① 二酸化炭素圧力が98kPa（20℃）以上のもの.	② 二酸化炭素圧力が98kPa（20℃）未満で，次の条件を満たすもの.		
中心部85℃・30分加熱，または原水等に由来し製品中に存在し，かつ発育し得る微生物を殺菌または除菌するのに十分な効力を有する方法で行う.		泉源（硬水）から直接採水したものを自動的に充填し，密栓または密封するもの.	沈殿，ろ過，曝気または二酸化炭素の注入もしくは脱気以外の操作を施さないもの.	容器包装詰め直後の細菌数が20/mL以下のもの.

表 2.11.6　各種清涼飲料水の一般的な加熱殺菌条件

飲　料　種	一般的な加熱条件
果実飲料	90℃以上（93～97℃が多い）で数十秒間
ミネラルウォーター	93～95℃で約30秒間
スポーツ飲料	90℃以上で30秒間
緑茶飲料	135～140℃で30～60秒
ミルク入りコーヒー	120～125℃で20～40分

後殺菌とは，容器に内容物を充填・封入後に殺菌する方法である（詳細は第3章3.4「加熱殺菌による食品保蔵」参照）．殺菌条件は，清涼飲料水の特性と対象とする微生物によって異なる（表2.11.6）．

熱によらない清涼飲料水の殺菌手法としては，膜除菌，オゾン殺菌および紫外線（UV）殺菌がある．膜除菌は製品中の固形物による目詰まりから用途は水や一部の透明な飲料に限定される．UV殺菌も製品中の固形物などでUV光が遮蔽されるシャドー効果のため，用途は限定される．オゾン殺菌は製品中の有機物でオゾン効果が失われること，およびオゾンの強い酸化力で製品特性が失われることから，水などに用途は限定される（日本ではほとんど使用されない）．膜やUVが有効な清涼飲料水についても殺菌をより完全にするため，加熱殺菌などと併用して用いられる場合が多い．

(3)　添加物による腐敗・変敗の防止

微生物による腐敗・変敗を防止するために使用される添加物を保存料といい，対象食品によって使用基準が定められている．清涼飲料水に使用が認められている合成保存料を表2.11.7に示す．安息香酸（安息香酸ナトリウム）が幅広い微生物に対して抗菌効果があることからよく使用されている．微生物の種類によっては抵抗性を示すものもある．また，pHによって効果がかなり影響を受ける（表2.11.8）[20]．

コーヒー飲料には成分の分散の目的で乳化剤が添加される．この乳化剤の1つであるショ糖脂肪酸エステルは有胞子細菌に対して静菌効果がある（効果は菌種や乳またはデンプン含量により異なる）．例えば，ミルクコーヒーにおけるショ糖脂肪酸エステルの濃度が増すと *Moorella*

表 2.11.7 保存料と使用基準

品　　名	使用量の最大限度
安息香酸 安息香酸ナトリウム	0.60g/kg（安息香酸として）
パラオキシ安息香酸イソブチル パラオキシ安息香酸イソプロピル パラオキシ安息香酸エチル パラオキシ安息香酸ブチル パラオキシ安息香酸プロピル	0.10g/kg（パラオキシ安息香酸として）

表 2.11.8 安息香酸の各種微生物に対する発育阻止濃度（mcg/mL）[20]

微生物種		pH				
		3.0	4.5	5.5	6.0	6.5
細菌	*Escherichia coli*			2 000		
	Staphylococcus aureus			1 000		
	Streptococcus lactis		250	2 000	>2 000	
	Clostridium sporogenes				>2 000	
	Bacillus subtilis			500	1 000	4 000
	B. cereus			500		
酵母	*Zygosaccharomyces rouxii*		500	2 000	2 000	>2 000
	Saccharomyces cerevisiae	125	500	2 000	>2 000	>2 000
	Hansenula anomala	125	500	>2 000	>2 000	
カビ	*Aspergillus niger*	125	1 000	>2 000	>2 000	
	Penicillium roqueforti	62.5	1 000	>2 000	>2 000	
	Rhizopus nigricans	125	500	>2 000	>2 000	

表 2.11.9 ミルクコーヒー中における *Moorella thermoacetica* 5801 株の耐熱性に及ぼすショ糖脂肪酸エステル（P-1670）の影響[16]

P-1670 の濃度（ppm）	*D* 値（分）			*Z* 値（℃）
	121℃	124℃	127℃	
0	36.4	22.2	12.0	12.8
100	22.8	18.5	11.4	16.7
200	11.8	7.1	4.6	14.5
250	4.7	2.2	2.2	17.0
500	<0.53	<0.53	<0.27	

P-1670：ショ糖パルミチン酸エステル.

thermoacetica 胞子の耐熱性は低下し，ショ糖脂肪酸エステル 500ppm 添加では，121℃・5 分の加熱処理で発育が認められないと報告されている（表 2.11.9）[16].

2.11.5 清涼飲料水の規格基準

食品衛生法に基づく告示（「食品，添加物等の規格基準」昭和 34 年 12 月 28 日厚生省告示第 370 号）で清涼飲料水の規格基準が示されている．原水の微生物基準ならびに表 2.11.5 に示す殺菌・除菌の方法など（前述の告示中の製造基準より抜粋）を遵守して製造を行わなければならない．成分規格としては，大腸菌群陰性が必須であり，ミネラルウォーター類の内，未殺菌（CO_2 圧 98kPa（1.0kgf/cm^2）以下）のものは別途，腸球菌陰性と緑膿菌陰性が要求される（その原水には胞子形成亜硫酸還元嫌気性菌陰性と細菌数 5/mL 以下がさらに求められる）.

上記の規格基準に加え，製造業者の自主基準として，製造工程の妥当性や原料が衛生的に取り扱われたことの指標として，一般生菌数が項目に加えられることが多い．また，製品の特性ならびに過去の腐敗情報を基に，腐敗を起こす可能性のある微生物（有胞子細菌や耐熱性カビなど）に係る規格も項目に加えられることがある.

文　献

1) H. Fujikawa *et al.*：*Lett. Appl. Microbiol.*, **28**,

211（1999）
2）L. M. Tamagnini, R. D. Gonzalez：*J. Appl. Microbiol.*, **83**, 91（1997）
3）J. H. Rodriguez, M. A. Cousin, P. E. Nelson：*J. Food Prot.*, **56**, 165（1993）
4）藤田理英子他：日本清涼飲料研究会第17回研究発表会講演要旨集，p. 4（2007）
5）駒木　勝：ソフト・ドリンク技術資料，**2**，103（2001）
6）遠田昌人：「微生物殺菌実用データ集」（佐藤順他編），p. 59，サイエンスフォーラム（2005）
7）宮本慎也，池本尚人，井戸芳博，渋谷悦子：第52回（平成21年度）果汁技術研究発表会要旨集，p. 48（2009）
8）M. Rocelle, S. Clavero：*Acta Hort.*（ISHS），**542**, 75（2001）
9）K. Kusano *et al.*：*Int. J. Syst. Bacteriol.*, **47**, 825（1997）
10）B. Siegmund, B. Pöllinger-Zierler：*J. Agric. Food Chem.*, **54**, 5984（2006）
11）B. Siegmund, B. Pöllinger-Zierler：*ibid.*, **55**, 6692（2007）
12）A. Nakayama, S. Samo,：*Bull. Jap. Soc. Sci. Fish.*, **46**, 1117（1980）
13）山本和則他：食衛誌，**27**，20（1986）
14）吉田衛一，植松英治，村松正敏：缶詰時報，**74**，79（1995）
15）田中光幸，松岡正明，幸形　正：同誌，**67**，1289（1988）
16）諏訪信行，久保田春美，高橋和子，町田　肇：日食工誌，**33**，44（1986）
17）松田典彦，増田寛行，駒木　勝，松本直起：食衛誌，**23**，480（1982）
18）藤川　浩，和宇慶朝昭，楠　淳，伊藤　武：防菌防黴，**24**，617（1996）
19）藤川　浩他：日食微誌，**13**，41（1996）
20）霞　三雄，福住栄一：「食品防腐剤の知識と使い方」，信貴書院（1965）

（後藤慶一）

●第2章　食品における微生物の挙動

2.12　酒　　類

2.12.1　清　　酒

清酒は純米酒と本醸造酒に大別され，原料は，前者が米と水のみから，後者がそれらと醸造用アルコールである．酵母は米中のデンプンをアルコール発酵の原料として直接発酵できないために，米デンプン（蒸煮加熱によりα化させたもの）を麹菌の有するアミラーゼによって糖化（麦芽糖，ブドウ糖の生成）させることが必要である．また，最初に高濃度の麦芽糖やブドウ糖が存在すると酵母によるアルコール発酵が阻害されるために，清酒は糖化とアルコール発酵を同時に（並行して）進行させて（並行(複)発酵）造られる．

(1)　清酒醸造における発酵微生物の挙動

清酒醸造工程は大きく5工程に分けられる（図2.12.1）[1]．

1)　製麹工程

製麹は，昔から「一麹，二酛，三造り」と言われるように，清酒醸造で最も重要な工程で，黄麹菌（黄緑色の胞子を形成，*Aspergillus oryzae*）が使用される．麹（米）の役割は，酒母およびもろみ工程での蒸米の溶解，糖化に関与する酵素類と酵母の増殖を促進する栄養因子の生成，および清酒への香味の付与である．製麹時の種麹の接種量は蒸米100kg当たり100gが標準で33～40℃に管理され，図2.12.2[2]のような経過を示し2昼夜（3日麹）で終了する．

2)　酒母工程

酒母は酛とも呼ばれ，アルコール発酵を行う優良酵母を純粋に大量培養したもので，麹と蒸米と水を原料に造られる．酛には生酛と速醸酛がある．

生酛における微生物は図2.12.3[2]に示すように変遷する．原料を混合，米粒を「櫂入れ」により擂り潰し8℃前後に置くと，最初に低温性の硝酸還元菌*Pseudomonas* sp.（仕込水由来）が増殖，仕込水中の硝酸が亜硝酸（10日後で10ppm）になる．その後，亜硝酸に耐性を有する乳酸球菌（*Leuconostoc mesenteroides*），乳酸桿菌（*Lactobacillus sakei*）が増殖，乳酸（最終的に1%程度）が生成され，硝酸還元菌，産膜酵母，野生酵母が死滅する．この時に優良清

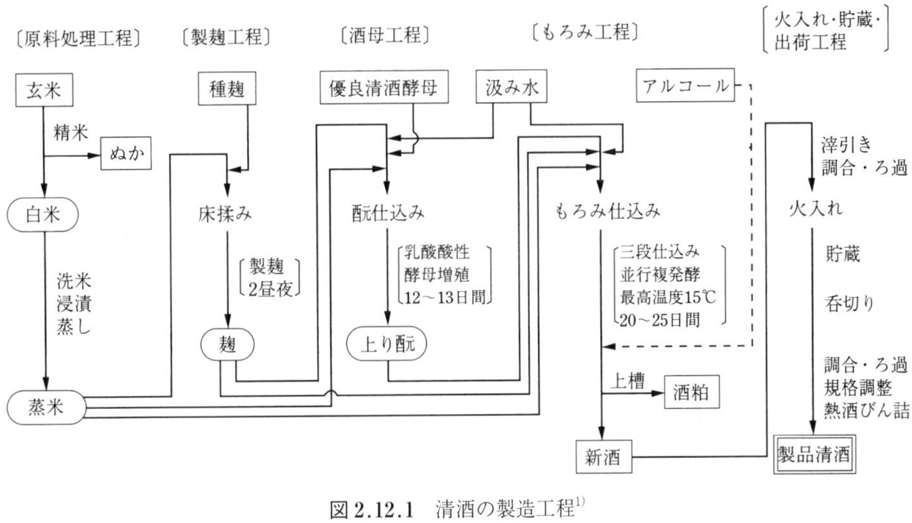

図2.12.1　清酒の製造工程[1]

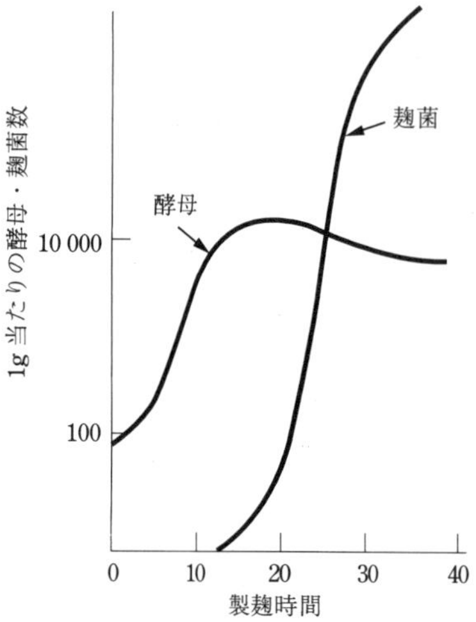

図 2.12.2　製麹中での酵母および麹菌の増殖[2)]

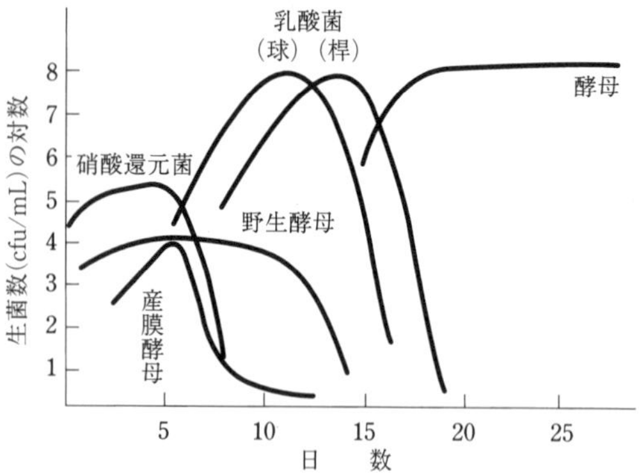

図 2.12.3　山廃酒母育成中の微生物の推移[2)]

酒酵母（*Saccharomyces cerevisiae* に属する協会酵母など）を接種すると酵母が増殖し，アルコールが生成すると乳酸菌も死滅し，優良清酒酵母のみからなる酒母が1か月で完成する．

山廃酛（山卸廃止酛の略）は，生酛の改良型で，上記の「櫂入れ」作業，すなわち山卸（もとすりとも呼ぶ）を廃止したものであり，微生物の変遷は生酛と同じである．

速醸酛は，生酛の製造工程の前半部を省略したもので，乳酸菌による乳酸生成の代わりに発酵乳酸（0.63%前後）を添加して酒母を造る方法である．しかし，乳酸のみでは野生酵母などによる汚染を防止できないため優良清酒酵母が多量に接種される．酒母は2週間程度で完成する．

このようにして完成した酒母は温度を下げ，放置（枯らし，5～15日）した後使用する．

3）　もろみ工程

清酒を製造する工程である．もろみ（醪）は開放発酵のため雑菌に汚染されやすいので，酒母に，麹米，蒸米，水を3回に分けて添加する方法（三段仕込み）がとられている．酒母中の酵母（10^8/g）は，初添（全原料の約1/6を加える．1日目，15℃前後）により希釈されるが，踊（酵母を増殖させる過程，2日目）で増殖し，仲添（全原料の約2/6を加える．3日目，10℃前後），留添（全原料の約3/6を加える．4日目，8℃前後）により希釈があっても，アルコールの生成により雑菌の汚染を防ぐことができる．全工程で酵母数は10^8/g前後を維持し，20日前後で清酒が醸造される．

清酒の製造工程は微生物学的に開放系であることから，製造に不必要な微生物が汚染する可能性があるが，酒母やもろみを低温に保つこと，pHを酸性（3.4～5.0）に保つこと，あるいは環境の衛生管理を徹底することによって腐造を防いでいる．しかし，これらの管理が不十分な場合には腐造が起こる．

(2)　清酒醸造における有害微生物と対策

清酒の腐造は，製造工程中の腐造と，製品になってからの火落菌の増殖による腐造に大別できる．各工程における有害微生物を表2.12.1に示した．かつては，これらによる腐造が時々みられたが，現在では微生物管理（制御方法）や醸造環境が整備され，ほとんど見られなくなってきている．

1）　***Pseudomonas***

蒸米の中に黄色や褐色に着色しているものができる場合があり，これは「赤めし」と呼ばれている．これを清酒醸造に使用しても酒質にはほとんど影響はないが，酒粕に赤めしが残るので粕の商品価値は低下する．この原因は白米の

表 2.12.1　清酒醸造における有害微生物

工　程	有害微生物
米の浸漬	*Pseudomonas fluorescens*
製　麹	*Bacillus subtilis*
	Micrococcus
	産膜酵母
	腐造乳酸菌
酒　母	野生酵母
もろみ	野生酵母
	腐造乳酸菌
	酢酸菌
貯　蔵	火落菌

浸漬・水切り過程で *Pseudomonas*（例えば，*P. fluorescens*）が増殖し，それが蒸し工程で変色したものである[3]．本菌は白米やタンクなどの汚染が原因であるが，15℃以下では増殖が遅いために，本工程を15℃以下で行うことや，浸漬水を交換することによって防止できる．

2)　枯草菌（*Bacillus subtilis*）

麹に枯草菌（こそうきん）が汚染・増殖すると，麹表面に納豆のようなねばりが生じる．この現象は「すべり麹」または「ぬるり麹」と呼ばれ，「はぜ込み」（麹菌の菌糸が米の内部まで達すること）が不足するとともに，香りや味が悪くなり，麹の品質の劣化のみでなく，酒質に大きな影響を与える[4]．この現象は，蒸米の水分量が多い場合に起こることから，防止対策は，蒸米の吸水率が30～35％程度で製麹室に引き込むこと，蒸米上で麹菌が汚染微生物に優先して増殖するように，十分量の種麹を接種し，麹菌の増殖によい環境を保つことである．また，蒸しから製麹までに使用する器具（蒸米が接する物）や，作業員の手指・衣類などの洗浄・殺菌を十分に行うことで防止できる[5]．また，製麹室のホルマリンくん蒸（ホルマリン（37％）を水で2～3倍にうすめ加熱；100～150g/10m^3，硫黄を併用する場合もある）や次亜塩素酸ナトリウム（200ppm）による殺菌が効果的である[5]．

3)　腐造乳酸菌

腐造乳酸菌は過去において，酒造業界を震撼させた清酒腐造の代表的な原因微生物である．症状としては，酸度が5以上になり，アルコール生成が鈍化あるいは停止（アルコール濃度12～15％）し，異常な香りが生じる．

酒母やもろみを変敗させる腐造乳酸菌には，ホモ発酵型乳酸桿菌とヘテロ発酵型乳酸球菌がある．前者はアルコール濃度18％以上（15℃）のもろみ中で増殖可能であるが，後者はアルコール濃度15％以上で生存できない．したがって，ホモ発酵型乳酸桿菌，すなわち *Lactobacillus leichmanii*, *L. plantarum*, *L. casei* などに注意が必要である[6]．

対策は，麹，酒母およびもろみを対象に考える必要がある[7]．

麹および酒母における対策は，*B. subtilis* 対策と同様に，製造環境を清潔に保つことが第一である．麹はもともと麹菌のみではなく，*Micrococcus*, *Bacillus*, 乳酸菌などが含まれているが，それらの絶対量を少なくする工夫が必要である．すなわち，清酒醸造では，雑菌の少ない麹を製造することが肝要である．麹を使用する酒母においても同様で，酒母中の腐造乳酸菌数を10^3/mL以下に抑える必要がある．

もろみにおいて腐造乳酸菌数が10^6/mL以上になると，先に示した現象や，酸臭やジアセチル臭がするようになる（腐造もろみ）．この対策としては，正常な麹や酒母を製造することである．一方，発生後の救済措置は，もろみの初期，中期では，麹や圧搾パン酵母の投入，あるいは酵母の栄養源であるリン酸カリウム，食塩などを添加し，アルコール発酵を旺盛にすることが肝要である．一方，もろみ終期においてアルコール濃度が15％以下の場合には，速やかに醸造用アルコールを添加し，そのまま酸を生成させ，腐造乳酸菌を死滅させる．上槽（じょうそう）（清酒と酒粕の分離）後，炭酸ナトリウムで中和，活性炭ろ過，イオン交換樹脂などを用いて酒質を矯正する[7]．また，他の製成酒（腐造していない清酒）とのブレンドにより品質を修正することが行われている．

4) 野生酵母

酒母では乳酸による酸性条件（山廃酒母では亜硝酸も関与）によって野生酵母の増殖は抑制されるが，もろみでは乳酸が希釈されその抑制効果も弱まり，野生酵母の増殖が起こる．もろみが野生酵母で汚染されると次のような現象が起こる．①もろみのボーメの切れが悪くなる（ボーメとは清酒の比重を示すもので，糖質が多く存在すると大きく，糖質がアルコール発酵に利用されると小さくなる）．すなわち，アルコール発酵が遅延する．②高泡の状態が長く続くとともに，泡の色調が白くなる場合が多い．③もろみの滴定酸度が高くなり（3mL以上），酢酸が増加，異臭を生じる．

対策として，酒母では，種酵母として純粋酵母を十分量添加すること，できるだけ早い時期に培養酵母を添加することである．一方，もろみでも同様であるが，製成酒に対しては上記のような矯正以外に手段はない[5]．

また，もろみ中の清酒酵母と野生酵母の数（比率）をTTC染色法（清酒酵母は赤色を呈するが，野生酵母はピンクや白色を呈する）[8]やβ-アラニン要求性[9]により，経時的にチェックするとともに，製造環境やヒト（手指や衣類）を清潔に保ち，野生酵母やその他の有害菌などの汚染を防止することである．

5) キラー酵母

野生酵母にはキラー因子（他の酵母を死滅させる物質）を持つものがあり，キラー酵母と呼ばれている．野生キラー酵母にもろみが汚染されると，ボーメの切れに対するアルコール生成量が少なくなる[10]．また，初期段階では酸の生成も抑制されるが，後期においては酸が増加する．

対策は野生酵母に準じて行う必要がある[11]．

一方，清酒酵母にキラー因子を導入した酵母（キラー非感受性）が開発されている．この酵母を用いると，野生キラー酵母（因子）に耐性を有するのみでなく，汚染してくる野生酵母を死滅させることができるが，他の醸造用酵母（キラー感受性を有する）も死滅させることから，実際の清酒醸造にはあまり使用されていない．

6) 火落菌

貯酒工程において，清酒を火入れ（低温殺菌）した後，清酒は貯蔵されるが，その間に「火落ち」と称される現象（腐造）が発生する場合がある．その現象は，清酒の白濁，酸度の増加，異臭異味（酸臭および酸味）の発生である．この原因は火落菌と呼ばれる乳酸菌で，菌数が10^6/mL以上になると多量の酸が生成し，酸臭や酸味が発生し酒質を著しく劣化させる．このため先に示したように，もろみにおける腐造乳酸菌による腐造とともに，清酒業界において嫌われる菌である．火落菌は表2.12.2に示すように，発酵形式とメバロン酸の要求性により4群に分けられている[12]．

もろみ中では，もろみ1g当たり5×10^2の火落菌が検出され，特に上槽すると，さらに火落

表2.12.2 火落菌の特徴[12]

菌群名（菌種名）	増殖pH 最適	増殖pH 最高	発酵糖類	増殖に及ぼすアルコール類の影響	メバロン酸要求性	増殖限界エタノール濃度（%）	耐熱性火落菌の中での相対値
ヘテロ発酵型真性火落菌（*Lactobacillus fructivorans*）	4.5～5.0	5.5	グルコース フルクトース	増殖促進	必須要求	20～21	大
ヘテロ発酵型真性火落性乳酸菌（*Lactobacillus hilgardii* など）	6.0～7.0	8.0	多数	増殖阻害	不要	17～18	小
ホモ発酵型真性火落菌（*Lactobacillus homohiochii*）	4.5～5.0	5.5	グルコース マンノース	増殖促進	必須要求～不要	21～25以上	中
ホモ発酵型真性火落性乳酸菌（*Lactobacillus casei* など）	6.0～7.0	8.0	多数	増殖阻害	不要	17～18	小

表 2.12.3　各温度において清酒中に懸濁した火落菌数が1/10に減少する所要時間[13)]

温　度（℃）	所要時間（秒）
50	288
55	58
60	19.5
61	8.4
62	6
63	4.3
64	3.2
65	2.3

耐熱性が最も強いヘテロ発酵型真性火落菌の1菌株を使用．

菌による汚染は増大する．したがって，対策の第一は，火入れ貯蔵やびん詰め前の火入れは65℃で10分以上行うことである．すなわち，表2.12.3[13)]に示すように火落菌の死滅速度は温度によって影響を受け，65℃のD値は2.3秒である．食品の場合，D値の5倍（11.5秒）の殺菌で十分とされているが，火落菌の置かれている状態，菌種による耐熱性の違いや安全率を考慮すると上記のようになる．さらに，①火入れに使用するタンク，ホース，バルブなど清酒が直接接する器具類の洗浄・殺菌を十分に行うこと，②火入れした酒の温度がタンク内で65℃以下にならないようにするとともに，火入れタンクを密閉し，通気孔は殺菌済みのフィルター（孔径0.1 μm）を装着し，雑菌の混入を防止することである．

また，火入れ後，月に1回程度，呑み口から清酒をサンプリングし，白濁の有無を目視するとともに，火落菌検出培地で火落菌の有無を確認することが必要である．白濁が生じた場合には，火入れを行うとともに，生成した過剰な酸の中和，滓（おり）をフィルターろ過し（最終的には，孔径0.1 μmのフィルターを使用），他の清酒とブレンドし販売に供される[12)]．

びん詰め時も同様に，ボトルやキャップを洗浄・殺菌するとともに，温度が65℃以下に下がらないようにする必要がある．

2.12.2　ワ　イ　ン

ワイン醸造の発酵形式は，原料ブドウ中に酵母が発酵可能なブドウ糖が含まれているため，ブドウ果汁に酵母を作用させることでアルコールが生成することから，単(式)発酵と呼ばれている．

(1)　ワイン醸造における発酵微生物の挙動

ワインは醸造法，色調，味，産地などにより分類されるが，ここでは色調による分類を基に，その製造工程について説明する．

1)　赤ワイン

赤ワインは黒系あるいは赤系ブドウを材料にして，果皮，種子，果肉，果汁を一緒に発酵させ，搾汁したものである．破砕した果実，果汁を発酵槽に移し，亜硫酸（ピロ亜硫酸カリウム）を75～125ppm添加する．その後，酒母（酒母歩合3～5%）を添加して20～30℃で発酵される．酒母としては，果皮などに付着した酵母や培養酵母（乾燥酵母：*Saccharomyces cerevisiae* や *S. cerevisiae* var. *ellipsoideus*）が使用される[14)]．また，赤ワインの一部（フランス・ブルゴーニュなど）ではマロラクティク発酵（malo-lactic fermentation, MLF）が行われている．MLFは数十日かけてワイン中のリンゴ酸を乳酸に変える脱炭酸反応で，これにより酸味が落ち着くとともに副生する香気成分により香りが複雑化する．MLFには主に *Leuconostoc oenos*（*Oenococcus oeni*），*L. mesenteroides*, *Lactobacillus plantarum* などが関与している[14)]．

2)　その他のワイン

白ワインは白（緑）系ブドウを材料に，果皮，種子などを圧搾分離し，果汁のみで発酵させて製造される．赤ワイン醸造法との違いは，添加する亜硫酸量（50～100ppm），発酵温度（15～18℃），発酵期間，MLFを行わないなどである．

ロゼワインの製造は赤ワインと同様に行われ，その色調に達した時点で搾汁し，さらに発酵を続行させる．また，貴腐ワインは *Botrytis cinerea*（灰色カビ）の増殖によりブドウ果汁中の糖濃度が高くなったものを原料としている[14]．

(2)　ワイン醸造における有害微生物と対策

ワイン醸造は原料の加熱（殺菌）工程が存在しないのみならず，清酒と同様に微生物学的に開放系で行われる．したがって，ブドウ果実に付着したカビ，産膜酵母や野生酵母などの微生物に汚染されている状況にあること，あるいは発酵温度がこれらの雑菌にも適していることから変敗（腐造）の危険性は避けられない．

1)　発酵中の変敗

ブドウには酸が存在し，pH が低い（3.5 前後）ことや，亜硫酸が添加されることから，いわゆる一般細菌による腐造はほとんど起こらないが，カビ，産膜酵母や乳酸菌による変敗は起こる可能性がある．

ブドウ果皮に付着したカビがワイン醸造期間中に増殖した場合には，カビ臭あるいはオフフレバー（アロマ，ブーケと呼ばれるワインの香気成分の減少）の原因になる．特に赤ワインでは果皮などが浮上し，その表面でカビ，例えば *B. cinerea*, *Penicillium* などが増殖する．このことを避けるためには，ときどき果皮などをワイン中に沈めることが必要になる[15]．

ブドウの果皮などには，*Saccharomyces*, *Shizosaccharomyces*, *Pichia*, *Saccharomycodes*, *Candida*, *Torulopsis*, *Kloeckera*, *Rhodotorula* などの酵母（季節やブドウによるが $10\sim10^6$/g）が存在するが，*Saccharomyces* 以外は亜硫酸に弱く，特に産膜酵母（*Pichia*, *Hansenula*）の増殖は抑制される[16]．

亜硫酸は遊離型と結合型の２つの形態で存在する．遊離型の亜硫酸は果汁中で H_2SO_3, HSO_3, SO_3 などの形態で存在し，pH が高くなるとイオン化し，低くなると非解離型になるが，非解離型の方が抗菌活性は強い．したがって，pH が低い場合には添加量を減らし，高い場合には多くすることが必要である．一方，アルデヒド，ペクチン，タンパク質，糖などと結合した結合型は抗菌活性がない．

乳酸菌，例えば *Lactobacillus* や *Pediococcus*（粘性多糖の生成）の増殖は異臭，苦み，濁り（mousy taint）の原因になる．特別な対策はないが，製造環境を清潔にすることが重要である[17, 18]．

2)　貯蔵熟成中の変敗

貯蔵熟成には樽やタンクを使用するが，その際にも加熱殺菌は行われない．したがって，発酵期間中と同様な微生物による変敗が起こる可能性がある．カビや産膜酵母対策としては，樽の場合は常に満量にしておくこと，タンクの場合はヘッドスペースを窒素ガスあるいは炭酸ガスとの混合ガスで置換することである．また，両者において滓引（おりびき）きを実施する必要がある．

ワインは一定期間の貯蔵熟成の後，びん詰め（またはびん熟成）されるが，コルク部分にカビ（*Penicillium*, *Aspergillus*, *Monilia* など）が増殖しコルク臭，カビ臭の原因となるので注意が必要である．

アルコール分の少ないワインを放置すると酸敗するが，これは酢酸菌によるものである．酢酸菌のアルコール耐性は菌種により異なるが，アルコール分 14～15％ですべての酢酸菌は増殖が抑制される．

2.12.3　ビ　ー　ル

ビールの主たる原料は，オオムギ麦芽とホップと水である．清酒の場合と同様に酵母は麦芽デンプンをアルコール発酵の原料にできない．それゆえ糖化が必要になるが，ビールの場合は，麦芽中に存在するアミラーゼ類を利用している．さらに，糖化終了後に酵母を添加してアルコール発酵を行っているため，その発酵形式は単行(複)発酵と呼ばれている．ホップは苦みと芳香の付与，熱凝固性タンパク質の析出の他に，細菌の増殖抑制に役立っている．

(1)　ビール醸造における発酵微生物の挙動

麦芽を糖化させた麦汁（沈殿物を除き，5～8℃に冷却）に酵母を接種（10^7/mL）することによって発酵（主発酵）が始まるが，これには当日または前日に回収された酵母が使用される．発酵形式には上面発酵と下面発酵があり，それぞれ *Saccharomyces cerevisiae* と *S. uvarum*（*S. carlsbergensis*）が使用される．上面発酵と下面発酵の違いは，主発酵後期に酵母が液表層に浮上するか，沈殿するかであるが，条件により異なり絶対的なものではない．この主発酵期間中に酵母が2～4倍に増殖し，発酵性糖類はアルコールに変わるが，ジアセチル，アセトアルデヒド，硫化水素などの未熟臭がするため若ビールと呼ばれている．この未熟臭を除去するため，若ビールから酵母を分離させ，貯酒タンクに移し少量の酵母で緩慢な発酵（後発酵）が行われる．この間，未熟臭は無臭化あるいは閾値（いきち）以下になるとともに，徐々に0～－1℃まで冷やされ，数週間から2か月程度で酵母が沈殿して清澄なビールが出来上がる．

(2)　ビールの変敗原因微生物と対策

ビール醸造は清酒・ワイン醸造と異なり，ほとんどが微生物学的に密閉系で行われることに加え，仕込み温度が高温，グラム陽性菌に対するホップの抗菌作用，添加酵母の拮抗作用，後発酵での炭酸ガスによる嫌気状態，低いpH（4.0～4.5），アルコールの存在，発酵期間中の低温保持などにより，微生物の汚染は少ない．しかし，図2.12.4[19]に示す微生物による変敗が起こる可能性も秘めているので，汚染防止が必要である[20]．

発酵開始時には栄養分も十分にあり，pHも5.0付近で好気的な条件にあるので，*Pseudomonas*, *Enterobacteriaceae* や酢酸菌などの増殖が可能である．また発酵が進むと徐々にpHが低下，嫌気状態になるが，このような状態は *Flavobacterium* や腐造乳酸菌（*Lactobacillus*, *Pediococcus*）にとって好適である．腐造乳酸菌はホップ（イソフムロンなど）耐性でビールに増殖できることから，製造工程全般にわたって問題になる汚染菌である．例えば，*Lactobacillus brevis* とその近縁種はビール中での増殖速度が非常に速く，ビールびんや缶に1個の菌が存在すれば増殖し，変敗の原因となる．

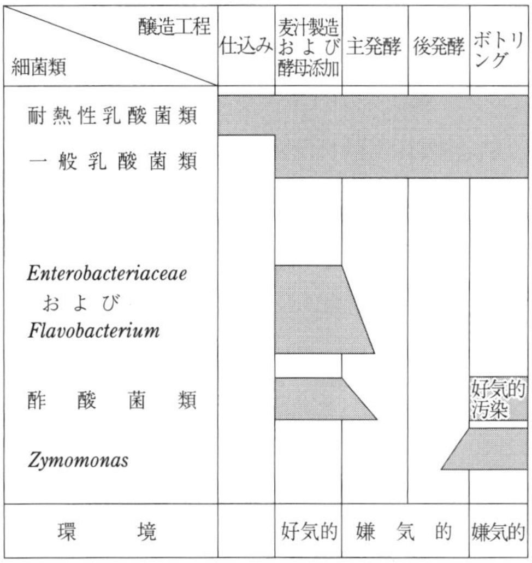

図 2.12.4　ビール醸造工程の有害菌[19]

また，野生酵母である *Saccharomyces diastaticus* はデキストリン発酵能を有し，低レベルの汚染でも，発酵を終了したビール中で著しく増殖し，変敗を引き起こすため最も危険な菌種である．一方，*Saccharomyces* 以外の野生酵母も検出されるが，その頻度は低く，増殖してビールを変敗させることはない[20]．

これらの微生物対策として，第一は，装置などの薬剤あるいは熱（80℃，10分程度）による殺菌である．ビール製造の場合にはCIP（clean in plant）が行われる．第二には，製品の除菌である．生ビールはもちろんであるが，熱処理したビールにおいても，孔径0.2 μmのフィルターろ過が変敗対策として有効である．第三は，浮遊菌対策で，クリーンルーム（クラス10 000～100 000）内での充填である．第四は，製造環境全般（作業員の衣服なども含む）の清浄化で，工場内での変敗原因菌を少なくすることである[20].

文 献

1) 中村欽一:「醸造の事典」(野白喜久雄, 吉澤淑, 鎌田耕造, 水沼武二, 蓼沼 誠編), p. 204, 朝倉書店 (1988)
2) 秋山裕一:「醸造学」(大塚謙一編), p. 10, 養賢堂 (1981)
3) 川又 尚, 松野守男, 島田四郎: 醸協, **62**, 1129 (1967)
4) 佐藤 信: 同誌, **55**, 728 (1960)
5) 後藤邦康:「増補改訂 清酒製造技術」(石川雄章編), 第8版, p. 211, 日本醸造協会 (1998)
6) 外池良三, 秋山裕一: 醸協, **66**, 1195 (1971)
7) 蓼沼 誠, 百瀬洋夫, 武藤 浩, 佐藤 信, 外池良三: 同誌, **61**, 739 (1966)
8) 古川敏郎, 秋山裕一: 農化, **37**, 398, 403 (1963)
9) 菅間誠之助, 山川浩一郎, 瀉岡巌一, 山村紘司, 野白喜久雄: 醸協, **60**, 83 (1975)
10) 今村武司, 川本雅之, 高岡祥夫: 醗工, **52**, 293 (1974)
11) 中村武司他: 醸協, **76**, 411 (1981)
12) 杉並孝二:「食品の腐敗変敗防止対策ハンドブック」(食品産業戦略研究所編), p. 397, サイエンスフォーラム (1996)
13) 丸山新次:「増補改訂 清酒製造技術」(石川雄章編), 第8版, p. 344, 日本醸造協会 (1998)
14) 戸塚 昭:「醸造の事典」(野白喜久雄, 吉澤淑, 鎌田耕造, 水沼武二, 蓼沼 誠編), p. 269, 朝倉書店 (1991)
15) 高橋利郎:「食品保存便覧」(梅田圭司, 安本教傳, 宇田川俊一, 横山理雄, 山口尹通編), p. 1018, クリエイティブジャパン (1992)
16) 飯村 穣, 大塚謙一, 原 昌道: 醗工, **58**, 449 (1980)
17) 後藤奈美: 月刊フードケミカル, **9**(5), 52 (1993)
18) E. J. Barttowsky: *Lett. Appl. Microbiol.*, **48**, 149 (2009)
19) 中谷富治:「殺菌・除菌応用ハンドブック」(田中芳一, 横山理雄編), p. 420, サイエンスフォーラム (1985)
20) 坂井和久:「食品保存便覧」(梅田圭司, 安本教傳, 宇田川俊一, 横山理雄, 山口尹通編), p. 1008, クリエイティブジャパン (1992)

(矢野俊博)

●第2章　食品における微生物の挙動

2.13 醤油・味噌

2.13.1 醤　　油

醤油は蒸熟ダイズと炒煎(しょうせん)割砕(かっさい)コムギの混合物に醤油用種麹(たねこうじ)を接種して醤油麹を造り，高濃度食塩水中で腐敗を防止しながら麹酵素で原料成分を分解するとともに，耐塩性の乳酸菌と酵母の発酵作用で香味を醸し出した，わが国古来の伝承的発酵調味料である．

日本の醤油は，こいくち（濃口），うすくち（淡口），たまり（溜），さいしこみ（再仕込），しろ（白）の5種類に分類されている（日本農林規格）．生産比率は濃口約85%，淡口約12.5%で，この両醤油が圧倒的多数を占める．本項では主に濃口醤油の醸造に関係する微生物を対象とした．

(1)　醤油醸造における発酵微生物の挙動

醤油の醸造工程は麹菌の培養（製麹(せいきく)）ともろみにおける発酵・熟成に分けられる．製麹の目的は蒸熟ダイズと炒煎割砕コムギの混合物に種麹（麹菌の胞子）を接種（種付け）して培養し，主として醤油醸造に必要な加水分解酵素類を生産させることにある．わが国の醤油醸造では黄麹菌 *Aspergillus oryzae* と *A. sojae* が使用されている．種付けされた原料混合物は25～30℃，湿度95%以上の麹室(こうじむろ)または製麹機内で42時間程度（3日麹）または68時間程度（4日麹）培養されて醤油麹となる．

醤油麹は原料容量に対し1.1～1.2倍（11～12水(みず)）のボーメ19～20°塩水（NaCl 23.1～24.6%）中に仕込まれてもろみとなる．もろみ熟成過程における発酵微生物の挙動とそれに伴う成分変化の典型的な例を図2.13.1に示した[1]．

醤油もろみは天然醸造では通常春～秋の半年間，適温醸造では15℃以下の低温に1か月間放置した後，徐々にもろみの品温を上げて25～30℃を保持（温醸）し，半年間程度かけて発酵・熟成させる．もろみ中では麹菌の加水分解酵素により生成した糖類やアミノ酸を基質として，はじめに耐塩性乳酸菌 *Tetragenococcus halophilus* が生育してくる．*T. halophilus* は 10^8/gに増殖して乳酸発酵を行い，もろみのpHを低下させる．乳酸菌が先行してある程度乳酸が生成し始める時期に後熟酵母と呼ばれる *Candida versatilis* や *C. etchellsii*（C酵母）が増殖し，やや遅れて主発酵酵母 *Zygosaccharomyces rouxii*（Z酵母）が増殖し始め，10^7/gに達して旺盛なアルコール発酵を行う．*T. halophilus* と *Z. rouxii* は一時期同一もろみ中に共存するため，両者間に拮抗作用が起こる．*T.*

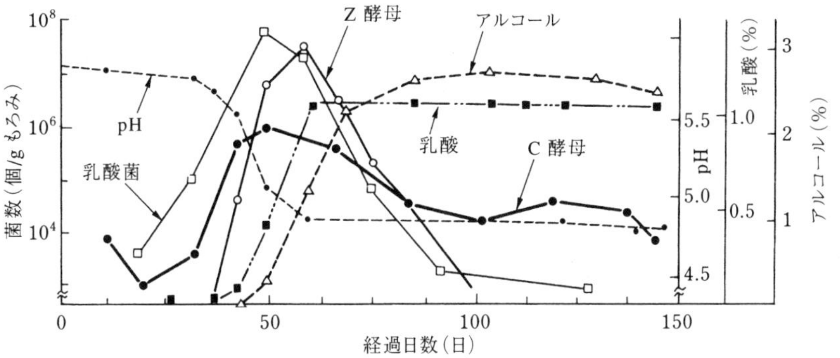

図2.13.1　もろみ中の発酵微生物の挙動とpH，乳酸，アルコールの変化[1]

halophilus は糖類から乳酸を生成するほか，ダイズ中に含まれるクエン酸を資化して酢酸を生じる．*Z. rouxii* に対する *T. halophilus* の阻害は低 pH 下における酢酸の抗菌作用によるものであり，*T. halophilus* に対する *Z. rouxii* の阻害は主にアルコールである．pH が 5.0，アルコールが 1% 程度になると，*T. halophilus* が急激に死滅して乳酸発酵が終了する．

近年では密閉型発酵タンクが普及し，熟成もろみから新規もろみへの発酵微生物の混入がなくなったことや大型タンクにおける発酵の安定化などのために，育種・培養された乳酸菌および酵母が人為的に添加されることが多くなった．乳酸発酵とアルコール発酵のバランスは醤油の品質に大きな影響を及ぼすため，両微生物添加の時期と菌数レベルの適切な判断が重要である．アルコール発酵の衰退とともに Z 酵母は死滅するが，その後 C 酵母が再び弱い増殖を示す．Z 酵母はアルコールとともに，高級アルコール，エチルエステル，醤油の特香成分 HEMF（4-ヒドロキシ-2(or 5)-エチル-5(or 2)-メチル-3(2*H*)-フラノン）などを生成する．また，C 酵母は 4-エチルグアイアコール（4EG）などの揮発性フェノールを生成して醤油に熟成香を付与する重要な酵母とされているが，近年では消費者嗜好が変化しており，後熟酵母添加の意義は薄れてきている．

(2)　醤油醸造における有害微生物と対策

1)　醤油麹の汚染細菌

加熱処理原料の混合，種付けを含めて製麹工程は開放下で行われるため，大気中や機材などから雑菌汚染を受け，製麹中に *Bacillus* や *Micrococcus* などが併発してくる．製麹開始時にはすでに 10^3〜10^4/g の細菌が存在するが，それらの多くは種麹中に混在している細菌に由来する．醤油麹における細菌および酵母の動態を図 2.13.2 に示した[2)]．麹菌胞子は培養 4〜5 時間で発芽し菌糸の伸長が始まるが，混在する

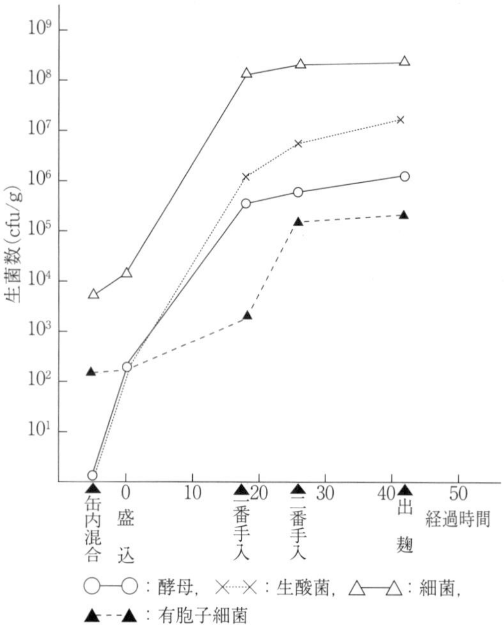

図 2.13.2　醤油麹における細菌および酵母の動態[2)]

汚染細菌は水分活性の高い培養初期に麹菌に先行して増殖する．通常，醤油麹中には 10^8〜10^9/g の汚染細菌が存在している．その種類は単一ではなく，*Micrococcus*, *Enterococcus*, *Bacillus*, *Clostridium* などが混在する．これらのうち *Micrococcus varians* を主体とする生酸菌は酸を生成して麹の pH を低下させ，麹菌のプロテアーゼ生産およびその作用を阻害する．これに対し *Bacillus*（*B. subtilis* が主体）は，アンモニアや酪酸を生成して悪臭を付与するとともに麹の pH を上昇させ，麹菌の生育を阻害する．

各種の細菌を麹菌の胞子とともに接種した混合培養試験の結果を表 2.13.1 に示した[3)]．*B. subtilis* は 10^2〜10^5/g のいずれの添加区においても酪酸を生成し，10^4/g 以上の添加区では麹菌の生育を阻害している．酸性プロテアーゼが弱く中性プロテアーゼは強くなるが，麹菌プロテアーゼの分解機構とは異なるため，必ずしも窒素利用率の向上にはつながらない．これに対し *Streptococcus* sp., *Micrococcus caseolyticus* 添加区では麹菌の生育阻害はみられないものの，プロテアーゼ活性は低下している．*Clostridium* は嫌気的環境で培養された場合にはその存

表 2.13.1　麹菌と細菌を混合培養した際の出麹に及ぼす影響[3)]

接種量（1g 中）		出　麹（67 時間）		出麹の pH	プロテアーゼ			酪　酸
細菌数	*Asp.* 胞子数	細菌数	*Asp.* 胞子数		pH 3.0	pH 6.0	pH 7.0	mg/100g
Aspergillus oryzae 単独								
0	3.7×10^3	0	7.3×10^7	6.20	54	76	55	0
Bacillus subtilis 混合								
4.5×10^5	2.1×10^3	3.8×10^9		7.50	4	150	158	80.5
4.5×10^4	2.1×10^3	2.6×10^9		7.35	4	142	130	50.9
4.5×10^3	2.1×10^3	2.8×10^8	9.5×10^7	6.68	34	98	80	6.4
4.5×10^2	2.1×10^3	5.5×10^7	1.7×10^8	6.30	52	52	46	8.0
Streptococcus sp. 混合								
7.7×10^4	7.6×10^3	1.5×10^8	1.1×10^7	6.01	25	29	19	0
7.7×10^2	7.6×10^3	1.2×10^7	4.6×10^7	6.17	40	41	35	0
Micrococcus caseolyticus 混合								
3.4×10^6	1.7×10^4	2.0×10^9	1.3×10^8	5.61	62	82	48	0
3.4×10^4	1.7×10^4	2.5×10^8	6.3×10^7	5.80	58	70	50	0
3.4×10^2	1.7×10^4	1.5×10^7	4.9×10^7	5.96	50	66	46	0

在頻度が高くなるが，製麹は好気的環境下で行われるため問題になることは少ない．有用菌である耐塩性乳酸菌 *T. halophilus* も好気的環境下で培養されることや栄養要求が複雑なこと，無塩状態での増殖が劣ること，*Micrococcus* などの生酸菌により拮抗的に増殖が抑制されることなどのため出麹（でこうじ）中にはほとんど存在しない．

製麹工程における微生物管理として最も重視すべきことは，有害性の高い *Bacillus* の増殖を防止することである．ダイズの吸水率が高いほど窒素利用率は高まるが，蒸熟ダイズの表面水分が多いほど細菌が増殖しやすくなるので，速やかに炒煎割砕コムギと混合して表面水分を調節する．種麹に混在する細菌は出麹の細菌数に影響を及ぼすことから，細菌数の少ない種麹を使用する．高温の処理原料に種麹を散布すると麹菌胞子の発芽率が低くなるので，種付け時の品温は 40℃ 以下とする．細菌は水分活性の高い製麹の初期に増殖するため，一番手入れまでは特に麹菌の生育に適した 28℃ 程度の室温を保持する．*Bacillus* は高温を好むので製麹初期の品温が 35℃ 以上とならないように注意する．最も分離頻度が高いのは *B. subtilis*，次いで *B. licheniformis* であるが，*B. pantothenticus*, *B. firmus* なども混在している．その他，製麹時に使用した機器に原料が付着したままになっている場合，その中で増殖した細菌が製麹原料を汚染するので使用後の機器は十分に洗浄し，常に清潔に管理しなければならない．

2)　もろみ熟成過程における汚染細菌の動態

醤油麹中の汚染細菌は仕込み後，高濃度食塩と嫌気的環境の中で次第に死滅するが，*Bacillus* は胞子を形成して休眠状態でもろみ中に存在し続ける．高濃度食塩，高窒素，低 pH 環境からなるもろみ中では細菌胞子の発芽・増殖は困難で，*T. halophilus* による乳酸発酵や *Z. rouxii* によるアルコール発酵ならびに後熟酵母の増殖に影響を及ぼすことはない．しかし，納豆麹と呼ばれる強度の *Bacillus* 汚染を受けた麹を仕込んだもろみではアンモニア臭が強く，商品にはならない．*M. varians*, *M. conglomeratus*, *M. caseolyticus*, *M. ureae* などの *Micrococcus* グループはいずれもかなりの耐塩性を有するが，嫌気的環境にあるもろみ中での増殖は困難で，次第に死滅する．通性嫌気性の *Staphylococcus epidermidis* はもろみ中で増殖して酸を生成するが，非耐塩性の乳酸菌類が増殖することはない．

もろみの表面にカビ様の白膜を張る産膜性の *Z. rouxii* は有害で，一般に醤油カビ（白カビ）

と呼ばれる．発酵に関与しないのみならず，含窒素物質を分解してベンズアルデヒドや安息香酸などの不快臭物質を生産して風味を害する．本菌の増殖を阻止するには，もろみ表面に増殖した白カビをもろみの撹拌時に内部に押し込み，空気と接触させないように管理する．

(3)　製品醤油の微生物による変敗と対策

熟成もろみは圧搾して生揚げ（きあげ）（生醤油（なま））と粕に分け，生醤油は殺菌，酵素類の失活，色沢の安定化，香味の調和，タンパク質の凝固などの目的で80～85℃，30分程度の火入れを行う．火入れ醤油は滓引き（おりびき）（清澄）後，容器詰めされる．細菌胞子以外の酵母や細菌の栄養型細胞は火入れによりすべて死滅する．しかし，細菌胞子（大部分は*Bacillus*）は上述の火入れ条件では死滅せず，そのまま製品醤油中に移行する．

1)　醤油中に生残する *Bacillus* による変敗

市販醤油には10^3～10^5/mLの細菌胞子が存在するが，低pH，低水分活性下で発芽・増殖することは不可能で，醤油として利用する限り細菌胞子の存在が問題になることはない．しかし，この醤油をめんつゆや惣菜などの加工用素材として使用する場合には，pHおよび水分活性（A_w）の上昇により発芽・増殖する可能性があることから無菌醤油が求められる．醤油の無菌化にはプレートヒーターを用いた高温短時間殺菌が行われる．醤油中における*B. subtilis*胞子の熱死滅条件を表2.13.2に示した[4]．著者らは乳酸添加によるpHの低下と，エタノールの添加または両者の併用により醤油中の細菌胞子の耐熱性が低下することを認め，プレートヒーターを設置していない中小メーカー向けの技術として，これらの成分調整により100℃以下の低温殺菌による無菌醤油の製造が可能であることを報告している（表2.13.3）[5]．

2)　湧きと白カビ

製品醤油は高濃度食塩，高窒素成分，低pH，アルコール類，4-エチルグアイアコール，火入れに伴うアルデヒドやアミノ-カルボニル反応生成物などの抗菌成分を含んでおり，醤油中で増殖可能な微生物は耐塩性酵母に限られる．火入れ後の冷却，滓引き中または容器開栓後に*Z. rouxii*が混入した場合，二次発酵（湧き）や発カビの原因となる．食塩濃度の低い醤油や糖含量の高い白醤油ではしばしば製品化後の湧きが問題となるが，濃口などの普通醤油では全窒素および発酵産物の含量が高いため，湧きが問題になることはほとんどない．一般的には発カビに対する阻止条件が満たされていれば同時に湧き防止も可能と考えてよい．

保存上問題となる白カビに対し，わが国では安息香酸とそのナトリウム塩，パラオキシ安息香酸のエステル類（エチル，プロピル，イソプロピル，ブチル，イソブチル）の添加が認められている．前者は溶解性の良い安息香酸ナトリウムが主に白醤油などの火入れを行わない醤油に使用される（使用基準は安息香酸として0.6g/kg以下）．酸型保存料の防カビ効果は中性に近づくにつれて低下するので，許容pHの範囲内で，できるだけ低pHで使用する必要がある．後者のエステル型保存料ではパラオキシ安息香酸ブチルエステル（POBB）が最も優れた防カビ効

表2.13.2　醤油中における*B. subtilis*胞子の熱死滅条件[4]

温度（℃）	初発菌数 → 残存菌数（1 mL中） 10^5 → 1	10^3 → 1
100	3 732s	2 238s
110	336	196
120	30.3	18.1
130	2.7	1.6

表2.13.3　*B. subtilis*胞子を含む成分調整醤油の低温殺菌（87℃）[5]
醤油のpH，アルコールに対応するD値（分）

pH	アルコール（%） 5.0	4.0	3.0	2.0	0.64
4.0	1.5	2.4	3.4	4.7	6.7
4.2	2.1	3.0	4.3	6.6	10.3
4.4	3.3	4.5	5.7	9.4	18.9
4.6	5.8	8.0	10.6	17.0	29.2
4.8	9.3	12.4	17.4	27.8	42.8

果を示す．使用基準はパラオキシ安息香酸として0.25g/kg以下であるが，POBB使用の場合は，0.05g/kgで十分な防カビ効果が期待できる．ただし，POBBは醤油中での溶解度が低いため，少量の水酸化ナトリウム，エタノール，酢酸などに溶かして80℃の火入れ時に添加する方法がとられる．火入れ時添加のもう1つの理由はPOBBをパラオキシ安息香酸とブタノールに分解する醤油中のエステラーゼを失活させるためでもある．

合成保存料は醤油の品質に影響を及ぼすものではないが，それらを使用した醤油ではラベルにその旨を表示することが義務付けられており，合成保存料の使用は敬遠されてきた．従来から良く発酵した醤油はカビにくいということから1970年頃から醤油の本来成分による保存法の研究が行われるようになった．そのような中でアルコールの静菌作用が注目され，醤油成分としての発酵アルコールに変性アルコールを併用する技術が実用化されることとなった．近年ではアルコール添加法が醤油保存法の主流となっている．

アルコール（エタノール）の防カビ効果に及ぼす接種菌数，全窒素の影響を表2.13.4に示した[6]．アルコールの防カビ力は醤油の全窒素に対応しており，全窒素が高くなるほど防カビに必要なアルコール濃度は低くなる．全窒素1.5%（JAS規格濃口特級）醤油の防カビに必要なアルコールは2.0%とされるが，産膜酵母数によっても異なり，醤油中の産膜酵母数が多くなるほど静菌には高濃度のアルコールが必要となることから，特に火入れ後の二次汚染の防止に配慮する必要がある．減塩醤油など食塩の少ない醤油では白カビも生育しやすく，普通醤油には生育が困難な*Lactobacillus beijerinck*に属する乳酸菌群が増殖して酸敗を引き起こすことが知られており[7]，食塩9%の減塩醤油には3.5〜4.0%のアルコールが必要とされている．

3)　醤油の抗菌作用と安全性

現在市販されている濃口醤油は食塩17%，アルコール2%，pH4.8付近で，A_w 0.81〜0.76の中間水分活性領域にあり，それ自身が強い抗菌力をもっている．赤痢菌，腸チフス菌，パラチフス菌，コレラ菌などの病原菌，大腸菌，腸炎ビブリオ，黄色ブドウ球菌などの食中毒菌はすべて醤油中で死滅することが確認されている．図2.13.3に各種の醤油中に添加した腸管出血性大腸菌O157：H7の消長を示した[8]．

表2.13.4　アルコールの防カビ効果に及ぼす接種菌数，全窒素の影響（32℃）[6]

接種菌数（1mL中）		10 000個										1 000個									
経過日数		6	7	8	9	10	11	12	13	14	15	6	7	8	9	10	11	12	13	14	15
全窒素(%)	アルコール(%)																				
1.20	1.15																				
	1.65																				
	2.15																				
	2.65											○									
	3.15	○										○	○								
	3.65	○	○									○	○								
	4.15	○	○	○	○							○	○	○	○						
1.50	1.44	○										○	○								
	1.94	○	○									○	○	○	○						
	2.44	○	○	○	○							○	○	○	○	○	○	○	○		
	2.94	○	○	○	○	○	○					○	○	○	○	○	○	○	○	○	○
	3.44	○	○	○	○	○	○					○	○	○	○	○	○	○	○	○	○
	3.94	○	○	○	○	○	○	○	○			○	○	○	○	○	○	○	○	○	○
	4.44	○	○	○	○	○	○	○	○	○	○	○	○	○	○	○	○	○	○	○	○

○印の領域はカビない範囲．
アルコールは醤油のアルコール＋添加アルコール．

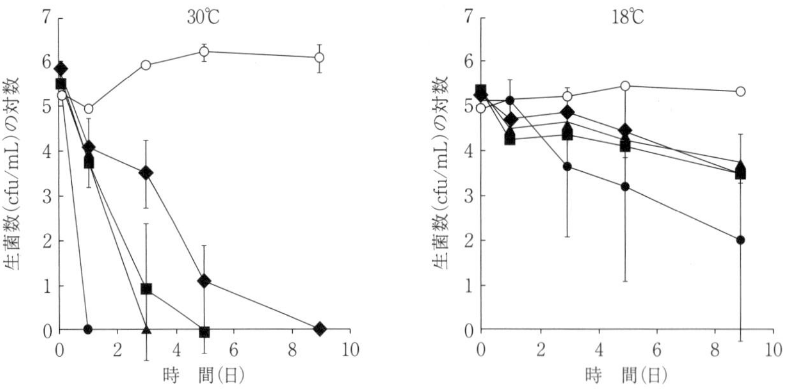

○：0.1Mリン酸緩衝液（pH7.0），■：濃口醤油（本醸造），●：濃口醤油（新式醸造，保存料入り），▲：淡口醤油，◆：減塩醤油

図 2.13.3　醤油中における腸管出血性大腸菌 O 157：H 7 の消長[8)]

醤油の殺菌力は温度依存的であり，30℃では強い殺菌作用を認めたが，18℃ではその作用は低下し，4℃では殺菌作用は認められず静菌作用のみが観察された．最も殺菌力が強いのは新式醸造方式による保存料添加の濃口醤油で，保存料が影響していると思われるものの，醤油の殺菌力は食塩濃度の高い順で，高濃度の食塩が主要因になっていると考えられる．

2.13.2　味　　噌

味噌の範疇（はんちゅう）には金山寺味噌や醤（ひしお）などの嘗味噌（なめみそ）や乾燥味噌も含まれるが，これらは加工味噌に分類され，味噌汁に使用される普通味噌とは区別されている．普通味噌は製造に用いる麹原料の種類により，米味噌，麦味噌，豆味噌に分けられるほか，米味噌と麦味噌の合わせ，豆味噌と米味噌の合わせのように複数の味噌が混ざったものは調合味噌として普通味噌に分類される．さらに，原料配合や食塩含量，醸造期間などによって甘辛や白，淡，赤色など味や色により細分類されている．本項では最も生産量の多い辛口米味噌を中心に，醸造工程および製品味噌に関係する微生物について述べる．

(1)　味噌醸造における発酵微生物の挙動

米味噌の原料は，ダイズ，米麹（麦味噌ではハダカムギ麹またはオオムギ麹，豆味噌ではダイズそのものを麹とする）および食塩である．麹米には精白した粳米（うるちまい）を使用し，吸水・水切り後40分程度蒸す．35℃付近まで冷却した後，味噌用種麹（*Aspergillus oryzae*）を接種して麹室（こうじむろ）内（または製麹機）に引き込み，適温湿度下で途中2回の手入れを挟んで42時間程度培養する．米麹は擂砕（らいさい）した蒸熟ダイズおよび食塩と混合して仕込桶に隙間なく詰め込み（仕込み），表面に重石を載せて熟成させる．熟成期間は加温醸造（25～30℃）で3～6か月程度，天然醸造では6か月～1年程度が一般的である．仕込み後の味噌は高濃度食塩環境下にあり，麹から移行した *Micrococcus* や *Enterococcus*，一般酵母などの非耐塩性菌群は漸次死滅して減少する．仕込みの1～2週間後には耐塩性乳酸菌 *Tetragenococcus halophilus* の増殖が始まる．醤油もろみほど厳密ではないが，乳酸発酵により味噌の pH が 6.0 以下に降下すると耐塩性酵母 *Zygosaccharomyces rouxii* が増殖し始め，10^7/g に達して旺盛なアルコール発酵が行われる．*Z. rouxii* の供給源としてかつては発酵状態の良い熟成味噌を種味噌として添加することも行われていた．現在では淡色系や赤色系など地域の味噌の特徴に適合した性質をもつ *Z. rouxii* が分離・選択され，仕込み時に 10^5/g 程度の培養酵母が添加されることが多くなった．それに比べて *T. halophilus* を添加している工場は未だ少ない．乳酸発酵，アルコール発酵に伴って味噌の内部は嫌気的となり，次第に酵母数が減少するとともに活力が低下するので，仕込みの20～30日後に「天地返し」と称して味噌を掘り起こして別の容器に移し替える作業を行う．この操作により味噌中に空気が入りこみ，酵母が活性化して発酵が促進される．

甘味噌は多糖少塩の分解型味噌で50℃前後で熱仕込みされ，35℃程度の高温下で5～7日間熟成されるため，発酵微生物は関与しない．豆味噌は常温または25～30℃で熟成されるが，発酵源となる糖分が少ないため耐塩性酵母の増殖はほとんどなく，分解型味噌に分類される．

(2)　味噌醸造における有害微生物と対策

1)　味噌麹の汚染細菌

味噌醸造に不可欠な製麹工程は醤油麹と同様に開放下で行われるため，汚染菌が増殖しやすく，厳重な微生物管理が求められる．味噌用米麹の汚染菌は製麹の初期に旺盛な増殖を示すが，後半は麹菌の生育および水分活性の低下により細菌数は並行状態となり，出麹までその菌数が保持される．米麹中の汚染細菌として多く検出されるのは *Micrococcus* および *Enterococcus* に代表されるグラム陽性球菌で，他に *Hafnia*, *Enterobacter*, *Klebsiella* などのグラム陰性桿菌も検出される．グラム陽性桿菌の *Bacillus* は比較的少ないが，*Bacillus* の多い麹では麹菌の生育を阻害するとともに，雑菌臭や納豆臭を付与するなど味噌の品質に悪影響を及ぼす．好気性の *Micrococcus varians*, *M. conglomeratus*, 通性嫌気性の *Enterococcus faecalis* などの生酸菌群は，製麹の前半に増殖して乳酸を生成することによりpHを低下させ，*Bacillus* の増殖を抑制する方向に働く．麹菌の至適pHは5.5付近にあり，生育は24～28時間頃が最大となるので，結果として生酸菌群は麹菌が旺盛に増殖するための環境を整える前駆的な役割を果していることになる．しかし，上述の生酸菌が増殖した場合は出麹のpHが低下して中性プロテアーゼの作用を弱めることになる．豆味噌ではダイズ麹を用いるが，水分の多い蒸熟ダイズそのままでは麹にすることはできないので，限定吸水（ダイズの浸漬時間を短縮して吸水量を低く調整すること）後蒸したダイズを擂砕して直径25mm，長さ40mm程度の円柱状の塊（味噌玉という）に成型して，その周りに種麹を混ぜた香煎（オオムギを炒って粉末にしたもの）をまぶして麹菌を培養する．味噌玉麹では特に *Bacillus* が増殖しやすいので，pHを低く導く生酸菌の存在意義は大きい．しかし，米麹では麹基質の成分特性および水分活性などのため通常は *Bacillus* が異常増殖するようなことはないので，生酸菌の増殖は必ずしも有益とはいえない．

2)　味噌熟成過程における汚染細菌の動態

麹は蒸熟ダイズおよび食塩と混ぜて桶などの熟成容器に仕込まれる．高温で処理された蒸熟ダイズは殺菌され付着細菌数は 10^2/g以下となるが，仕込み時には麹に混在する細菌がそのまま味噌中に移行するので，仕込み味噌の細菌数は総体的には 10^5～10^6/g存在することになる．米味噌熟成中の一般細菌数と耐熱菌数の消長を図2.13.4に示した[9]．一般細菌は仕込み後15日までの間に高濃度食塩と嫌気的環境下で漸次死滅するが，その後はほぼ一定で推移する．*Bacillus* は味噌中では胞子を形成し，休眠状態で存在するため味噌熟成中に菌数の変動はなく，味噌細菌の主体は *Bacillus* ということになる．しかし，水分活性の低い高濃度食塩存在下で *Bacillus* の胞子は発芽・増殖することはないので 10^5/g以下のレベルであれば味噌の発酵・熟成に影響を及ぼすことはない．

近年，味噌についても通常の加工食品と同様に細菌数の少ない商品が求められるようになった．その対策としてナイシン生産性乳酸菌を利用して豆味噌および米味噌中の *Bacillus* を効果的に阻止する製造法が開発されている[10,11]．これらの方法は予めナイシン生産性の *Lacto-*

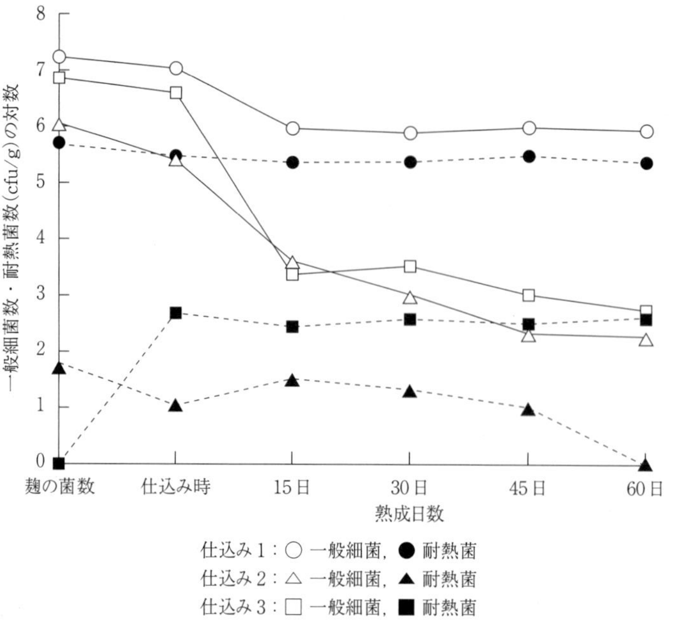

図 2.13.4　味噌熟成中における一般細菌数と耐熱菌数の消長[9]

本図は文献9)の表数値をグラフ化したものである.
仕込み条件：6割麹，乳酸菌・酵母添加，熟成温度30℃.
3×10^2/g未満（▲）は，希釈平板培養法における有効菌数外の数値である.
仕込み3については15日目に天地返しを行った.

*coccus lactis*を培養した後，種麹を接種して味噌麹を調製する技術を利用したもので，現在*Bacillus*が存在しない味噌の製造を可能とする唯一の方法となっているが，微生物管理の煩雑さなどのため味噌工場への普及は遅れている．2009年3月には，わが国においても食品添加物（保存料）としてナイシンの使用が許可されたが，価格面や効果的な使用法のデータ不足から，味噌への添加は普及していない．管理の容易な麹中の細菌胞子低減策として，製麹に際して蒸米に酢酸を添加することにより麹の細菌数を低減するとともに，細菌胞子数を大幅に減少させる方法が報告されている[12]．

上述のように*Bacillus*は味噌中では胞子の形で存在しており，味噌として通常の調理に使用する場合は全く問題ないが，胞子数の多い味噌を素材として食塩濃度の低い調理加工食品などに使用した場合，味噌由来の細菌胞子が発芽・増殖してその調理加工食品を不可食化することがあるので，味噌製造関係者は極力味噌中に混在する細菌胞子の低減化に努めなければならない．

3)　味噌の酸敗

味噌製造に必要な発酵微生物は，味噌中に含まれる食塩により増殖がコントロールされているため通常は異常発酵を起こすことはないが，麹の使用割合が高く，食塩の少ない（10％以下）味噌では，耐酸性乳酸菌*Pediococcus acidilactici*の異常増殖により酸敗を引き起こすことがある．味噌乳酸菌*T. halophilus*は耐酸性が低く，pH 5.5以下になると急激に活性が低下するが，耐酸性の高い*P. acidilactici*はpH 5.5以下でも増殖して多量の乳酸を生成してpHを4.5付近まで低下させて酸敗を引き起こす．酸過多の味噌は強い酸味と酸臭を伴い品質が低下する．本菌は麦の成分によって耐塩性が高まるため，酸敗は麦味噌で起こりやすい[13]．*P. acidilactici*の異常増殖を阻止するには水分活性が高くならないよう食塩と水分量を調整する必要がある．

(3)　製品味噌の微生物による変敗と対策

味噌汁を主な用途とする普通味噌は通常，殺菌されることなく生味噌のまま製品化される(だし入り味噌はホスファターゼ失活のため加熱殺菌されている)．味噌のもつ抗菌作用のため病原菌や食中毒菌を含めて細菌類が味噌中で増殖することはないが，残存酵母によるガス発生や白カビの増殖，*Clostridium* による加熱殺菌味噌の膨れなど，製品味噌の異常発酵には防止対策が必要となる．

1)　再発酵と白カビ

袋詰や容器詰味噌では発酵を担った *Z. rouxii* が 10^5/g 以上製品味噌中に残存する場合，密封包装後の再発酵で生じた CO_2 ガスによって膨れを起こし，放置すれば破袋したり容器を破損することがある．再発酵防止策として合成保存料ソルビン酸カリウム（使用基準はソルビン酸として 1g/kg 以下）の使用が認められている．しかし，醤油の場合と同様に表示が義務付けられているため，現在ではアルコールによる保存法が一般的となっている．図 2.13.5[14] に味噌保存中のアルコール濃度と酵母数の変化を示したが，酵母は 2%以上のアルコール存在下で漸減し，再発酵は起こらない．この現象は温度が高いほど顕著である．アルコールは産膜性の *Z. rouxii*（白カビ）の抑制にも効果的であり，辛口米味噌で 2%，2 か月未満で製品化される淡色系麦味噌では 2.5%となるようにアルコールが添加される．味噌熟成中に生成された発酵アルコールと添加用の変性アルコールでは抑制効果に差がないことから，旺盛な発酵で生成させたアルコールを防湧(ぼうゆう)に利用した「無添加味噌」の製造技術[15]も普及してきている．また，*Z. rouxii* が高濃度食塩存在下で温度感受性になる性質を利用して，熟成中の味噌を 40～50℃で 0～5 日間加温することにより残存酵母が減少し，保存性が高まることが報告されている[16]．

2)　加熱殺菌味噌の膨れ

加熱殺菌味噌の膨れの原因として *Clostridium* が知られている[17]．60℃，30 分の加熱処理後に膨れ現象がみられた味噌には 10^2～10^4/g の *Clostridium* が存在しており，白味噌から *C. perfringens*，麦味噌から *C. multifermentas* の変種，淡色系辛口味噌から *C. toanum* および *C. tertium* の変種が分離されている．これらの *Clostridium* は味噌の成分によって耐塩性が増加する[18]ことが知られており，麹室や環境の消毒，製麹時に麹の pH を低めに誘導するなどの汚染防止対策が必要である．

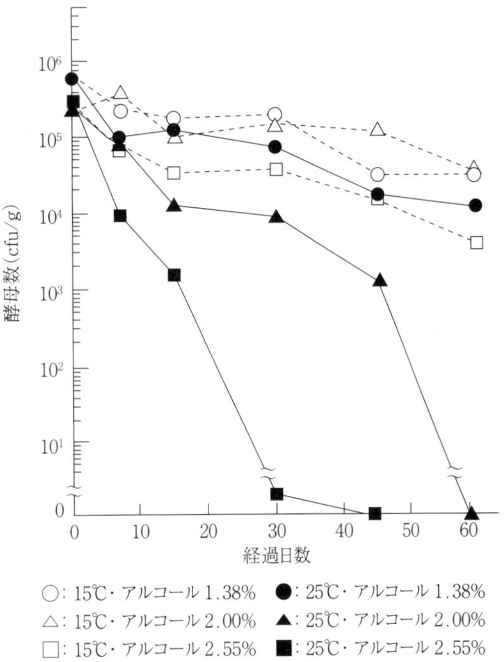

図 2.13.5　味噌保存中のアルコール濃度と酵母数の変化[14]

3)　味噌の抗菌作用と安全性

味噌は極めて安全性の高い食品で，これまでに病原菌や食中毒細菌の感染源となった例は報告されていない．表 2.13.5[19] は仕込み時に大腸菌を添加した味噌における熟成中の大腸菌数の推移を示したものであるが，添加した大腸菌は仕込み後 1 週間ですべて死滅している．全国各地から集められた 101 点の市販味噌について衛生細菌の調査が行われているが，いずれの味噌からも大腸菌群，腸炎ビブリオ，黄色ブドウ球菌は検出されていない．腸管出血性大腸菌

表2.13.5　食塩12%味噌における添加大腸菌の推移とpH，アルコール，水分活性の経日変化（30℃熟成）[19]

日数	区分	大腸菌数（1g中）	pH	アルコール（mg/100g）	A_w
0	1	1.2×10^4	5.78	54	0.779
	2	1.3×10^4	5.79	54	0.773
	3	1.0×10^4	5.80	43	0.803
2	1	7（×10）*	5.48	64	0.762
	2	3（×10）*	5.46	96	0.758
	3	2（×10）*	5.51	91	0.790
4	1	3（×10）*	5.41	64	0.760
	2	0	5.39	149	0.756
	3	2（×10）*	5.40	228	0.783
7	1	0	5.38	80	0.750
	2	0	5.37	265	0.751
	3	0	5.30	519	0.776
10	1	0	5.34	80	0.751
	2	0	5.30	477	0.747
	3	0	5.29	635	0.773
15	1	0	5.28	80	0.752
	2	0	5.25	572	0.746
	3	0	5.23	1 375	0.762

区分1：微生物・アルコール無添加法，仕込み時のpH 5.78，A_w 0.779.
区分2：酵母無添加法，仕込み時のpH 5.79，A_w 0.773.
区分3：酵母・乳酸菌添加法，仕込み時のpH 5.80，A_w 0.803.
＊10倍希釈の1平板に30コロニー以下の有効菌数外を意味する.

O 157に対する試験も行われている[20]．ベロ毒素Ⅰ型産生株（O 157：H 7，ATCC 43890）およびベロ毒素Ⅰ・Ⅱ型産生株（O 157：H 7，ATCC 43895）は，いずれも味噌中では増殖することは困難で，徐々に死滅することが確認されている．これらの実験結果は，味噌中に衛生細菌が存在しないこと，仮に製造過程で衛生細菌が混入しても熟成中に死滅することを意味しており，味噌の安全性を裏付けたものとなっている．

文　　献

1）門脇　清：「醤油の科学と技術」（栃倉辰六郎編），p. 134，日本醸造協会（1988）
2）芳賀　宏，遠藤勝之：調味科学，**18**，43（1971）
3）千葉秀雄：醤研，**2**，31（1976）
4）花岡嘉夫，斉藤伸生，横塚　保：調味科学，**19**（4），11（1972）
5）山本　泰，小林伸吉，好井久雄：醤研，**6**，19（1980）
6）中村　清，室橋晶子，梅田勇雄：調味科学，**18**（2），21（1971）
7）花岡嘉夫：醗工，**45**，312（1967）
8）S. Masuda, Y. Kudo, S. Kumagai：*J. Food Prot.*, **61**，657（1998）
9）望月　務：醸協，**75**，11（1980）
10）T. Kato, K. Maeda, H. Kasuya, T. Matsuda：*Biosci. Biotechnol. Biochem.*, **63**，642（1999）
11）T. Kato, L. Inuzuka, M. Kondo, T. Matsuda：*ibid.*, **65**，330（2001）
12）林田安生：熊本県産業技術センター研究報告，**45**，19（2008）
13）好井久雄：「食品微生物学ハンドブック」（好井久雄，金子安之，山口和夫編），p. 204，技報堂出版（1995）
14）佐藤　正，安平仁美：信州味噌研究所研究報告，**35**，61（1994）
15）安平仁美：味噌の科学と技術，**41**，312（1993）
16）松本伊左尾，秋本隆司，今井誠一：同誌，**39**，254（1991）
17）伊藤　寛，海老根英雄：食糧研報，**22**，46（1968）
18）伊藤　寛，海老根英雄：同誌，**22**，61（1968）
19）伊藤公雄，今井　学，石神　実，武田　茂，安平仁美：味噌の科学と技術，**31**，102（1983）
20）中央味噌研究所資料：同誌，**45**，274（1997）

（山本　泰）

●第2章 食品における微生物の挙動

2.14 漬 物 類

2.14.1 漬物について

漬物は食塩を利用することにより野菜を長期に保存することが可能となることから，乾物などと同様に最も古い保存食品の1つである．漬物は，通常，副食物としてそのまま摂食される既成食品で，野菜，きのこ，海藻などを主原料として，塩，醤油，味噌，粕（酒粕，みりん粕），麹（こうじ），酢，糠（ぬか）（米糠，ふすまなど），カラシ，もろみ，その他の材料に漬け込んだものである．

わが国には，たくあん漬，野沢菜漬，浅漬など，数多くの漬物があるが，主に漬床（つけどこ）や漬液の違いによって10種類に分類されている[1]．それらをまとめたのが表2.14.1[1]である．これらを製造法の違いから分けると新漬，古漬，発酵漬物に大別される．

新漬は，調味浅漬や菜漬が主体で，野菜を塩漬にしたのち調味した漬物である．ハクサイやキュウリの浅漬などが代表的なもので，食塩濃度が2%前後と低いことから，微生物による品質低下を起こしやすい漬物である．古漬は，調味液の味が主体となる漬物で，醤油漬，酢漬，味噌漬，粕漬などが含まれる．古漬は20%程度の食塩で野菜を塩漬した塩蔵原料（下漬）を脱塩（塩抜き）したものを材料に醤油，味噌，粕などに漬け込み調味したものである．よく知られている漬物としては，福神漬，奈良漬，キュウリ刻み漬などがある．また，発酵漬物は，低食塩濃度で漬け込んだ後，乳酸発酵させて作られるもので，京都のすぐき漬，しば漬，飛騨高山の赤カブ漬，長野県木曽御嶽山麓のすんき漬などが知られている．

一夜漬，浅漬は新鮮な国内産の原料野菜を主に使用しているが，原料野菜が天候に左右されることなどから，原料供給が不安定となる場合が多い．一方，古漬の塩蔵原料は外国から輸入される傾向が強い．ショウガなどは亜熱帯性の植物であるため，南方諸国の方が品質，収量ともに優位にある．したがって，今ではその多くが輸入されるようになった．また，塩蔵原料だけでなく，包装や製造技術の向上，人件費などを背景に，製品開発輸入が増加している．

表2.14.1 日本の漬物の分類[1]

漬物の種類	漬込み方法	主な漬物
塩　漬	塩を主とした材料に漬け込んだもの	白菜漬，野沢菜漬など
醤油漬	醤油を主とした材料に漬け込んだもの	福神漬，山菜漬など
味噌漬	味噌を主とした材料に漬け込んだもの	山菜味噌漬など
粕　漬	粕を主とした材料に漬け込んだもの	奈良漬，ワサビ漬など
麹　漬	麹を主とした材料に漬け込んだもの	べったら漬など
酢　漬	食酢，梅酢，リンゴ酢を主とした材料に漬け込んだもの	ラッキョウ漬，千枚漬など
糠　漬	糠と塩を主とした材料に漬け込んだもの	たくあん漬，白菜糠漬など
からし漬	カラシ粉を主とした材料に漬け込んだもの	ナスからし漬など
もろみ漬	醤油または，もろみを主とした材料に漬け込んだもの	小ナスもろみ漬，キュウリもろみ漬など
その他	発酵漬物など	すんき漬，すぐき漬など

2.14.2　原料野菜の汚染微生物

野菜は土壌あるいは水耕で栽培されているが，土壌栽培の場合は土壌，灌漑用水，動物のし尿，浮遊菌など様々なところから汚染を受けるとともに，収穫後の流通段階の汚染によって生野菜の細菌叢が形成される．一般的に生野菜の汚染細菌数が 10^7/g を超えることはないとされているが，モヤシやカイワレダイコンなどの水耕栽培の場合には 10^7/g を超えることも珍しくない．

表 2.14.2[2] に主に葉菜類の付着菌数を示した．葉菜類の付着菌数は 10～10^8/g と幅広い範囲に分散しているが，多くは 10^4～10^6/g の範囲で汚染されている．一般的に外葉部の方が内葉部よりも，季節的には夏期の方が冬期よりも多く汚染されている．なかでも *Pseudomonas* や *Flavobacterium*，*Enterobacteriaceae* に属する細菌が優勢となる傾向がある．根菜類の付着菌数は，葉菜類よりもやや多い傾向が見受けられ，10^3～10^8/g に分布している．なかにはニンジンのように生菌数が 10^8/g，大腸菌群数も 10^8/g 以上に達する場合も見受けられる[3]．

2.14.3　漬物の腐敗・変敗

漬物は，主に野菜類を原料として製造されることから，土壌，水由来の微生物が一次汚染菌となり，さらに加工工程で汚染される．

漬物で比較的多く見られる変敗事例は浅漬類の濁りの発生や酸敗，袋詰品の膨張などである．浅漬は低塩で漬けられ，保存料を使うことが少ないことから保存状態によっては容易に変敗を起こす．浅漬にみられる微生物のほとんどは原料野菜に由来しているもので，*Pseudomonas*，*Flavobacterium* や *Enterobacter* などのグラム陰性菌が多くみられる．製造直後は *Pseudomonas* などのグラム陰性菌が一時的に増加し，ときには 10^6～10^7/g に達することもある．その後，保存経過に従い，徐々に *Leuconostoc* や *Lactobacillus* などの乳酸菌の増殖がみられるようになり，乳酸生成に伴う pH の低下によりグラム陰性菌は減少，死滅する．浅漬調味液は濁りを呈し，*Saccharomyces* などの酵母も出現するようになる．その結果，包装内部に気泡が発生することも多く，商品性は著しく低下する．

膨張は小袋詰に見られる変敗で，未加熱製品や加熱殺菌したものでも加熱不足の場合に生じる．膨張の原因となる微生物は *Saccharomyces cerevisiae* や *Zygosaccharomyces rouxii* などの発酵性酵母の場合がほとんどである．しかし，酵母の殺菌には十分な場合でも，比較的耐熱性のある乳酸菌が加熱殺菌不足で包装容器内に残存することがある．この場合は，ガスを生成する乳酸菌，特に *Lactobacillus brevis* や *Leuconostoc mesenteroides* などのヘテロ発酵型乳酸菌が主な原因菌である．その他にも，粕漬製品にみられる酢酸生成による変敗や，*Micrococcus* や *Rhodotorula* などによる着色あるいはカビによる軟化などがある．漬物における主な変敗事例とその原因菌を表 2.14.3[4] にまとめた．

表 2.14.2　生野菜の付着細菌数[2]

野　　菜	生菌数（cfu/g）の対数
アスパラガス	4～5
大　　葉	5<
カイワレダイコン	6<
カリフラワー	5<
キャベツ(中心部)	1～2
キャベツ(外葉部)	3～7
キュウリ	5～7
セロリー	2～6
タマネギ	1～6
ニンジン	5
ピーマン	5～6
ブロッコリー	4
ホウレンソウ	5
モ ヤ シ	6～7
レ タ ス	5<

2.14.4　漬物による食中毒

漬物の食中毒は，年によって増減があるが，多い年では５件程度発生がみられる．原因菌は，キュウリなどの浅漬を原因食とした腸炎ビブリオによるものが多いが，これ以外にも病原大腸

表 2.14.3　漬物の変敗と主な原因微生物[4)]

変敗の状態	主な原因菌
調味液の濁り	乳酸菌，大腸菌群，*Pseudomonas*，*Flavobacterium*
酸　敗	乳酸菌，酢酸菌，*Bacillus*
酪酸臭の生成	*Clostridium*
粘性化	*Pseudomonas*，*Bacillus*，*Leuconostoc*
変　色	*Pseudomonas*，*Micrococcus*，*Alcaligenes*，*Bacillus*，*Candida*
着　色	*Micrococcus*，*Rhodotorula*，*Halobacterium*
軟　化	*Erwinia*，*Pseudomonas*，*Bacillus*，*Penicillium*，*Cladosporium*
膨　張	*Leuconostoc mesenteroides*，*Lactobacillus brevis* *Saccharomyces*，*Zygosaccharomyces*
産　膜	*Debaryomyces*，*Pichia*，*Kloeckera*，*Candida*
酢酸エチルの生成	*Hansenula anomala*
真空現象	*Micrococcus*，酵母

菌，サルモネラ，黄色ブドウ球菌などによるものがある．漬物製造業者が製造した漬物が原因で食中毒を起こすことは少ないが，腸管出血性大腸菌 O 157 や黄色ブドウ球菌などによる食中毒が散見される．漬物製造業者の製品に起因する場合は，家庭の場合と異なり患者数が大規模になる傾向にある．したがって，漬物製造業者は日常的な検査を行うことにより，製造環境の衛生管理には十分に気をつける必要がある．

2.14.5　漬物の腐敗・食中毒防除

浅漬は，原料野菜に付着している微生物がそのまま最終製品に移行するため，製品の品質低下を招きやすい．このような加工品の品質低下を抑制するには，低温流通や日持向上剤の利用などにより微生物の増殖を制御する方法も有効であるが，それに先立って原料野菜に付着している微生物の除菌を行うことによって製品の初発菌数を減少させ，品質低下を抑制することが大切である．一方，塩蔵野菜原料を用いて袋詰めされた製品の多くは 80～90℃，15～30 分の加熱殺菌をされる．

(1)　原料野菜の除菌

野菜に付着している微生物の減少を図るには，バブリング洗浄，ブランチング，次亜塩素酸ナトリウム溶液への浸漬，有機酸の利用などがある．近年は，電解水の利用なども注目されている．

1)　物理的除菌

物理的除菌法としては水浸漬，手洗浄，曝気（ばっき）洗浄が一般的であるが，歯切れに影響を及ぼさない温和な加熱によるブランチングなどもある．45～55℃という温和な加熱条件下では，グラム陰性菌は死滅しやすい傾向が認められ，特に *Pseudomonas* は熱感受性が高く，45℃，15 分の加熱処理でも 1/100 に減少する．グラム陰性菌は 45℃の温和加熱処理でも細胞内成分の漏洩が認められることから，細胞膜の損傷が起こっているものと考えられる．一方，グラム陽性菌の漏洩はわずかであることから，細胞膜の相違が熱感受性の差となって現れているものと考えられる．

2)　次亜塩素酸ナトリウムによる殺菌洗浄

次亜塩素酸ナトリウムを用いた殺菌洗浄はカット野菜や浅漬を製造している業界で最も多く利用されている殺菌洗浄法である．次亜塩素酸ナトリウムの抗菌スペクトルは広く，グラム陰性菌，グラム陽性菌に対して強い抗菌力を示す．また，一部の真菌類，ウイルスにも有効であることが知られている．使用濃度としては，通常，有効塩素が 100～150ppm で使用される場合が多い．浅漬原料野菜の洗浄の場合は生原料よりも下漬野菜を殺菌洗浄した方が作業性および洗浄効果が高まることが多い．これは下漬により原料野菜が柔軟となり，曝気などの物理的洗浄による野菜組織の損傷が少なくなるとともに野菜表面のワックス層が減少するため，殺菌洗浄効果が高まるためである．

3)　次亜塩素酸水(酸性電解水)による殺菌洗浄

次亜塩素酸水（酸性電解水）は食塩あるいは塩酸を含む水を電気分解することによって得られる次亜塩素酸を主殺菌物質とする水である．酸性電解水は比較的低い有効塩素濃度でも殺菌効果を示すことが知られており，細菌胞子に対してもある程度の殺菌効果を有している．使用濃度は微酸性電解水で10～30ppm，強酸性電解水で20～60ppm程度で使用されるのが一般的で，次亜塩素酸ナトリウムが100～200ppm程度で利用されていることを考慮すると低濃度で効果のあることがわかる．また，低濃度であることから次亜塩素酸ナトリウム独特の塩素臭の発生が軽減されるので，作業環境の改善も期待される．

4)　有機酸による殺菌洗浄

有機酸の食品保存への利用形態としては殺菌洗浄よりも保存性向上剤として使用されることが多いが，有機酸を洗浄剤として利用する場合は，短時間のうちに殺菌効果を発揮させることが必要であり，そのためには有機酸のなかでは酢酸やフマル酸などが適していることになる．実際に洗浄殺菌剤として多く利用されているものには醸造酢やフマル酸を利用した洗浄剤がある．野菜に付着している細菌の中で酸に対して抵抗性を有しているのは乳酸菌であるが，それ以外の細菌の多くは酸の存在により増殖が阻害される．*Saccharomyces cerevisiae* や *Aspergillus niger* のような真菌類に対しては，殺菌濃度は0.6%以上，pHは3.9以下であることが必要であるが，*Salmonella* や *Bacillus cereus* などに対しては0.09%あるいは0.02%という低濃度で殺菌できることが知られている．

5)　その他の殺菌洗浄

加工用原料野菜の除菌方法としては，上述した方法以外にオゾン水，酵素含有洗浄剤，カルシウム製剤などがある．

(2)　漬物における微生物管理

1)　低 温 保 存

① 浅漬類の冷蔵

浅漬類は，生野菜の新鮮な風味を保持していることが特徴である．製造後，時間経過に従い商品性が低下する．図2.14.1[2)]は浅漬キュウリの保存温度と生菌数の変化について調べたものである．調味液の生菌数が10^7～10^8/mLに達すると肉眼的にも調味液の濁りを感ずるようになり，浅漬としての商品性は著しく低下する．図からもわかるとおり，5℃に保存すると細菌の増殖は抑制され，保存性が向上する．このように，低温保存は有効な手段であるが，ここで注意しなくてはならないことは，低温保存は一貫して行わなければ意味がないということである．一時的にも温度の上昇があれば，その時には急激に微生物の増殖が見られ，たちまち品質が低下することになる．このように，浅漬類の製造，流通においては一貫した低温下での製造，流通が重要となる．したがって，浅漬類の製造においては，製造環境温度が20℃以下となるように制御し，低温下で製造することが望まれる．また，下漬はできる限り10℃以下の冷蔵庫内に置き，包装後の製品も可能な限り速やかに冷蔵庫内に搬入し，冷却（予冷），保管後に

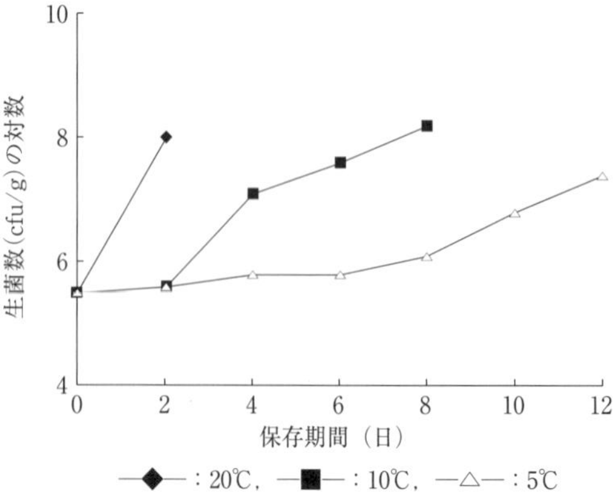

図2.14.1　浅漬キュウリの生菌数に及ぼす保存温度の影響[2)]

出荷する．

② 古漬類の冷蔵

野菜を長期にわたって貯蔵する，いわゆる保存漬を行うには，変色や軟化防止のために食塩濃度を15%以上に保つことが必要とされる．これらの保存漬を原料として用い，二次加工として醤油漬，粕漬，酢漬などに仕上げるためには，水さらしによる脱塩などの工程を要するため，野菜の風味を損なうだけでなく，脱塩に伴う排水の処理問題などがある．一方，低塩冷蔵は，野菜を10%以下の食塩濃度で漬け込むと同時に，10℃以下の低温下で貯蔵するもので，たくあん用のダイコンや各種野菜下漬原料の塩蔵法として広く利用されている．塩分や酸などが多い醤油漬，味噌漬，粕漬などの古漬や酢漬は，常温で流通されることが多いが，冷蔵保管することにより，変色などの化学的品質低下が抑制され，よりシェルフライフの向上を図ることができる．

③ 冷凍保存

野菜塩蔵品の冷凍保存が行われる場合もある．冷凍保存は，ビタミンの残存率や色調の点では，冷蔵保存の場合よりも生の状態に近いが，野菜組織や物性の点からみると，解凍後，硬度が著しく低下し歯切れを害する．したがって，組織が軟らかいキュウリ，ウリ，ダイコン，カブなどの塩蔵品を凍結したものを解凍するとドリップを生じ，組織はスポンジ状態となる．しかし，広島菜や高菜などの比較的繊維が多い野菜の場合は，解凍後のドリップが少なく，肉質が良好なため冷凍保存に向いている．

2) 保存性向上剤の利用

① ソルビン酸

ソルビン酸は漬物の保存性向上に最も効果的な化学的合成保存料である．ソルビン酸は酵母に対して特に有効であることから，包装袋の膨張を防ぐ目的や産膜酵母，カビの増殖抑制の目的から利用されることが多い．ソルビン酸はpHの低いところで抗菌効果を発揮することから，酢漬類などのpHが低い漬物に特に効果的である．

② 有 機 酸

有機酸による保存効果は有機酸自体が有する抗菌力とpH低下作用の協同によるものである．抗菌力はおおよそ，酢酸＞アジピン酸＞フマル酸＞コハク酸＞乳酸＞グルコン酸＞リンゴ酸＞クエン酸，酒石酸の順になっている．それらの有機酸はそれぞれ特徴的な酸味を有していることから，漬物の性状に合わせた有機酸の選択が必要で，単独あるいは併用することにより利用される．なお，食中毒菌の多くのものがpH 4.5以下になると増殖が抑制されることや味覚上から，pH 4.5〜5.0程度のpH調整を行うことが多い．食酢（酢酸）の抗菌力は昔から知られており，酢漬や酢の物などに利用されてきた．漬物製造においては洗浄殺菌と保存の両面から利用されている．

③ グリシン

グラム陽性菌の中でも特に，耐熱性胞子形成菌の*Bacillus*に有効であることが知られており，多くの食品で胞子形成菌対策として利用されている．グリシンの単独使用では2%程度の添加が必要であるが，酢酸ナトリウムや溶菌酵素のリゾチームと併用することにより，添加量を減らすことができる．

④ エタノール

エタノールは安全性に優れており，消費者にも馴染みがあることから，様々な形で利用されている．水分活性が高い浅漬に対しては効果は小さいが，福神漬のように水分活性のある程度低いものに対しては効果が現れやすい．また，製品の他に製造環境の殺菌や手指などの殺菌にも効果があり，利用されている．

⑤ カラシ抽出物

カラシ抽出物の主成分はイソチオシアン酸アリル（allylisothiocyanate，AIT）で，強い抗菌作用を有する物質である．AITは多種類の微生物の増殖を抑制するが，表2.14.4[5)] に示し

表 2.14.4　カラシ抽出物の最小発育阻止濃度[5)]

微生物	試験菌	最小発育阻止濃度*				
		A	B	C	D	E
細　菌	*Staphylococcus aures* IFO 1273	■	■			
	Bacillus cereus IFO 13494	■	■			
	Bacillus subtilis IFO 13722	■	■			
	Leuconostoc mesenteroides IFO 3426	■	■	■	■	■
	Lactobacillus plantarum 分離株	■	■	■	■	■
	Pediococcus acidilactici 分離株	■	■	■	■	■
	Escherichia coli JMC 1891	■				
	Salmonella Enteritidis 分離株	■	■			
	Vibrio parahaemolyticus IFO 13275	■				
カ　ビ	*Mucor racemosus* IFO 6745	■				
	Aspergillus niger ATCC 6275	■				
	Fusarium solani IFO 9425	■				
	Penicillium citrinum ATCC 9849	■				
酵　母	*Zygosaccharomyces rouxii* IFO 0320	■				
	Debaryomyces kloeckeri JCM 1526	■	■			
	Hansenula anomala NFRI 3717	■				
	Candida tropicalis NFRI 4040	■				

* A：20ppm 未満，B：21～60ppm，C：61～120ppm，D：121～360ppm，E：360ppm 以上．

表 2.14.5　チアミンラウリル硫酸塩の最小発育阻止濃度(%)[9)]

微生物	チアミンラウリル硫酸塩			ソルビン酸カリウム		
	pH 5	pH 6	pH 7	pH 5	pH 6	pH 7
Pseudomonas aeruginosa	0.016	0.063	0.063	—	0.5	>1
Escherichia coli	>1	>1	>1	0.063	0.5	>1
Staphylococcus aureus	0.016	0.016	0.063	0.032	0.5	1
Salmonella Enteritidis	0.004	0.016	0.016	0.063	0.25	1
Micrococcus luteus	0.008	0.016	0.032	—	0.25	>1
Bacillus subtilis	0.004	0.016	0.016	0.032	0.25	1
Lactobacillus acidophilus	0.008	0.008	0.008	0.5	1	1
Leuconostoc mesenteroides	0.004	0.008	0.008	—	—	—
Debaryomyces hansenii	0.032	0.063	0.063	0.063	0.5	1
Saccharomyces cerevisiae	0.016	0.032	0.032	0.063	0.5	1
Aspergillus niger	0.016	0.032	0.032	1	>1	>1
Penicillium citrinum	0.032	0.032	0.032	0.032	0.25	1

たように，特に真菌類（カビ，酵母）や細菌の中でもグラム陰性菌（大腸菌や *Salmonella* など）の増殖を効果的に抑制する．一方，乳酸菌に対してはやや弱い傾向が認められる[6)]．

⑥　キトサン

キトサンの抗菌効果は微生物細胞表層部に作用し，物質の透過性に影響を及ぼすものと考えられている[7)]．食品に使用する場合に注意すべき点は，タンパク質濃度の高い食品ではキトサンがタンパク凝集剤であることから，その凝集作用のためにキトサンの抗菌力が低下することである[8)]．

⑦　ビタミン B_1 製剤(チアミンラウリル硫酸塩)

ビタミン B_1 製剤は，水に難溶で常温ではわずかしか溶解しないため，保存性向上剤として利用される場合はエタノールなどに溶解した形で漬物に添加することが多い．

ビタミンB_1製剤のMIC（最小発育阻止濃度）について調べた結果を表2.14.5[9]に示したが，広範囲のpH域で抗菌性を発揮していることがわかる．特に，ビタミンB_1製剤は酵母・カビ類や乳酸菌に対する抑制効果が高い．また，ビタミンB_1製剤はエタノールと併用した場合，さらに保存効果が向上することが醤油などにおいても確認されている[10]．これらの特性から，酵母や乳酸菌などが変敗原因となりやすい漬物に対して最適な保存剤といえよう．

梅干は近年低塩化が進み，一部では6%前後にまで減塩化されたものが市販されている．しかし，このように低塩化された梅干では，保存温度が適切でない場合は，酵母が梅干の表面で増殖し，包装容器がガス膨張を起こすことになる．近年，それを防止する目的からビタミンB_1製剤が幅広く用いられている．

⑧ その他の天然物由来物質

プロタミン，ローズマリー抽出物，ポリリシン，モウソウチク抽出物などがある[11]．天然物由来の保存性向上剤はそれ自身では強力な抗菌力を有しないが，他の物質と併用することにより効果が発揮される場合が多い．

2.14.6 漬物の規格基準

漬物の衛生規範が1981年9月に定められている．これは，漬物に係る衛生上の危害の発生を防止する目的から，原料の受入れから製品の販売までの各過程における取扱いなどの指針を示したものである．容器包装充填後加熱殺菌される漬物と一夜漬（浅漬）に分け，それぞれ基準目標として表2.14.6に示す内容が提示されている[1]．

表2.14.6 漬物の衛生規範[1]

種 類	微生物	基準（目標）
容器包装充填後加熱殺菌したもの	カ ビ	陰 性
	酵 母	1 000以下/g
一夜漬（浅漬）	大腸菌(*E. coli*)	陰 性
	腸炎ビブリオ	陰 性

文 献

1) 藤原喜久夫編：「漬物の衛生」，中央法規出版（1982）
2) 宮尾茂雄：日食保蔵誌，**24**，267（1998）
3) 島川順二：惣菜産業生産流通合理化対策基礎調査報告書，p. 59，日本惣菜協会（1984）
4) 宮尾茂雄：「食品微生物学ハンドブック」（好井久雄，金子安之，山口和夫編），p. 348，技報堂出版（1995）
5) 宮尾茂雄：日食微誌，**22**，127（2005）
6) K. Isshiki, K. Tokuoka, R. Mori, S. Chiba：*Antibact. Antifung. Agents,* **56**, 1475（1992）
7) 内田 泰：フードケミカル，No. 2，22（1988）
8) 宮尾茂雄：防菌防黴，**3**，421（1995）
9) 宮尾茂雄：月刊食品工場長，No. 9，36（2003）
10) 山崎幸一，杉中克昭：醤研，**11**，21（1985）
11) 松田敏生：「食品微生物制御の化学」，幸書房（1998）

（宮尾茂雄）

●第2章　食品における微生物の挙動

2.15　レトルト食品・缶詰

2.15.1　レトルト食品・缶詰について

(1)　名称と特性

レトルト食品とは retortable pouched food のことで，本来，レトルトパウチ詰食品と呼称すべきであるが，略してレトルト食品という名称になっている．Retortable とは「高圧釜可能」の意味であり，その製造工程において，レトルトと呼称される高温高圧殺菌釜によって加熱殺菌が施される．缶詰も同様にその製造工程において，加熱殺菌が施される．レトルト食品および缶詰とも殺菌工程は共通しており，容器が缶であれば缶詰であり，透明のパウチ（袋）や不透明パウチ，プラスチック成形容器などに充填された食品がレトルト食品である．

缶詰はその内容物の pH や水分活性によって，加熱殺菌は通常，100℃以下の低温殺菌と100℃以上の高温殺菌とに分けられる．レトルト食品は加圧加熱殺菌により製造されるが，缶詰同様，低温殺菌で製造される袋詰の食品は単にパウチ詰食品と呼称される．なお，加熱殺菌が施されない容器詰食品は，袋入りや缶入りと呼称され区別される．

わが国でレトルト食品・缶詰が初めて商業生産されたのは，缶詰が1877年（明治10年），レトルト食品が1969年（昭和44年）である．品目は，缶詰がサケで，レトルト食品がカレーであった．レトルトカレーは世界に先駆けて生産された．

レトルト食品に用いられる容器は，プラスチックフィルムを袋状にしたレトルトパウチと，トレーやカップ状に成形した成形容器がある．レトルト食品はヒートシールにより密封され，加圧加熱殺菌が施される．そのため容器は耐熱性を有し，遮光性を備え，酸素の透過性が低いことが要求される．日本農林規格（JAS）では，レトルト食品の容器はプラスチックフィルムにアルミ箔を積層したものと規定されており，透明の容器は認められていない．しかし，食品衛生法では内容物において特に油脂の酸化のないようなものであれば，透明の容器も認められている．透明の容器は，内容物が見えること，電子レンジで調理，加熱ができること，廃棄が容易であるなどによって，用途が広がってきている．近年では，開封せずに，直接，電子レンジで加熱が可能な蒸気抜きの機能が付いた透明レトルトパウチ製品が販売されている．

缶詰は開缶には缶切りが必須であったが，イージーオープン（EO）缶が登場し，缶切り不要の製品が多くみられるようになった．また，省資源化のために缶材の板厚が薄くなる傾向にある．

レトルト食品・缶詰は常温で流通される．現在では，これら製品には賞味期限が表示されるようになり，製造日からおおよそ1～3年間がその期間となっている．

(2)　レトルト食品・缶詰の種類

レトルト食品の主な製品は，品目別にカレー，ハヤシ，どんぶりの素，釜飯の素，麻婆（マーボ）豆腐の素，ハンバーグなどの食肉調理品，野菜水煮，野菜味付け，果実デザートベースなどの農産類，油漬け，水煮，味付け，スプレッド，貝類水煮などの水産類，米飯類，シチュー，ミートソース，パスタソース，スープ，料理用調味ソース，つゆ・たれなどである．

缶詰の製品は，カニ，サケ，マグロ，サバ，イワシ，サンマ，カニ，アカガイ，アサリなどの水産類，スイートコーン，タケノコ，トマト，マッシュルーム，ゆでアズキ，ダイズ，銀杏（ぎんなん）などの農産類，ミカン，モモ，サクランボ，クリ，パインアップル，フルーツみつ豆，混合果実などの果実類，牛肉，コンビーフ，やきとり，ウズラの卵などの食肉類，イチゴ，リンゴ，マーマレード，ミカンなどのジャム類，カレー，シチュー，ミートソース，飯類，菓子類などの調理食・特殊類がある．

これらの製品は，一般消費者向けから業務用まで，容器のサイズや容量など様々である．

(3)　レトルト食品・缶詰の製造方法

一般的な製造方法は通常，原料を調理し，容器に詰め込みまたは充填した後，脱気，密封し，加熱殺菌が施され，製品となる．近年，無菌化包装食品が増加しており，その中で無菌化包装米飯はレトルト食品の範疇（はんちゅう）に含まれる．無菌化包装米飯の製造は，連続炊飯後，容器に充填し，密封される．密封後の加熱殺菌がないことがレトルト食品・缶詰と異なる．缶詰においても無菌充填缶詰（aseptic canning）があり，容器と内容物を別々に殺菌処理し，無菌室で充填，密封するもので，缶詰の範疇に含まれる．

1)　加熱殺菌の目的

当該製品に施される加熱殺菌は，製品に含まれる微生物すべてを殺滅する滅菌（完全殺菌）を目的とするものではない．あくまで当該製品で増殖する微生物だけを殺滅する「商業的無菌性」を確保することである．「商業的無菌」とは，通常の流通および保管状態において，増殖する微生物が存在しない状態をいう．しかし，仮に当該製品が，例えば50℃のような高い温度に保管された場合には，高温性の微生物が増殖することがある．また，当該製品中では増殖しない微生物が，もっと好適な食品中であれば増殖することはある．

当該製品に施される加熱殺菌は，通常，加熱温度と加熱時間との組合せ条件で行われ，加熱殺菌条件または殺菌条件と呼称される．加熱殺菌条件は，製品の種類や容量などにより様々である．

2)　食品衛生上の区分

レトルト食品・缶詰は，そのpHが4.6を境に，これを超えるものは低酸性食品，それ以下のものは酸性食品に区分される．これは，食中毒の原因となるボツリヌス菌の増殖域から区分されている．

2.15.2　レトルト食品・缶詰の腐敗・変敗

(1)　加熱殺菌の対象となる微生物

レトルト食品・缶詰において，加熱殺菌の対象となる微生物はカビ，酵母および細菌である．カビの中には有性胞子を形成するものがあり，耐熱性がある．細菌には無胞子細菌と有胞子細菌があり，細菌胞子は耐熱性がある．

微生物の増殖は，環境の温度，pH，水分活性（A_w），栄養成分などに影響を受ける．また，これらの要因は耐熱性にも影響を及ぼす．

カビ，酵母および無胞子細菌は，通常，pHは2～11の広い範囲で，A_wはカビ，酵母では0.65以上，無胞子細菌ではブドウ球菌が最も低く，酸素が十分ある条件で0.86以上で増殖する．これらは通常，60～65℃，1～30分間の加熱で殺滅できる．

有性胞子を形成するカビには，*Byssochlamys, Neosartorya, Eupenicillium, Talaromyces* などが知られており，これらを殺滅するには90～95℃で10分間以上の加熱が必要である．なお，有性胞子については他の成書[1)]および資料[2)]を参照されたい．

有胞子細菌には，従来から好気性または通性嫌気性の *Bacillus* と，嫌気性または偏性嫌気性の *Clostridium* および *Desulfotomaculum* が知られている．近年，微生物の同定は遺伝子解析による手法が導入され，新たな属名または種名が提案されている．新旧種名を表2.15.1に示す．

有胞子細菌の最低増殖pHは，通常，*C. pasteurianum* のpH 3.7以上が最も低いとされている．しかし，果汁飲料中で増殖する *Alicy-*

表 2.15.1　レトルト食品・缶詰の腐敗・変敗に関与する主な有胞子細菌の新旧種名[3)]

旧　種　名	新　種　名
Bacillus brevis	*Brevibacillus brevis*
B. cereus	*Bacillus cereus*
B. circulans	*Bacillus circulans*
B. coagulans	*Bacillus coagulans*
B. firmus	*Bacillus firmus*
B. lentus	*Bacillus lentus*
B. licheniformis	*Bacillus licheniformis*
B. macerans	*Paenibacillus macerans*
B. megaterium	*Bacillus megaterium*
B. polymyxa	*Paenibacillus polymyxa*
B. pumilus	*Bacillus pumilus*
B. sphaericus	*Lysinibacillus sphaericus*
B. stearothermophilus	*Geobacillus stearothermophilus*
B. subtilis	*Bacillus subtilis*
Clostridium bifermentans	*Clostridium bifermentans*
C. botulinum	*Clostridium botulinum*
C. butyricum	*Clostridium butyricum*
C. pasteurianum	*Clostridium pasteurianum*
C. perfringens	*Clostridium perfringens*
C. sporogenes	*Clostridium sporogenes*
C. thermaceticum	*Moorella thermoacetica*
C. thermohydrosulfuricum	*Thermoanaerobacter thermohydrosulfuricus*
C. thermosaccharolyticum	*Thermoanaerobacterium thermosaccharolyticum*

clobacillus は pH 2.5〜3.0 以上，ミカンシロップ漬缶詰で増殖する *Sporolactobacillus inulinus* は pH 3.4 以上である．また，最低増殖 A_w は，*Bacillus subtilis* が最も低く 0.90 以上で，その他の有胞子細菌は，通常 0.94 以上である．

細菌胞子を殺滅するには，通常 100℃以上の加熱が必要である．

(2)　腐敗・変敗とその原因微生物

レトルト食品・缶詰の腐敗・変敗は，容器の外観で区別できる場合がある．レトルト食品は，容器の外観が正常なものは正常またはノーマルとして，膨張した場合には単に膨張またはスウェルとして区別される．缶詰は，外観が正常なものはフラット，膨張缶はその膨張の程度により，フリッパー，スプリンガー，スウェルと区別され，スウェルはさらにソフトスウェル（軟膨張）とハードスウェル（硬膨張）に分けられる．

レトルト食品・缶詰の腐敗・変敗の型とその主な原因微生物を表 2.15.2 に示す．

1)　フラットサワー型

容器の外観はフラットで，内容物が酸っぱくなっている状態をいう．従来から缶詰の微生物による変敗の代表的な型の1つである．原因菌には *Bacillus* 属3種が知られている．

Bacillus coagulans：欧米ではトマト加工品などの酸性食品の変敗原因菌として知られているが，わが国ではみられない．わが国では主に低酸性の調理食品でみられる．本種が増殖した食品には乳酸が産生されるため酸っぱくなる．カレーなどデンプン含有量が多い食品では，デンプンが分解されるため粘稠度が低下することがある．変敗の原因は主にデンプン，粉乳，香辛料，乾燥きのこ類などの原材料の汚染による．増殖至適温度は 45〜50℃の高温域で，常温でも増殖する．最低増殖 pH は 4.3，最低増殖 A_w は 0.97 である．殺滅には 121℃で 10〜15 分間の加熱が必要である．一方，酸性食品（pH 4.0〜4.5）では，殺滅には 121℃で 0.05〜0.35 分

表 2.15.2 レトルト食品・缶詰の腐敗・変敗の型と主な原因微生物

食品の種類	腐敗・変敗の型	原因微生物
低酸性（>pH 4.6）	フラットサワー	*Bacillus coagulans, B. circulans, Geobacillus stearothermophilus*
	フラットサワー様	*Moorella thermoacetica*
	膨張	*Clostridium sporogenes, C. botulinum, Thermoanaerobacterium thermosaccharolyticum, Thermoanaerobacter thermohydrosulfuricus,* 無胞子細菌
	硫化黒変	*Desulfotomaculum nigrificans*
	その他（異臭，白濁，粘度低下など）	*Bacillus subtilis, B. licheniformis, B. sporothermodurans*
酸性（<pH 4.6）	膨張	*Clostridium pasteurianum, C. butyricum,* 酵母, *Paenibacillus polymyxa, P. macerans*
	不定（フラット～膨張）	*Sporolactobacillus inulinus*

間[4]の加熱が必要である．

Bacillus circulans：調理食品でみられるが頻度は少ない．*B. coagulans* に比べ耐熱性が弱い．変敗の原因は製造ラインの著しい汚染によることが多い．殺滅には120℃で5～6分間の加熱が必要である．

Geobacillus stearothermophilus：*B. coagulans* と性状が類似している．よって，本種が増殖した食品のにおい，外観またはpHなどの性状は *B. coagulans* と同じである．異なる点は，カタラーゼの生成能が弱く陰性であることが多いこと，pHが5.0未満では増殖しないこと，最低増殖温度は37～40℃で常温では増殖しないこと，65℃で増殖することなどである．増殖温度域は37～75℃，最低増殖pHは5.0，最低増殖 A_w は0.97である．殺滅には121℃で25～45分間の加熱が必要である．

Moorella thermoacetica：1977年に加温販売するミルクコーヒー缶詰から分離されている[5]．低酸性飲料缶詰では，真空度が大きく低下するが缶の外観はフラットである．内容物に少量の酢酸が生成されるが酸っぱいと感じるほどではなく，これらの変敗の特徴からフラットサワー様変敗とされている．おでん缶詰の加温販売品の膨張缶（スプリンガー）からも本種の分離例がある．

本種は，顕微鏡観察では分離当初の胞子形成の形態が不定で，数種が混在しているようにみえるが，継代培養を繰り返すと安定する．変敗の原因は，砂糖，グアーガム，カラギーナンなどの原材料の汚染による．好熱細菌であるが，*G. stearothermophilus* や *Thermoanaerobacterium thermosaccharolyticum* に比べ増殖に時間を要する．増殖温度域は通常45～65℃で，最低増殖pHは5.0である．殺滅には121℃で200～250分間の加熱が必要で，耐熱性が非常に強い．

2）膨 張 型

微生物による容器の膨張は，増殖に伴う二酸化炭素または水素ガスの産生によるもので，有胞子細菌では嫌気性細菌である *Clostridium* が多い．しかし，容器の膨張は化学的な原因によって生じる場合もある．

① 低酸性食品の変敗原因菌

C. sporogenes：本種は，その生化学的性状が毒素を産生しない点を除き，耐熱性ボツリヌス菌と同じである（p.144参照）．容器はスウェルまで膨張する．食肉や水産製品では，肉塊が崩壊し，嫌悪感のある腐敗臭を発する．最低増殖pHは5.0，最低増殖 A_w は0.96である．殺滅には121℃で4～6分間の加熱が必要である．低酸性食品の加熱殺菌の効果を評価するための指標菌または耐熱性ボツリヌス菌の代替株とし

て，PA（putrefactive anaerobe）3679 株がある．

T. thermosaccharolyticum：嫌気性酪酸菌群の一種である．従来から，アスパラガス水煮，アサリ水煮などの野菜や貝類缶詰，レトルト食品のおでんやココア缶詰などの変敗原因菌として知られている．容器はスウェルまで膨張し，時には破裂することもある．また，内容物は強い酪酸臭を発する．グラム染色性はほとんど陰性である．本種は，40℃以上で増殖する偏性高温性細菌として知られているが，長期間の培養では 30℃で増殖する．最低増殖 pH は 4.7，最低増殖 A_w は 0.96 である．殺滅には 121℃で 7～15 分間の加熱が必要である．

2001～2008 年に，貝類缶詰，調理食品缶詰およびレトルト食品の膨張品から分離され，簡易同定法で *Clostridium thermosaccharolyticum* と同定した菌株について遺伝子解析したところ，*Thermoanaerobacterium thermosaccharolyticum*, *T. aotearoense* および *T. aciditolerans* の 3 種に同定された[6]．これら菌株の増殖温度は 29～65℃，最低増殖 pH は 4.4～4.7，殺滅には 121℃で 14～41 分間の加熱が必要である[7]．

Thermoanaerobacter mathranii：加温販売されるミルクコーヒー缶詰およびココア缶詰の膨張缶から，いずれも 1989 年に分離されている[8, 9]．ミルクコーヒー缶詰の膨張缶は冷蔵保管すると缶の外観がフラットに戻る．分離菌株の生化学的性状は，*Clostridium thermohydrosulfuricum* に類似しているが，遺伝子解析で本種と同定された[10]．増殖至適温度は 65℃付近である．培養では胞子形成が難しく，耐熱性のデータは少ない．

Thermoanaerobacterium polysaccharolyticum または *T. zeae*：加温販売されるココア缶詰および試作品のコーンスープ缶詰の膨張缶から分離されている．分離菌株は，前記 *T. mathranii* と同様にその生化学的性状は *C. thermohydrosulfuricum* に類似するが，遺伝子解析で本種と同定された[10]．増殖至適温度は，*T. mathranii* と同様に 65℃付近である．培養では胞子形成が難しく，耐熱性のデータは少ない．

無胞子細菌：膨張品から大腸菌群，乳酸菌，球菌などが分離されることがある．これらは耐熱性が弱く，通常，65℃，10 分間の加熱で死滅する．そのため変敗原因は，未殺菌か，密封状態不良品での加熱殺菌後の汚染のいずれかである．

② 酸性食品の変敗原因菌

Paenibacillus polymyxa, P. macerans：これら 2 種は，好気性または通性嫌気性の有胞子細菌の中ではめずらしく増殖に伴いガスを産生する．耐熱性は弱く，通常，商業生産される缶詰食品では問題になることはない．酸性食品（pH 4.0～4.5）で加熱殺菌の対象となる場合は，殺滅には 100℃で 0.5～2.5 分間[4] の加熱が必要である．

Clostridium pasteurianum, C. butyricum：いずれも嫌気性酪酸菌群で，生化学的性状は類似しており，加熱殺菌の対象菌としての条件は同じである．pH が 3.7～4.5 の低温殺菌で製造される果実類，野菜類，トマト製品などの膨張型変敗原因菌である．膨張品からは，主に前者の *C. pasteurianum* が分離されることが多い．容器の膨張はスウェルに至り破裂することもある．内容物は酪酸臭を発する．前者は通常 pH 3.7 未満では増殖しないが，フルーツみつ豆のような豆を含有している製品では，ごくまれに pH 3.5 でも増殖する．本来，フルーツみつ豆のような製品は，*C. pasteurianum* を加熱殺菌の対象として加熱殺菌条件を設定しているわけではなく，製品の pH を調整することにより発芽，増殖を制御している．汚染源はシロップ漬製品ではシロップとされ[11]，シロップの製造および充填に関係する調合タンクや充填ラインなどの製造設備の洗浄，殺菌が不可欠である．

殺滅には 95℃で 20 分間[12]，100℃で 0.5～2.5 分間[4]，100℃で 12 分間[13] の加熱が必要である．

Sporolactobacillus inulinus：1970年代後半にミカンシロップ漬缶詰の変敗原因菌として分離されている[14]．当時は，缶の外観がフラットからスウェルのものまでがみられた．近年，ミカンシロップ漬缶詰では，膨張缶だけから分離されることが多い．膨張缶の特徴は，① シロップ液のpHが上昇し，② クエン酸が消失（資化）し，③ 乳酸とわずかな酢酸が検出されることである．その他には，甘夏シロップ漬缶詰の膨張缶や果実加工品のシロップ漬製品（容器は膨張せず，液汁が白濁する）からの分離例がある[15]．

本種は微好気性の有胞子細菌で*Bacillus*に類似しているが，カタラーゼを生成せず，嫌気培養でよく増殖する．最低増殖pHは3.4である．殺滅には90℃で60分間[16]の加熱が必要である．

*Sporolactobacillus*は，現在では*S. inulinus*，*S. kofuensis*，*S. lactosus*，*S. laevolacticus*，*S. nakayamae* subsp. *nakayamae*，*S. nakayamae* subsp. *racemicus*，*S. putidus*，*S. terrae*，*S. vineae*の9種が分類されている．

1998〜2008年に変敗した果実加工品から分離された*Sporolactobacillus*について，遺伝子解析により同定した結果では，*S. inulinus*，*S. nakayamae* subsp. *racemicus*および*S. terrae*の3種であった[15]．

本種の汚染源は，ミカンシロップ漬缶詰では膨張缶の出現が製造開始の11月中・下旬の製品に集中することがあり，そのため製造設備が疑われている．上記*C. pasteurianum*と同様にシロップに関係する製造設備の洗浄，殺菌が不可欠である．中国産からもみられる．製造工場では，シロップを一度沸騰させたり，紫外線殺菌処理を施すなどの対策を講じているところもある．

酵母：熱間充填（hot pack）や常温充填される製品でみられる．容器はスウェルまで膨張する．ガスの組成は二酸化炭素で，内容物はアルコール臭や酢酸エチル臭を発する．耐熱性がある酵母には*Saccharomyces cerevisiae*が知られており，通常65℃で10分間の加熱で殺滅できる．

3)　硫化黒変型

微生物の増殖に起因する場合と，内容物の化学反応に起因する場合とがあり，後者が頻度としては多い．

Desulfotomaculum nigrificans：従来からアサリ水煮缶詰の硫化黒変菌として知られているが，現在ではほとんどみられない．容器は膨張しない．加温販売する低酸性飲料缶詰の変敗原因菌として分離されたことがある．低酸性飲料中では硫化黒変の特徴は見られず，変敗の様相は*M. thermoacetica*に類似している．殺滅には121℃で15〜20分間の加熱が必要である．

4)　そ　の　他

微生物によっては，食品中に増殖しても食品の外観やにおい，味などに顕著な変化がみられないものもある．官能的にやや異臭が生じたり，澄明な液であれば濁りを生じ，製品によってはわずかに膨張することもある．

① 低酸性食品の変敗原因菌

Bacillus subtilis, *B. licheniformis*：米飯などの調理食品，無菌充填によるホワイトソース，水ようかんやプリンなどの菓子類製品で特に変敗を起こす．これらが増殖すると，米飯ではデンプンが分解され液状化の状態になり，カレーやスープなど小麦粉を多く含む食品では粘稠度が低下する．プリンや水ようかんでは，容器がわずかに膨張することがあり，内容物に亀裂が生じたり，わずかに離水することがある．最低増殖pHは4.5〜5.0，最低増殖A_wは0.90で有胞子細菌の中では最も低い．殺滅には121℃で1〜3分間の加熱が必要である．

これら2種と同様の性状を示すもので，遺伝子解析で*B. amyloliquefaciens*と同定されることがある．これら3種は近縁種である．

B. sporothermodurans：南ヨーロッパでロングライフミルクから分離されている[17]．国内ではレトルト食品の中華粥（がゆ），白粥（しらがゆ），きのこスープな

どから分離されている[18]．本種が増殖した製品は，内容物のにおいやpHがほとんど変化しないため，官能的にはほとんど区別できず，生菌数測定や細菌試験により検出されることが多い．一部，澄明なスープでは白濁により変敗の兆候が観察されることがある．病原性はない．レトルト食品の汚染源は原料のキクラゲやフクロタケなどの乾燥きのこである．レトルト食品からの分離株の増殖温度域は12～50℃，最低増殖pHは5.1～5.2，最低増殖A_wは0.95～0.96，殺滅には120℃で25～80分間の加熱が必要である．

② 酸性食品の変敗原因菌

耐熱性カビ：果実加工品では果肉の軟化や崩壊，びん詰のジャムではヘッドスペース部の表面に小コロニーが形成されることがある．また，シロップ液に綿状の浮遊物（クロップ）がみられこともある．これらの変敗原因菌には，従来から，子囊菌（しのうきん）類の*Byssochlamys fulva*, *B. nivea*, *Neosartorya fischeri*が知られているが，*N. hiratsukae*, *N. pseudofischeri*, *N. quadricincta*, *Talaromyces trachyspermus*なども分離されている．容器の膨張は不定である．めんつゆの膨張品から子囊菌類の*Apiospora montagnei*が分離され，二酸化炭素を産生することが報告されている[19]．即席食品に別添されるパウチ詰めんつゆの膨張品からベニコウジカビの一種が分離されている．

耐熱性カビによる変敗は，近年，増加傾向にある．

また，果実シロップ漬缶詰の果肉の軟化や崩壊は，耐熱性カビの増殖に起因するだけではなく，カビの酵素による場合もある．特にアンズシロップ漬缶詰（輸入品）では果肉の軟化や崩壊の事例がみられる．培養してもカビの増殖がみられないことが多い．

*Rhizopus*が産生するペクチン分解酵素に汚染されると，果実組織のペクチン層が分解され，組織が崩壊し，やわらかい不定形の塊となる．本分解酵素は耐熱性が強く，100℃で18分間の加熱でも失活しないとの報告がある．

レトルト食品・缶詰の主な腐敗・変敗原因有胞子細菌の増殖制御要因を表2.15.3に示す．

2.15.3 レトルト食品・缶詰による食中毒

レトルト食品・缶詰で最も重要な危害微生物はボツリヌス菌（*C. botulinum*）である．本菌はヒトに致命率の高い毒素を産生する食中毒細菌である．血清型により，A～Gの7型が知られており，ヒトの食中毒に関与するのはA，B，EおよびFの4型とされている．

耐熱性が強い胞子を形成するタンパク分解性のA型およびB型の一部が食肉や水産製品中に増殖した時，または非タンパク分解性のB型の一部およびE型が野菜類製品に増殖した時には，容器はスウェルにまで至る．しかし，タンパク分解性のA型およびB型の一部が野菜類製品に増殖した時，または非タンパク分解性のB型の一部およびE型が食肉や水産製品に増殖した時には顕著には膨張しない．タンパク分解性のA型およびB型が食肉や水産製品中で増殖した時には嫌悪感の強い腐敗臭を発する．野菜類製品ではこのような強い腐敗臭は感じられない．最低増殖温度は10℃，最低増殖pHは4.7未満，最低増殖A_wは0.95未満である．殺滅には120℃で4分間の加熱が必要である．

わが国におけるボツリヌス食中毒の発生状況を表2.15.4に示す．1969年と1998年のB型による食中毒の推定原因食は，いずれも輸入品であるびん詰のキャビアとオリーブ塩漬である．1984年は，熊本県産の辛子れんこん真空パック詰・脱酸素剤封入包装品で，わが国における未曾有のA型によるボツリヌス食中毒が発生した．当該製品のpH，A_wおよび加熱殺菌条件などの詳細なデータは不明であるが，原因は辛子味噌のA_wが高くなったとの指摘がある．

1993年には秋田県で一家4人が，大晦日か

表 2.15.3　レトルト食品・缶詰の主な腐敗・変敗原因有胞子細菌の増殖制御要因

種　　名	増殖制御要因		
	最小 pH	最小 A_w	殺滅に要する時間（分/℃）
Bacillus subtilis, *B. licheniformis*	4.5～5.0	0.90	1～3/121
Bacillus coagulans	4.3	0.97	10～15/121
Bacillus sporothermodurans	5.1～5.2	0.95～0.96	25～80/120
Geobacillus stearothermophilus	5.0	0.97	25～45/121
Clostridium sporogenes	5.0	0.96	4～6/121
Clostridium pasteurianum, *C. butyricum*	3.7		20/95 0.5～2.5/100 12/100
Thermoanaerobacterium thermosaccharolyticum	4.7 4.4～4.7	0.96	7～15/121 14～41/121
Moorella thermoacetica	5.0		200～250/121
Sporolactobacillus inulinus	3.4		60/90

ら正月にかけて，サトイモ水煮缶詰を用いた煮物を喫食して食中毒を発症した．原因食であるサトイモ水煮缶詰は商業生産品ではなく，地元の名士が森林組合に委託製造させたものである．当該製品の容器の外観や pH などは不明である．この製品は，100℃以下の殺菌温度で製造されたことから，加熱殺菌不足が原因であろう．

1997 年には，オイスターソース（びん詰，輸入品）から A 型菌が検出された．1999 年には，ハヤシライスソース（要冷蔵，パウチ詰）で A 型による食中毒が発生した．当該製品は，加熱殺菌温度が 100℃以下で製造された要冷蔵食品で，その容器がレトルト食品に類似していることからレトルト類似食品と呼称された．すでに要冷蔵食品が流通していることから，厚生労働省から 1999 年に「気密性のある容器包装詰の要冷蔵食品に係る取扱いについて」の通達（衛食第 120 号）が出されている．

2000 年以降は，2008 年に栃木県で A 型による食中毒が発生している[20]．原因食は特定されていない．海外では，2006 年にタイ国で水煮たけのこを原因食として 190 人が発症している[20]．また，アメリカでは，2007 年に商業的に生産された，肉を含有しないホットドッグ用チリソース缶詰で発生している．商業生産品では 33 年ぶりで患者数は 8 名，約 1 000 万缶以上が回収されている．原因はレトルト殺菌機の不備による加熱殺菌不足である．

2.15.4　レトルト食品・缶詰の腐敗・変敗，食中毒の防除

(1)　原材料の微生物制御

製造に使用する原材料は，生鮮，冷凍，乾燥，粉末など様々で，これらの多くは海や山など自然界から収穫されるものであるため，多くの微生物が付着している．そのため清浄な原材料を用いることが肝要である．特に耐熱性細菌胞子には注意する必要がある．

原材料の耐熱性細菌胞子数を測定するための試験法と規格推奨値が設けられている[21]．その規格推奨値を表 2.15.5 に示す．ここでは好気性細菌胞子として中温性と高温性の 2 項目と，嫌気性細菌胞子として耐酸性，中温性，高温性，さらに硫化黒変菌の 4 項目が示されている．ただし，ここに示されたすべての項目を調べる必要はない．該当する製品がレトルト殺菌製品であれば，好気性細菌胞子は中温性と高温性，嫌気性細菌胞子は中温性，高温性および硫化黒変菌の測定を実施する．酸性食品で低温殺菌製品であれば，好気性細菌胞子は中温性を，嫌気性細菌胞子は耐酸性と中温性を調べればよい．また，測定量は各測定項目で原材料の 1g か 0.1g

表 2.15.4　日本におけるボツリヌス食中毒の発生状況または検出事例と容器詰食品に関する食品衛生法の推移

年次	毒素型	患者数(死者)	推定原因食または検出食品	法規制など
1969	B	21（3）	キャビアびん詰*	
1970	E	3（3）	サバ水煮缶詰	
1977				厚生省告示第17号（昭和52年2月18日付官報，第15031号） 容器包装詰加圧加熱殺菌食品 ＞pH 5.5，＞A_w 0.94，120℃，4分
1984	A	36（11）	辛子れんこん真空パック詰・脱酸素剤封入包装品	
1986				昭和61年12月26日　衛食第245号 低酸性飲料（≧pH 4.6） ① 120℃，4分，②ボツリヌス菌接種試験により陰性を確認，③スポロゲネスで代替接種試験を行い，殺滅できる加熱処理条件を採用
1993	A	4（0）	サトイモ缶詰	
1996				平成8年9月30日　衛乳第223号 総合衛生管理製造過程承認制度の実施要領発表 対象：「乳製品」，「食肉製品」
1997	A	—	オイスターソースびん詰からA型菌検出*	総合衛生管理製造過程承認制度 「容器包装詰加圧加熱殺菌食品」を対象指定 ＞pH 4.6，＞A_w 0.94，120℃，4分
1998	B	18（0）	オリーブ塩漬びん詰*	
1999	A	1（0）	ハヤシライスソースパウチ詰	総合衛生管理製造過程承認制度 「清涼飲料水」を対象指定
2002				厚生労働科学研究費による「容器包装詰低酸性食品のボツリヌス食中毒に対するリスク評価」の研究を開始
2003				平成15年6月30日　食基発第0630002号，食監発第0630004号 容器包装詰加圧加熱殺菌食品（気体透過性容器，120℃，4分未満の殺菌，＞pH 4.6，＞A_w 0.94） 120℃，4分，10℃以下の保存またはボツリヌス食中毒対策
2006				事務連絡　平成18年8月9日 各食品業界団体へ下記食品の情報提供依頼 容器包装詰低酸性食品（120℃，4分未満の殺菌，＞pH 4.6，＞A_w 0.94）
2008				平成20年6月17日　食安基発第0617003号，食安監発第0617003号 容器包装詰低酸性食品（常温流通，120℃，4分未満の殺菌，＞pH 4.6，＞A_w 0.94） 120℃，4分，10℃以下の保存またはボツリヌス食中毒対策
2010				平成22年7月9日　食安基発0709第1号，食安監発0709第1号 各食品業界団体へ2008年の通達に対する対応状況の報告依頼

＊ 輸入品.

（香辛料や増粘多糖類など含有量が少ないもの）になるようにする.

表 2.15.5 レトルト食品・缶詰の製造用原材料として望ましい耐熱性細菌胞子数の推奨値[21]

原材料	単位量	好気性細菌胞子		嫌気性細菌胞子			
		中温性	高温性	耐酸性	中温性	高温性	硫化黒変菌
製造用水	10mL	<10[a]	<10[a]	$\frac{0}{5}$[b]	$\frac{0}{5}$[b]	$\frac{0}{5}$[b]	0[a]
砂糖，ブドウ糖	1g	<10	<10	$\leq\frac{1}{5}$	$\leq\frac{1}{5}$	$\leq\frac{1}{5}$	0
小麦粉，デンプン，粉乳	1g	<50	<50	—	$\leq\frac{2}{5}$	$\leq\frac{2}{5}$	0
粉末寒天，ゼラチン，グアーガム，カラギーナン，香辛料	0.1g	<100	<100	$\leq\frac{1}{5}$	$\leq\frac{2}{5}$	$\leq\frac{2}{5}$	0

a) コロニー数（cfu）
b) 増殖陽性培地本数／供試培地本数.

(2) 製造工程における防除

製造工程の全般においては，最終的な加熱殺菌に入るまでに滞留する食品の滞留時間と，その温度や密封後からレトルトに入るまでの待ち時間など，加熱殺菌が開始されるまでに食品中で微生物が増殖しないような管理が必要である.

微生物の増殖は，低温細菌よりも中温細菌が，中温細菌よりも高温細菌が速いとされている．そのため製造ラインの環境の温度を含め，温度と時間の管理が必要である.

製造工程のうち，脱気，密封，加熱殺菌，冷却の各工程については，脱気は酸素をできる限り排除するためのもので，空気の残存は容器内の食品への熱伝達や製品の酸化など品質にも影響を及ぼす．設定した真空度になるよう管理が必要である．密封はレトルト食品であればシールバーによる熱溶封で，缶詰は二重巻締による．シールバーの設定温度の管理や二重巻締の基準値の管理が重要である．加熱殺菌は当該製品の微生物学的な安全性を保証するものである．設定した加熱殺菌条件が確保されているか管理する必要がある．冷却の目的は当該製品の内容物の温度を常温にまで速やかに低下させることである．ただし，製造現場では，特に水産缶詰製品で，缶外面の錆の発生を抑えるために常温よりも高い温度で保持されていることがある．また，冷却時の製品の乱暴な取扱いはピンホールや巻締不良など密封性が損なわれる原因となる．使用する冷却水には，「加圧加熱殺菌後の冷却に水を用いるときは，飲用適の流水で行うか，又は遊離残留塩素を1.0ppm以上含む水で絶えず換水をしながら行わなければならない」[22] ことが定められている.

(3) 腐敗・変敗に関与する耐熱性微生物の防除

レトルト食品・缶詰のpHまたはA_wと腐敗・変敗に関与する微生物の増殖域を図2.15.1および図2.15.2に示す.

当該食品のpHまたはA_wにより加熱殺菌の対象となる微生物が異なる．対象となる微生物だけを殺滅すればよい．特にpHに関しては加熱殺菌の実用的な立場から区分けされている.

レトルト食品・缶詰の実用的なpHの区分と加熱殺菌の対象となる主な腐敗・変敗原因微生物との関係を表2.15.6に示す．pHの区分はpH 3.7未満を高酸性食品，pH 3.7～4.5未満を酸性食品，pH 4.5～5.0未満を中酸性食品およびpH 5.0を超える食品を低酸性食品に分類し，各食品群で増殖する耐熱性微生物を対象にした加熱殺菌条件が採用されている．通常，高酸性食品は，カビ，酵母および無胞子細菌を殺滅すれば商業的無菌性を確保できるため75～85℃の加熱温度が採用されている．また，酸性食品は一部の有胞子細菌が増殖するため，90～100℃の加熱温度が，中酸性食品は増殖可能な有胞子細菌が多くなるので100～110℃の加熱

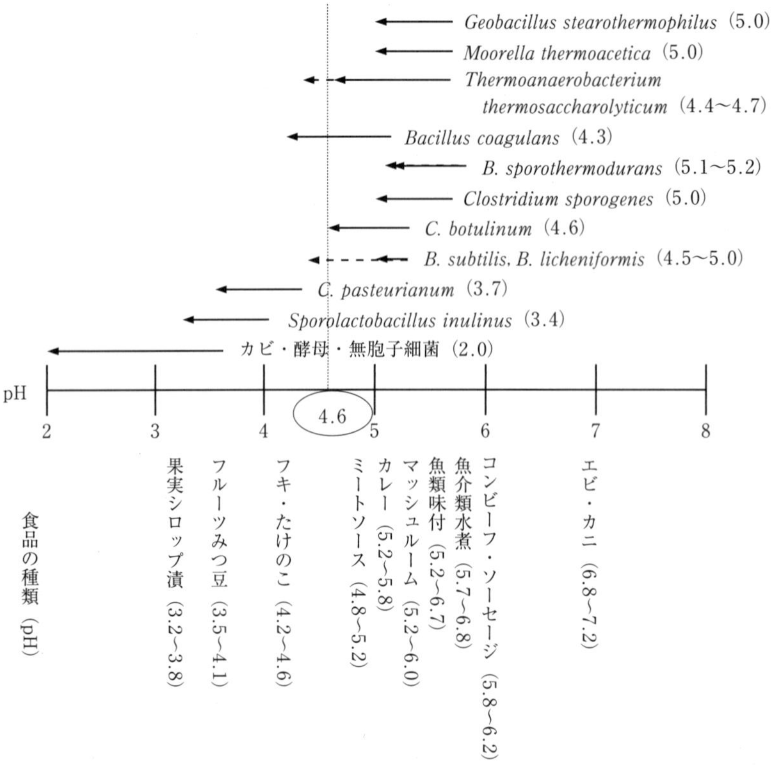

図2.15.1　レトルト食品・缶詰の腐敗・変敗に関与する微生物の増殖最低pH

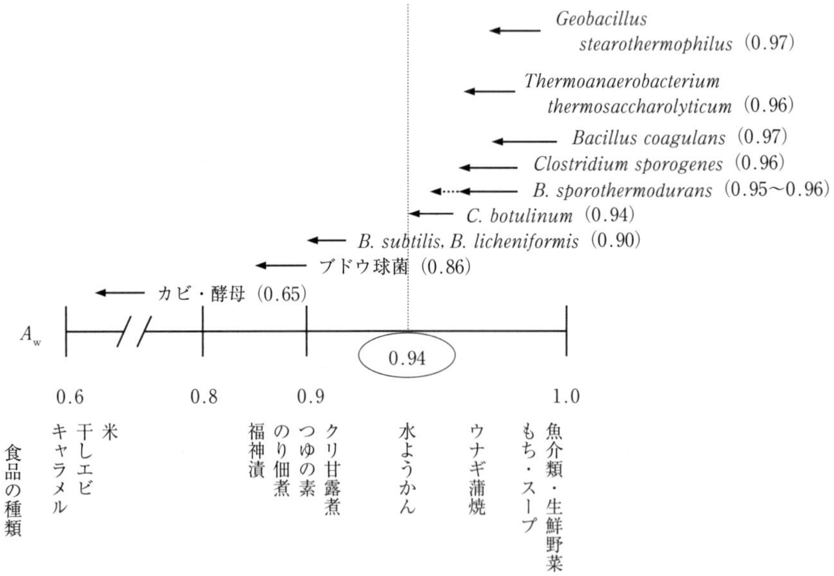

図2.15.2　レトルト食品・缶詰の腐敗・変敗に関与する微生物の増殖最低 A_w

温度が，さらに低酸性食品ではほとんどの有胞子細菌が増殖するため110℃以上の加熱温度が採用されている．A_w についても同様に対象となる微生物を加熱殺菌し，商業的無菌性を確保する必要がある．

2.15.5　レトルト食品・缶詰の規格基準

レトルト食品・缶詰および清涼飲料水などの容器詰食品に関係する食品衛生法の推移を，ボツリヌス食中毒の発生状況とともに表2.15.4

表 2.15.6 レトルト食品・缶詰の実用的な pH の区分と主な腐敗・変敗原因微生物[23]

食品群 pH	*Bacillus subtilis, B. licheniformis*	*B. coagulans*	*Geobacillus stearothermophilus*	*B. sporothermodurans*	*Clostridium botulinum* (A, B)	*C. sporogenes*	*C. pasteurianum*	*Thermoanaerobacterium thermosaccharolyticum*	*Moorella thermoacetica*	*Sporolactobacillus inulinus*	無胞子細菌, カビ, 酵母	一般に採用されている殺菌温度(℃)
低酸性食品 ＞5.0	＋*	＋	＋	＋	＋	＋	＋	＋	＋	＋	＋	＞110
中酸性食品 4.5～5.0	＋	＋	－	－	＋	±	＋	＋	－	＋	＋	100～110
酸性食品 3.7～4.5	±	＋	－	－	－	－	＋	－	－	＋	＋	90～100
高酸性食品 ＜3.7	－	－	－	－	－	－	－	－	－	＋	＋	75～85

*－：原因にならない，＋：原因になる，±：原因になる場合もある.

に示した.

レトルト食品・缶詰は，食品衛生法による規格基準では「容器包装詰加圧加熱殺菌食品」に区分され，pH が 4.6 を超え，かつ水分活性が 0.94 を超える容器詰食品で，加圧加熱殺菌する場合，120℃で 4 分間またはそれと同等以上の殺菌効果を有する加熱殺菌処理をすることが定められている．これは，ボツリヌス菌胞子約 10^{11} を殺滅するのに必要な加熱条件[24] が，120℃で 4 分間であったことが根拠となっている.

しかし，加圧加熱殺菌されない容器包装詰低酸性食品には適用されない.

本規格基準が施行されたのは 1977 年で，その時の pH の規定は 5.5 であった．1997 年に「総合衛生管理製造過程」による認証制度の対象品目に「容器包装詰加圧加熱殺菌食品」が指定され，ボツリヌス菌に対する国際的な pH の区分から，現状の 4.6 となった.

厚生労働省は，1984 年の辛子れんこんによる A 型ボツリヌス食中毒，1997 年のオイスターソースからの A 型ボツリヌス菌検出，1999 年のハヤシライスソースによる A 型ボツリヌス食中毒発生から，容器包装詰低酸性食品への規格基準設定の検討を開始している．すでに 2002 年度から「容器包装詰低酸性食品のボツリヌス菌に対するリスク評価」を実施しており，その結果から，120℃で 4 分間の加圧加熱殺菌が施されていない容器包装詰低酸性食品については，ボツリヌス食中毒を防止するために，① 120℃で 4 分間の加圧加熱殺菌を行うこと，② 常温流通を 10℃以下の冷蔵流通に変更すること，および ③ 当該食品にボツリヌス菌接種試験を実施し増殖の有無を確認すること，を各食品業界団体に通知している（表 2.15.4，平成 20 年 6 月 17 日付　食安基発第 0617003 号，食安監発第 0617003 号参照）．さらに，2010 年 7 月には各食品業界団体へ対応状況の報告依頼を通知している（食安基発 0709 第 1 号，食安監発 0709 第 1 号）.

文　献

1) 宇田川俊一編：「食品のカビ汚染と危害」，幸書房（2004）
2) 宇田川俊一：ソフト・ドリンク技術資料，No. 161，35（2010）
3) 横山理雄，田中　要編：「新しいレトルト食品開発・製造ハンドブック」，p. 233，サイエンスフォーラム（2007）
4) C.R.Stumbo：“Thermobacteriology in Food Processing”，p. 113，Academic Press（1973）
5) A. Nakayama，S. Samo，Y. Ikegami：*Bull. Jap. Soc. Sci. Fish.*，**43**，899（1977）
6) 山口敏季，大久保良子，駒木　勝：日本缶詰協会・宮城県缶詰協会第 57 回技術大会プログラム，p. 11（2008）
7) 駒木　勝，山口敏季，大久保良子，高瀬靖子：

日本缶詰協会・静岡県缶詰協会第58回技術大会プログラム，p. 19（2009）
8） 烏野幹啓，池田史郎：日本缶詰協会第38回技術大会プログラム，p. 8（1989）
9） 高木祐子，松岡正明，田中光幸：日本缶詰協会第38回技術大会プログラム，p. 8（1989）
10） 山口敏季，大久保良子，駒木 勝：日本缶詰協会第51回技術大会プログラム，p. 2（2002）
11） 高橋敬治，石井栄子：日本缶詰協会第29回技術大会プログラム，p. 14（1980）
12） 池上義昭他：缶詰時報，**49**，993（1970）
13） 石原理子，渡邊弥生，青山康司：広島県立総合技術研究所食品工業技術センター研究報告，No. 25，33（2009）
14） 中山昭彦，新屋理恵子：日本缶詰協会第27回技術大会プログラム，p. 7（1978）
15） 山口敏季，深山隆文，大久保良子，駒木 勝：日本缶詰協会第56回技術大会プログラム，p. 7（2007）
16） 池上義昭，橋本京子，大田智子：東洋食品工業短期大学・東洋食品研究所研究報告書，No. 16，84（1985）
17） B. Pettersson，F. Lembke，P. Hammer，E. Stackebrandt，F. G. Priest：*Int. J. Syst. Bacteriol.*，**46**，759（1996）
18） 駒木 勝，深山隆文，山口敏季，大久保良子：日本缶詰協会・新潟県缶詰協会第55回技術大会プログラム，p. 8（2006）
19） 柏木さやか，馬場 浩，吉田信一郎，宇田川俊一：日食微誌，**26**，16（2009）
20） 高橋元秀，鎌田洋一：食品衛生研究，**60**(2)，7（2010）
21） 稲垣長典編：「缶びん詰・レトルト食品事典」，p. 525，朝倉書店（1984）
22） 食品衛生研究会編：「食品衛生小六法 平成23年版」，p. 1164，新日本法規出版（2010）
23） 松田典彦：防菌防黴，**3**，115（1975）
24） J. R. Esty，K. F. Meyer：*J. Inf. Dis.*，**31**，650（1922）

（駒木 勝）

食品の腐敗と微生物

Food Spoilage and Microbes

第３章　食品の保蔵法

第3章 食品の保蔵法

●第3章 食品の保蔵法

3.1 食品保蔵の考え方

3.1.1 食品保蔵の原理

食品の腐敗は原因となる微生物が食品中で増殖することによって起こる．したがって腐敗を防止するには微生物が増殖する要因を除けばよく，その方法は次の2つに整理される．

① 食品中の微生物を加熱などの方法で殺菌し，その後の外部からの微生物の汚染を密封容器（包装）によって防ぐ．液体の場合には，殺菌せずに，ろ過などによって除菌することも可能である．

② 食品の貯蔵温度や塩分，水分，pH，気相などを微生物の増殖に不適当な条件にすることによって，食品中の微生物の増殖を抑制する．

これら①および②は微生物面からみた食品保蔵の原理と考えることができる．実際の食品の加工ではこの①，②のいずれか，またはこれらを組み合わせて用いられていることが多い．①の加熱殺菌した加工品が缶詰やレトルト食品であり．②では，塩分を高めることで保存性を付与したものが塩蔵品，水分を減少させたものが干物（ひもの），pHを低下させたものが酢漬である．そのような意味で上記の食品保蔵の原理は食品加工の原理ということもできる．加熱殺菌や塩蔵，乾燥，酢漬などは，食品の性状に変化を及ぼすので，結果として食品を加工することになる．それに対して，低温貯蔵やガス置換包装は食品性状の変化を伴わずに微生物制御ができるという特徴がある．

3.1.2 個別要因による微生物制御

食品中での微生物の増殖や死滅は，温度や食塩濃度，pH，酸素濃度，水分活性などの要因によって影響を受けるので，これらの要因をコントロールすることによって微生物制御（殺菌，増殖抑制）が行われる．したがって，適正に微生物制御を行うには各種要因と微生物の死滅・増殖の関係を正しく理解していることが重要である．微生物制御に必要な個々の要因の影響については『食品微生物の科学』（清水潮著）ほか[1]に詳述されているので参照されたい．

3.1.3 複合要因による微生物制御

食品中での微生物の増殖や生残には2つ以上の要因が関係していることが多く，例えば缶詰殺菌の場合，食品のpHや食塩濃度などによって殺菌に必要な加熱条件が違うわけで，単一の要因の制御だけで微生物制御が行われることは稀といえる．また，食品の加工条件をみても，食味などの点から，例えば，加熱条件を緩和して低温貯蔵を併用したり，塩分と温度，pHと温度など複数の要因を組み合わせて，効果的に微生物制御を行っていることが多い．

増殖に及ぼす複合効果の例として，図3.1.1[2]はリステリアの増殖と，pH，温度の関係を示したものである．微生物の増殖は低温ほど抑制効果が大であることはよく知られているが，この図から，例えば，それがpH5の時と

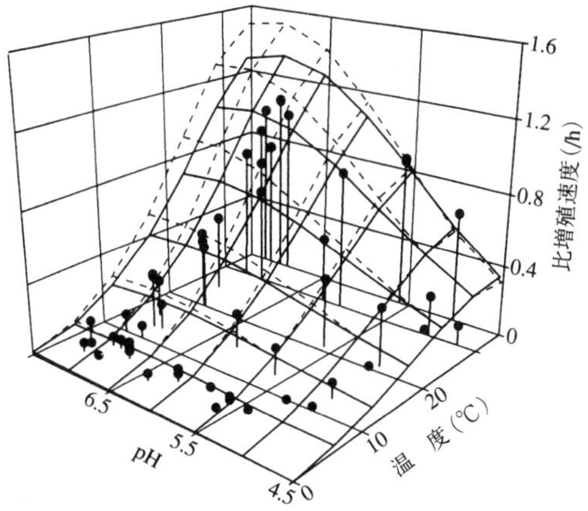

図 3.1.1　リステリアの増殖に対する pH および温度の複合効果[2)]

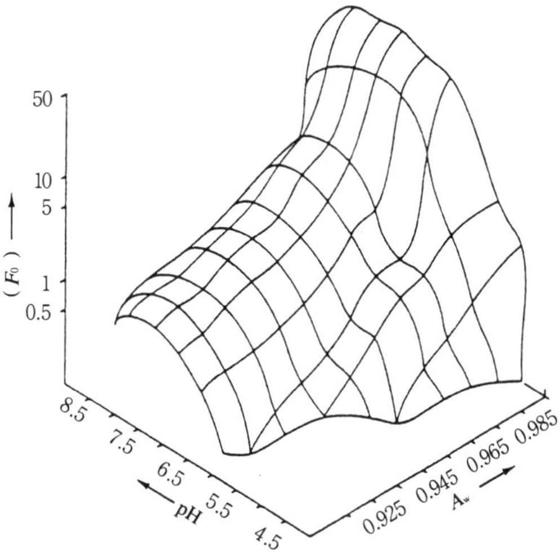

図 3.1.2　細菌胞子の殺菌値（F_0）に及ぼす pH と水分活性（A_w）の複合効果[3)]

6の時では大きく異なることがわかる．また，この図をある高さ（例えば0.4）で水平に切ったときの切断面の周辺部は，抑制効果が同じことを意味するので，pH 6.5～7.5 で 15℃ の貯蔵効果は，pH 5.0～5.5 では 20℃ に相当することになる．

細菌胞子の死滅に要する加熱時間も pH や水分活性によって大きく異なる．図 3.1.2[3)] は胞子の殺菌値（F_0，分）に及ぼす pH および水分活性の影響をみたものである．胞子の耐熱性は pH 7 以上で，また水分活性 0.985 以上で著しく強いことがわかる．したがって，酸性で水分活性の低い食品中の胞子は加熱殺菌により死滅しやすいが，水分活性の高い中性食品中の胞子は死滅しにくい．食品の殺菌条件の設定にあたっては，食品の性状も十分考慮する必要がある．

3.1.4　ハードル理論とバランス理論

このように食品中の微生物の死滅や増殖は食品の各種条件により大きく影響されるが，そのときにどのような要因が重要であるかは食品の種類によってある程度決まってくるので，食品中の微生物を殺滅したり，その増殖を抑制するためには，これらの条件のうち主要なものをコントロールすればよいわけである．食品中の複合要因による微生物制御をわかりやすく説明したものとしてハードル理論とバランス理論に触れておきたい．

ハードル理論[4)] とは，微生物制御のための各種要因を1つずつのハードルにたとえ，加工工程において微生物がこれらのハードルを最終的に飛び越えないように，いくつかの物理的および化学的技術を適切に組み合わせることにより，微生物を効果的に抑制できるという考え方である．

これは主に食肉製品について考えられたものであり，図 3.1.3[4)] にいくつかの例を示す．この例では，ハードルとして加熱，冷却，水分活性，pH，Eh（酸化還元電位）および保存料が示されている．高いハードルは微生物制御の主要因であることを，また低いハードルは補助的要因であることを示している．

モデル1は6つのハードルが同じ強さである理想的な製品を示している．モデル2は主なハードルが水分活性と保存料で，補助的ハードルが低温，pH および Eh であるような食品の例で，非加熱ハムのような食品では通常これら5つのハードルによって微生物制御が可能である．モデル3は無菌包装ハムのように微生物の初期汚染が少ない場合の例で，低温と水分活性という

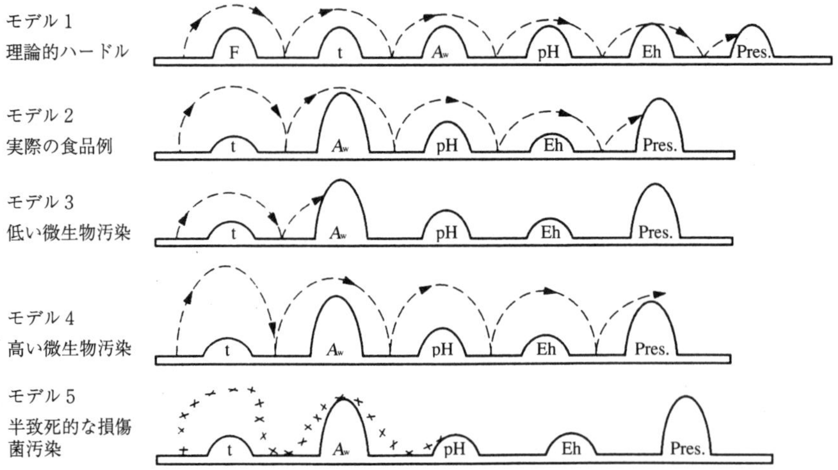

F：加熱，t：低温保蔵，A_w：水分活性，pH：pH，Eh：酸化還元電位，Pres.：保存料

図3.1.3　ハードル効果のモデル図[4)]

2つのハードルだけで品質確保ができる．モデル4は逆に，非衛生的な取扱いのために初期汚染が多い場合の例で，このような製品ではこれらのハードルを並べても腐敗・食中毒を抑制できない．モデル5は加熱などによって微生物が損傷を受けた場合で，このような例では，比較的少数の，あるいは低いハードルで抑制できる．

ハードル理論は次のような例にも当てはめることができる．例えば，主に水分活性（強度の乾燥や高い塩分濃度）と保存料で保存性を持たせているような食品（モデル2）では，固かったり，塩辛かったりするので，モデル1のようにすべてのハードルを少しずつ使うこと（温和な加熱，弱めの乾燥または低めの塩分，酸味を感じない程度のpHなど）で，マイルドな食品にするというような場合である．

バランス理論[5)]の考え方は，上に述べた加熱，水分活性，pHおよびEhなどのハードルの微生物抑制力を1つずつの分銅にたとえ，食品の微生物学的安定性（保存性）を説明するものである（図3.1.4[5)]）．個々の分銅は軽くてもこれらを組み合わせることにより，微生物に対する抑制力を発揮することができる．バランス理論は，例えば味やテクスチャーを生かすために加熱や乾燥，塩分を低減して，その代わりに貯蔵温度をより低くするというように，いくつかの

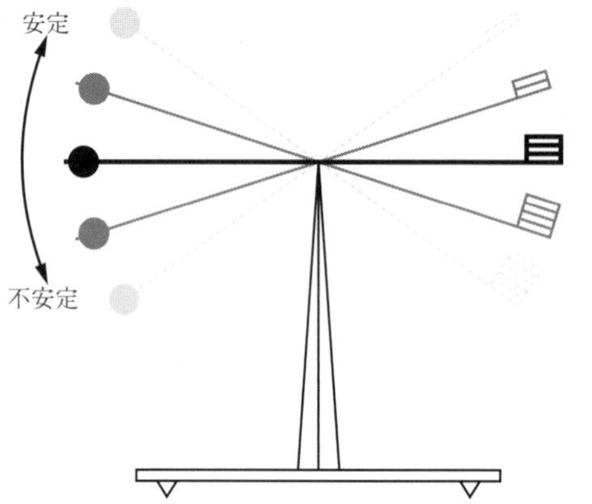

図3.1.4　バランスによる微生物抑制力の増強効果[5)]

方法を相補的に組み合わせた場合の微生物抑制効果が理解しやすい．

3.1.5　重ね合わせ評価法による微生物制御[5)]

食品中ではそこに存在する微生物のうち，食品のpHや水分活性，食塩濃度，酸化還元電位，貯蔵温度などの条件が適したものだけが増殖するので，食品および危害微生物のそれぞれについて，それらの条件を比べ合わせることにより，そこで起こりうる危害をある程度予測することができる．図3.1.5[5)]は食品および微生物について，pHと水分活性に基づいて作成した類別表である．このうち微生物の類別表は，各微生物の最低pH・水分活性を示したものであるの

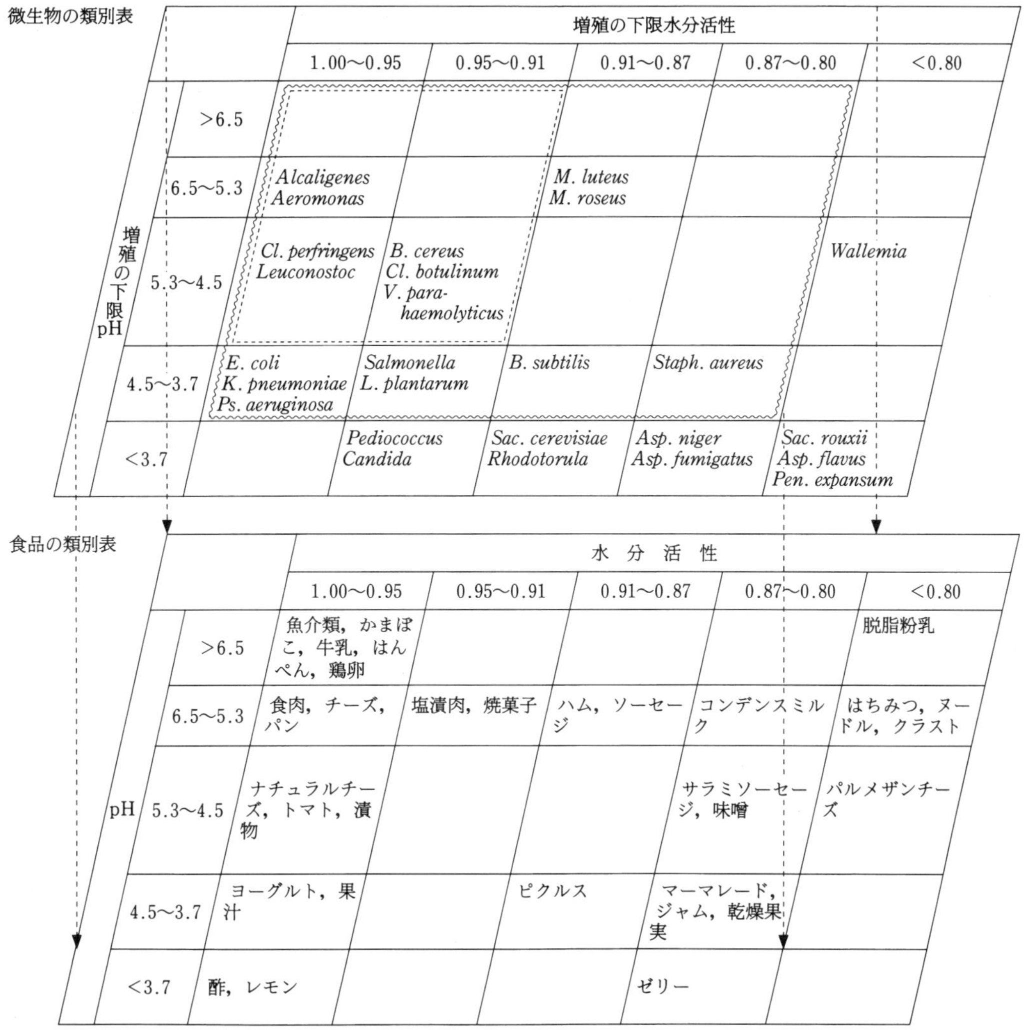
微生物の類別表
増殖の下限水分活性
1.00〜0.95
0.95〜0.91
0.91〜0.87
0.87〜0.80
<0.80
増殖の下限pH
>6.5
6.5〜5.3
5.3〜4.5
4.5〜3.7
<3.7
Alcaligenes
Aeromonas
M. luteus
M. roseus
Cl. perfringens
Leuconostoc
B. cereus
Cl. botulinum
V. para-haemolyticus
Wallemia
E. coli
K. pneumoniae
Ps. aeruginosa
Salmonella
L. plantarum
B. subtilis
Staph. aureus
Pediococcus
Candida
Sac. cerevisiae
Rhodotorula
Asp. niger
Asp. fumigatus
Sac. rouxii
Asp. flavus
Pen. expansum
食品の類別表
水 分 活 性
1.00〜0.95
0.95〜0.91
0.91〜0.87
0.87〜0.80
<0.80
pH
>6.5
6.5〜5.3
5.3〜4.5
4.5〜3.7
<3.7
魚介類，かまぼこ，牛乳，はんぺん，鶏卵
脱脂粉乳
食肉，チーズ，パン
塩漬肉，焼菓子
ハム，ソーセージ
コンデンスミルク
はちみつ，ヌードル，クラスト
ナチュラルチーズ，トマト，漬物
サラミソーセージ，味噌
パルメザンチーズ
ヨーグルト，果汁
ピクルス
マーマレード，ジャム，乾燥果実
酢，レモン
ゼリー

図 3.1.5 食品および微生物の類別表による「重ね合わせ評価法」の模式図[5]

で，増殖可能領域は微生物名が記された枠から左上方のすべての範囲ということになる．例えば，腸炎ビブリオは点線で囲んだ枠内だけで増殖可能であり，ブドウ球菌は波線内のすべての領域で増殖可能である．したがって，これを食品の類別表と重ね合わせると，食品の特性面からどのような微生物危害が起こるのかを予測でき，またそれぞれの食品中で増殖可能な腐敗・食中毒微生物の予測ができる．また，微生物の増殖を抑制するためにどの程度まで pH や水分活性をコントロールすればよいか，その際，pH と水分活性の要因のうち，いずれを調整するのがコントロールしやすい（食品を増殖範囲外に出しやすい）かというようなことがわかる．

文　献

1) 藤井建夫：「微生物制御の基礎知識—食品衛生のための 90 のポイント」，中央法規出版（1997）
2) J. Baranyi, P. J. McClure, J. P. Sutherland, T. A. Roberts：*J. Indust. Microbiol.*, **12**, 190（1993）
3) P. G. Bean："Food Microbiology—Advances and Prospects"（T. A. Roberts, F. A. Skinner eds.），p. 97, Academic Press（1983）
4) L. Leistner, 清水　潮（訳）：「食品微生物制御技術の進歩」（日本食品保全研究会編），p. 10, 中央法規出版（1998）
5) 倉田　浩他：「改訂・食品衛生における微生物制御の基本的考え方」（倉田　浩他編），p. 105, 日本食品衛生協会（1994）

（藤井建夫）

●第3章　食品の保蔵法

3.2　低温による食品保蔵

3.2.1　低温保蔵について

低温保蔵は現在食品の保蔵に最も広く用いられている方法であり，その温度帯の違いにより，非凍結温度帯を用いる冷蔵法と凍結温度帯を用いる冷凍（凍結貯蔵）法に大別される．一般に冷蔵法は短期間の，冷凍法は長期間の保蔵に用いられる．食品を－3℃付近の温度帯で保蔵するパーシャルフリージング（PF）法はこれら両者の中間的な方法と考えられる．これらのうち冷蔵法とPF法では微生物，特に低温細菌の挙動が問題となる．

低温細菌の定義[1-5]についてはこれまで長い間論争が繰り返されてきた．その論議は今も一致をみていないが，一般には0℃で増殖する細菌を低温細菌（psychrotroph）と呼び，そのうち増殖の最高温度が20℃以下のものを好冷細菌（psychrophile）と呼ぶことが多い．しかし，もともとこのような増殖温度範囲は人為的なものであり，また食品衛生や食品保蔵の立場からみると，低温という言葉は冷蔵の温度域である10℃以下の温度帯を指すことが多く，実際，0℃では増殖できないが冷蔵の温度帯では腐敗や食中毒の原因となる微生物が多く存在する．したがって，食品衛生の分野では生菌数測定の便宜性（0℃培養ではコロニー形成までに長時間を要する）を考慮して，5～7℃で7～10日以内に肉眼で認められるコロニーを形成する細菌を総称して低温細菌[6]と呼ぶことも多い．本書では実用性の観点からこのような定義に従うこととする．最近では，低温微生物の定義にかかわる煩わしさを避けてcold-adapted organisms[4]というような用語もみられる．

3.2.2　低温保蔵と微生物

(1)　低温微生物の種類

これまで低温細菌として報告されている細菌の種類は多く，7℃以下での増殖が認められる菌株を含む主な細菌群（属）は表3.2.1[2]のとおりであり，グラム陰性，グラム陽性，好気性，嫌気性などの性状にかかわらず，広い範囲の細菌群にわたる．

酵母の中では *Rhodotorula, Torulopsis, Trichosporon, Candida, Saccharomyces, Hansenula* などが，またカビでは *Mucor, Penicilli-*

表3.2.1　7℃以下で増殖可能な菌株を含む細菌の属[2]

グラム陰性菌	重要度*	グラム陽性菌	重要度
Acinetobacter	XX	*Bacillus*	XX
Aeromonas	XX	*Brevibacterium*	X
Alcaligenes	X	*Brochothrix*	XXX
Alteromonas	XX	*Carnobacterium*	XXX
Cedecea	X	*Clostridium*	XX
Chromobacterium	X	*Corynebacterium*	X
Citrobacter	X	*Deinococcus*	X
Enterobacter	XX	*Enterococcus*	XXX
Erwinia	XX	*Kurthia*	X
Escherichia	X	*Lactobacillus*	XX
Flavobacterium	XX	*Lactococcus*	XX
Halobacterium	X	*Leuconostoc*	X
Hafnia	XX	*Listeria*	XX
Klebsiella	X	*Micrococcus*	XX
Moraxella	XX	*Pediococcus*	X
Morganella	X	*Propionibacterium*	X
Photobacterium	X	*Vagococcus*	XX
Pantoea	XX	*Macrococcus*	X
Proteus	X	*Paenibacillus*	X
Providencia	X	*Staphylococcus*	X
Pseudomonas	XXX		
Psychrobacter	XX		
Salmonella	X		
Serratia	XX		
Shewanella	XXX		
Vibrio	XXX		
Burkholderia	X		
Chryseobacterium	X		
Frigoribacterium	XX		
Janthinobacterium	XX		
Acetobacterium	XX		
Yersinia	XX		

＊ 低温細菌としての相対的な重要度と優勢度．XXX＝非常に高い，XX＝中程度，X＝低い．

um, Chrysosporium, Rhizopus, Thamnidium, Aureobasidium, Cladosporium, Sporotrichum などが低温微生物として知られる[7].

低温細菌は自然界に広く分布し，それらは食品の生産や加工の段階で食品に付着し，腐敗の原因となるものも多い．最近はチルド流通の食品が増えており，また，従来の加熱殺菌食品のなかには，風味を活かすため加熱を低減して低温流通を併用する加工食品もみられ，そのような食品では低温細菌による腐敗・変敗が問題となる．

低温細菌のうち，生乳，食肉，鮮魚介類などでは主に *Pseudomonas* をはじめ，*Acinetobacter, Aeromonas, Alcaligenes, Flavobacterium* などのグラム陰性桿菌（かんきん）が腐敗に関与する[8]．このほか海産魚介類の腐敗には *Alteromonas*（従来の *Pseudomonas putrefaciens*），*Photobacterium, Vibrio* なども重要である[9]．また，低温保蔵野菜の腐敗には *Bacillus, Clostridium, Enterobacter, Erwinia, Flavobacterium, Pseudomonas, Yersinia* などが関与する[8].

低温細菌の種類は食品の保蔵形態によっても異なり，例えば真空包装やガス置換包装した食肉や鮮魚などでは *Brochothrix, Lactobacillus, Leuconostoc, Pediococcus, Photobacterium, Enterobacteriaceae* などが優勢となる[8, 10].

一方，腐敗細菌とは別に，食中毒の原因となる細菌の中にも低温増殖性のものがいるので，安全性の点から注意を要する．これまで5℃以下での増殖が確認されている食中毒起因菌は *Aeromonas hydrophila, Clostridium botulinum*（E型菌とタンパク非分解性のB型菌），*Listeria monocytogenes, Vibrio cholerae, Yersinia enterocolitica*, 病原性大腸菌の一部である．

(2) 低温の微生物への影響

1) 低温による微生物の死滅[10]

① 非凍結状態での死滅

微生物は一般に低温下では増殖速度が低下し，

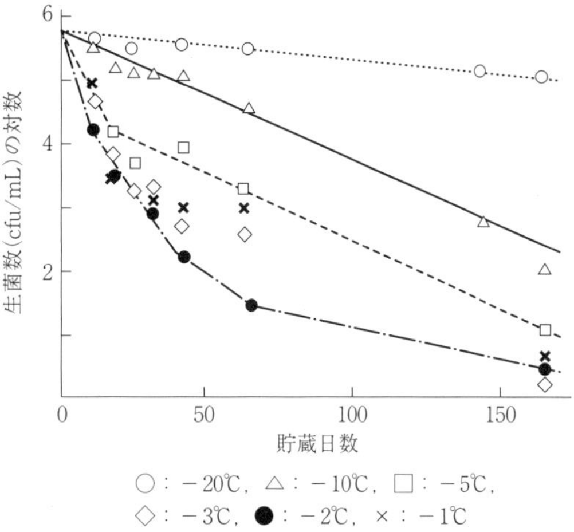

図 3.2.1 低温下における大腸菌の死滅[11]

増殖下限以下の温度では休眠状態に入るか徐々に死滅していく．図 3.2.1[11] は大腸菌を低温下に保持した場合の死滅をみたものである．−1〜−5℃での死滅が−20℃よりも著しいことがわかる．

−1〜−5℃では増殖は停止するが，まだ一部の酵素系が働いているため代謝系にアンバランスを生じ，また細胞膜も損傷を受けることなどにより次第に死滅すると考えられる．

また，微生物は0℃以上でも急激に低温に移した場合に死滅することが知られている．この現象はコールドショックと呼ばれ，死滅率は冷却時の温度や菌の種類によって異なる．コールドショックの原因としては，細胞膜が損傷を受けるため細胞内成分（核酸，ペプチド，アミノ酸，補酵素，Mg^{2+} など）の漏出による増殖能，代謝活性の低下やDNAリガーゼ活性の低下などが知られ，逆に有害成分の侵入も起こりやすくなり，また膜上の酵素群や膜機能自体も影響を受けることが考えられている．

② 凍結条件下での死滅

図 3.2.1 において−20℃では死滅の程度が小さいが，これは凍結中に細菌は細胞表層付近の氷晶による損傷，細胞内液の脱水，細胞外液の濃縮などの影響を受けるが，菌体は生理機能を全く停止して休眠状態に入るためであり，食

品を凍結しても菌数はせいぜい1桁下がる程度である．また，細菌胞子は凍結によってはほとんど死滅しない．

凍結状態における微生物の死滅の程度は菌の種類によって異なる．一般に *Vibrio* や *Pseudomonas*, *Alteromonas* などは凍結に弱いのに対し，*Flavobacterium-Cytophaga*, *Micrococcus*, *Staphylococcus* などは耐凍性があり，死滅の程度は比較的小さい．また食中毒菌のうち，凍結によって死滅しにくいのはブドウ球菌とボツリヌス菌などで，一方，低温下で死滅しやすいのは腸炎ビブリオ，カンピロバクターなどである．

凍結による微生物の死滅の仕方は凍結および解凍時のスピードによって異なる（図3.2.2[12]参照）．一般に，① 凍結速度が毎分1～10℃程度の緩慢凍結では，細胞外凍結が起こり，死滅は主に細胞表層付近の氷晶による損傷，細胞外液の濃縮と細胞内液の脱水に起因するので，凍結速度が速いほど，それらの影響を受ける時間が減少するため生残率が増す．しかし，② 凍結速度が10～100℃/分程度の急速凍結では細胞内に生成した氷晶が細胞膜を破壊するため，凍結速度が急速なほど死滅率が高まる．この場合，特に解凍時の影響が重要で，解凍速度が緩慢なほど細胞内に形成された微細な氷晶が成長して細胞膜を破壊するため死滅率は高くなる．③ 凍結速度が100～10 000℃/分の超急速凍結では，細胞内氷晶の生成が減少し，逆に生残率は高まる．一般の食品中でみられる細菌の死滅は ① の場合が大部分である．

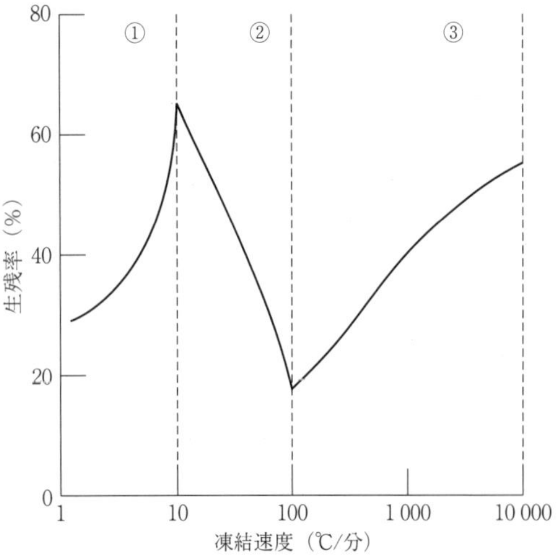

図3.2.2　グラム陰性桿菌の生残率に対する凍結速度の影響[12]

2)　低温下での微生物の増殖[10]

低温微生物の中には，例えば最適増殖温度が4℃，最高増殖温度でも10℃以下の細菌や，0℃付近で基質取り込み活性が最大である細菌，－5℃での世代時間がわずか6時間の微生物なども知られている．ほかにも－7℃でも増殖する *Bacillus psychrophilus* や－10℃でも増殖可能なカビも知られており，また海産魚からも－6.5℃で増殖する *Pseudomonas fragi*, －6.0℃で増殖する *P. fluorescens* などの報告例もあり，一般には－10～－12℃が微生物の増殖を完全に阻止できる温度と考えられている．表3.2.2に生乳[13]および魚介類[14, 15]から分離された細菌の世代時間を示す．

食中毒細菌の多くは中温性であり，増殖および毒素生産の最低温度は通常3.3～10℃である．しかし *Listeria monocytogenes*, *Aeromonas hydrophila*, *Yersinia enterocolitica* などは0℃付近でも増殖する．また，ヒスタミン生成菌のなかにも0℃付近で増殖できる低温細菌（*Photobacterium phosphoreum*）[16, 17]が知られている．

低温微生物の特徴は，増殖速度と温度の関係を示すArrhenius曲線によって図3.2.3[18]のように表されることである．一般に分類学的に類縁な微生物では，低温微生物は中温微生物と増殖の温度特性（図の勾配）において変わらないが，低温微生物は中温微生物に比べ，より低い温度域で直線性を示すことが特徴といえる．

低温微生物が低温域で増殖できる理由としては，いくつかの考え方が示されているが，それらのうち，特に細胞膜脂質の物理的状態が重要と考えられており，一般に低温性の微生物では細胞膜の不飽和脂肪酸の比率が高く，中温性の細菌でも培養温度を下げると不飽和脂肪酸の割

表 3.2.2　生乳，エビおよびマイワシから分離した細菌の世代時間[13−15]

細菌（分離源）	特定培養温度における世代時間（時間）						
	−3℃	0℃	1℃	5℃	10℃	25℃	30℃
Pseudomonas（生乳）			11.8〜NG*	4.6〜21.8	2.6〜9.2	1.2〜2.4	
Acinetobacter（〃）			NG	7.6〜12.3	4.6〜5.3	1.2〜1.5	
Flavobacterium（〃）			NG	15.9〜18.0	7.5〜8.9	1.6〜1.9	
Enterobacteriaceae（〃）			18.1	7.9	4.4	1.0	
Lactobacillus（〃）			20.5〜NG	9.5〜12.5	3.6〜4.9	1.2〜1.4	
Coryneforms（〃）			12.7〜NG	5.0〜16.1	2.6〜8.1	1.2〜2.5	
Micrococcus（〃）			NG	25.3	11.1	2.9	
Pseudomonas（エビ）					3.6〜4.2	1.1〜1.3	0.8〜1.2
Vibrio（〃）					2.2〜2.4		
Moraxella（〃）					4.0〜4.4	1.2〜1.4	1.1〜1.3
Acinetobacter（〃）					7.7〜8.5	1.3〜1.7	0.9〜1.5
Flavobacterium-Cytophaga（〃）					7.8〜8.2	1.6〜1.8	1.4〜1.8
Arthrobacter（〃）					7.8〜8.2	1.2〜1.6	0.7〜1.1
Pseudomonas（マイワシ）	16.6	9.6					
Alteromonas（〃）	21.7	12.0					

＊ NG：増殖せず．

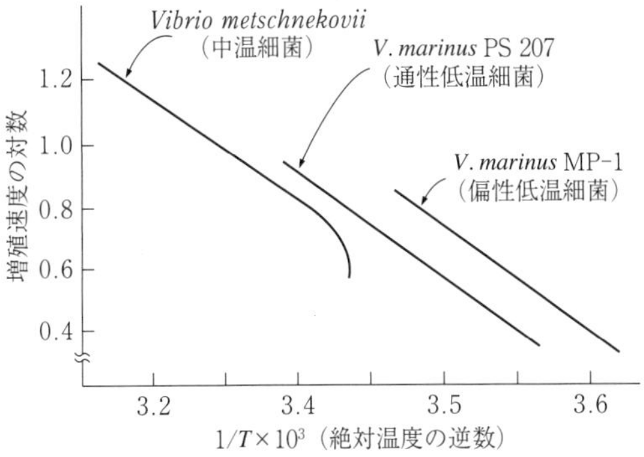

図 3.2.3　中温細菌と低温細菌の Arrhenius 曲線の比較[18]

合が増えたり，脂肪酸が短鎖化することが知られている．一般に脂質は不飽和度が高くなるほど固化しにくくなるので，低温微生物はこのような膜脂質組成の変化によって低温でもその柔軟性を保持して膜の機能（栄養物質の取り込みやエネルギー生産など）を維持できるのであろう．また，微生物が低温でも増殖できる理由としては，そのほかにタンパク質合成活性が低温下でも維持されていること，低温下での酵素の活性低下を酵素量の増大で補うような代謝調節機構が作用していることなどが挙げられる．

3.2.3　低温保蔵の効果

低温細菌の中には 0℃付近でも活発に増殖できるものがいるので，冷蔵の温度域でも徐々に腐敗が進行するが，このような微生物もふつうは低温になるほど増殖速度は低下するので，低温保蔵が有効であることには変わりはない．

低温保蔵法は，単に微生物の作用を抑制するだけでなく，同時に他の品質劣化，例えば，酵素による生鮮度低下，油脂の酸敗，肉色の退化なども抑制し，食品の性状を大きく変えることなく，ほぼもとの状態で貯蔵することができるので，生鮮食品をはじめさまざまな加工品の貯蔵に広く用いられている．

食品の腐敗に及ぼす貯蔵温度の影響の例として，図 3.2.4[17] に新鮮なマアジ（付着菌数 10^4, 10^5/cm^2）を −20〜5℃に貯蔵したときの生菌数の変化を，また図 3.2.5[19] には牛肉（付着菌数 10^3/cm^2）を 0〜20℃に貯蔵した際の生菌数の変化を示す．この図から 5℃は 10℃の 2 倍近く日持ちがよく，また 0℃は 5℃よりさらに 2 倍貯蔵性のよいことがわかる．ただし腐敗に達するまでの日数は，同じ温度でも最初の付着菌数によって大きく異なる．図 3.2.6[19] は鶏肉の菌数変化を示したものであるが，腐敗臭がするまでの日数は，最初の菌数が 10^4/cm^2 の場合には 5〜6 日であるが，10^3/cm^2 の場合には約 12 日で

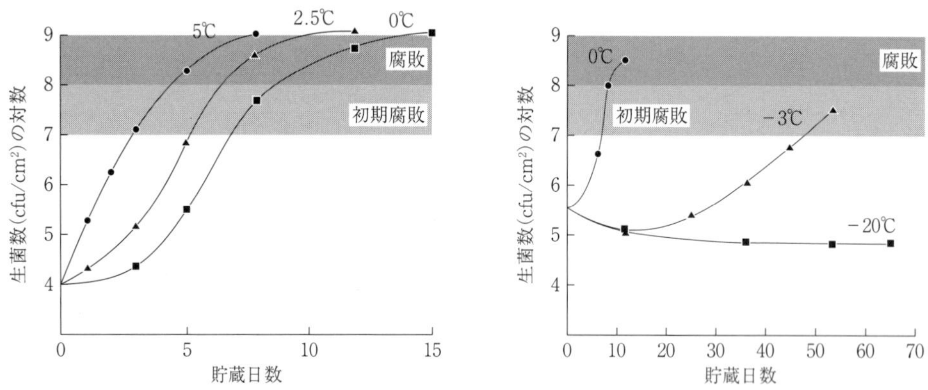

図 3.2.4　−20〜5℃に貯蔵中のマアジの生菌数変化[17)]

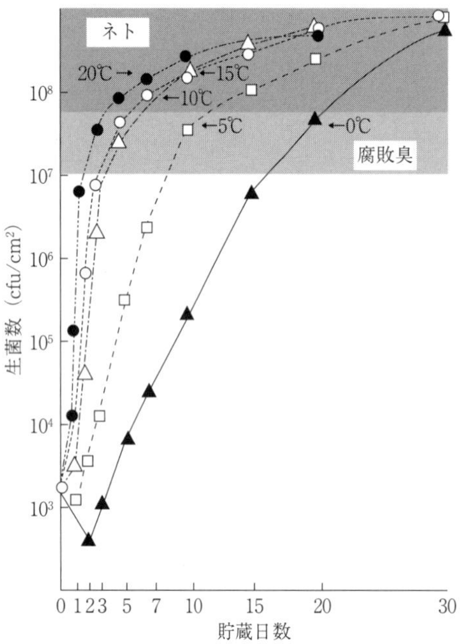

図 3.2.5　種々の温度に貯蔵した牛肉中の細菌数の変化[19)]

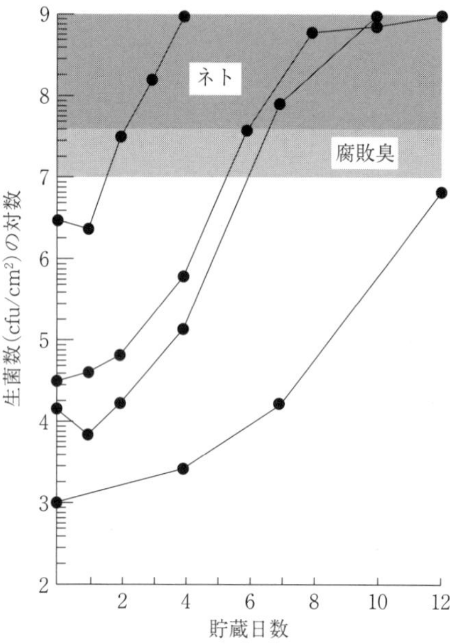

図 3.2.6　鶏肉の貯蔵開始時の菌数レベルと腐敗発現までの日数（4.4℃貯蔵）[19)]

あり，保蔵前の菌数が1桁違うだけでシェルフライフが2倍違うことになる．このことからも食品の付着菌数を減らすことがいかに重要であるかがわかる．

上のような例からも，食品を冷蔵する際には，少しでも低い温度に保つことが重要であるといえる．同時にせっかく低温保蔵している食品でも，しばらく高温にさらすと予想以上にシェルフライフが短くなるので十分注意する必要がある．

凍結中の食品は微生物作用をまったく受けないため長期保存ができる．しかし，解凍後には生残した微生物が再び活動を始めるので腐敗が進行する．

3.2.4　低温保蔵の課題

冷蔵で流通・販売される食品では，ふつう「要冷蔵（10℃以下）」と消費期限が表示されることが多いが，上述のように，10℃と5℃，5℃と0℃では消費期限はそれぞれほぼ2倍ずつ違うので，もし冷蔵温度を10℃より低い温度（例えば5℃）に維持できるのであれば，その温度以下（例えば「要冷蔵（5℃以下）」）と表示することで，消費期限を従来より長く設定できることになり，経済的効果も増すであろう．

ところで要冷蔵食品の消費期限の設定に当たっては，ふつう冷蔵庫温度（例えば10℃）で保蔵試験を行い，その際の菌数変化を食品衛生法に定められている一般生菌数測定法（標準寒天培地を用い35℃，24～48時間培養）で求め，自社基準値（例えば10^5/g）に達するまでの日数をもとに消費期限を設定するのが一般的であろう．しかし，この方法は不適当である．なぜなら10℃保蔵中に腐敗を起こすのは主に低温細菌であるが，上記の培養温度は中温細菌が対象であり，低温細菌は測定できない（35℃では増殖しない）からである．事実，低温で腐敗した魚介類の生菌数は，20℃培養では10^8～10^9/gであるのに，35℃培養では10^4～10^5/gにしかならず，実際には腐敗しているにもかかわらず，それを見落とすことになる（表3.2.3）[20]．要冷蔵食品の生菌数は低温細菌の増殖できる20℃以下の培養温度で求めないと，間違った結果を得ることになる．

パーシャルフリージング（PF）法は一時期話題になった保蔵法であり，氷蔵法に比べると，保蔵温度が低い分，確かに腐敗に至るまでの日数は延長される．しかし，冷凍法のように微生物の増殖が完全に阻止されるわけではなく，－3℃でも増殖可能な低温細菌が保蔵中に徐々に増殖しやがて腐敗に至る．また，貯蔵中に氷晶が成長し組織を破壊するため，PF解凍魚は，冷凍後解凍魚に比べてもドリップが生じやすく，テクスチャーも劣る．加えてPF貯蔵中にすでに低温細菌が増殖しているため，腐敗しやすくなっている[21]．そのほか，PF法は－20℃貯蔵や氷蔵に比べ，組織破壊やタンパク質変性が起こりやすく，マグロでは肉色変化が著しく，生すり身ではかまぼこ形成能が低下したり，タラやイワシではリン脂質の加水分解が促進されることなどが指摘されている[21]．

表3.2.3 公定法と改変法による生菌数（1g当たり）の比較[20]

試　　料	公定法*（35℃培養）	改変法**（20℃培養）
マイワシ（鮮魚）	8.6×10^3	2.5×10^4
マイワシ（5℃腐敗）	5.7×10^5	1.2×10^9
マイワシ（5℃腐敗後冷凍）	2.9×10^4	1.7×10^7
カツオ（鮮魚）	1.8×10^3	5.7×10^3
カツオ（冷凍）	8.0×10^2	1.2×10^3
イ　カ（冷凍）	1.4×10^4	1.1×10^5
イ　カ（5℃腐敗）	5.9×10^4	1.8×10^8
みりん干し	3.3×10^4	6.8×10^4
すじこ	2.6×10^2	3.1×10^3
ちくわ（室温腐敗）	1.3×10^8	1.3×10^8

* 標準寒天培地．
** 2.5%食塩添加BPG寒天培地．

従来は常温貯蔵で品質保持が可能であった塩辛や漬物，レトルト類似食品などの中には，近年「要冷蔵」のものが増えている．これは主に嗜好性の点から食塩濃度や加熱条件を低減し，冷蔵との併用で品質保持を図るものが増加しているためである．旧来のものとは保蔵原理が違うにもかかわらず外見上の区別はつけにくく，取扱いを誤ると，「イカ塩辛」食中毒（p.23参照）のような思わぬ事故につながる可能性もある．したがって，両者の品質の違いと低温保蔵の必要性を周知徹底することが重要である．

文　　献

1) R. A. Herbert：“Microbes in Extreme Environments”（R. A. Herbert *et al.* eds.），p. 1, Academic Press（1986）
2) J. M. Jay, M. J. Loessner, D. A. Golden：“Modern Food Microbiology”，7th ed., Springer（2005）
3) R. Y. Morita：*Bacteriol. Rev.*, **39**, 144（1975）
4) R. Margesin, F. Schinner（eds.）：“Cold-Adapted Organisms：Ecology, Physiology, Enzymology, and Molecular Biology”, p. 416, Springer（1999）
5) 清水　潮：「食品微生物の科学」，p. 127，幸書房（2005）
6) 厚生省生活衛生局（監修）：「食品衛生検査指針 微生物編」，p. 67, 日本食品衛生協会（1990）
7) D. A. A. Mossel, J. E. L. Corry, C. B. Strauijk, R. M. Baird（eds.）：“Essentials of the Microbiology of Foods”，John Wiley & Sons（1995）
8) M. A. Cousin *et al.*：“Compendium of Methods for the Microbiological Examination of Foods”，3rd ed., p. 153, American Public Health Association（1992）
9) 藤井建夫：「冷凍食品の事典」（熊谷義光他編），

p. 37，朝倉書店（2000）
10）藤井建夫：「食品の保全と微生物」（藤井建夫編），p. 16，幸書房（2001）
11）R. B. Haines：*Proc. Roy. Soc. London*, **124**, 451（1937）
12）P. R. Hayas：“Food Microbiology and Hygiene”, 2nd ed., Elsevier Applied Science Publishers（1995）
13）小川益男：「食品への予測微生物学の適用」（矢野信禮，小林登史夫，藤川　浩編），p. 141，サイエンスフォーラム（1997）
14）J. S. Lee, D. K. Pfeifer：*Appl. Environ. Microbiol.*, **33**, 853（1977）
15）藤井建夫：東水大研報，**75**，415（1988）
16）奥積昌世：日本食品低温保蔵学会誌，**19**，30（1993）
17）奥積昌世：冷凍，No. 61，120（1986）
18）F. J. Hanus, R. Y. Morita：*J. Bacteriol.*, **95**, 736（1968）
19）J. H. Silliker *et al.*（eds.）：“Microbial Ecology of Food”，p. 434，Academic Press（1980）
20）藤井建夫：食衛誌，**39**，J-470（1998）
21）小嶋秩夫（編）：「魚のスーパーチリング」，p. 70，p. 88，恒星社厚生閣（1986）

（藤井建夫）

●第3章　食品の保蔵法

3.3　包装による食品保蔵

食品を各種の包装材料で包装するために様々な包装技術が使われている．本節では真空包装（脱酸素包装も含む），ガス置換包装，ならびに，最近急速に普及している無菌包装について概説する．

3.3.1　真空包装・脱酸素包装

(1)　真空包装・脱酸素包装について

油脂の酸化，食品の風味変化，および変色は多くの場合，空気中の酸素との結合によるものである．また，カビや害虫も，細菌や酵母と違い，酸素が無ければ増殖できない．そこで，真空包装や脱酸素包装などの酸素を除去する包装が広く食品に用いられている．

真空包装（vacuum packaging）は真空パックと同義である．食品を通気性のない包装材料で，袋内の空気を除去した状態で密封シールする包装をさす．真空包装技術における近年のイノベーションにより，様々な形態の真空包装食品が流通している．フィルムは内容品に密着した形態になるので，食品によっては変形し，ドリップを生じる場合もある．食品成分の酸化防止，好気性腐敗細菌の増殖抑制によるシェルフライフの延長，および，好気性微生物であるカビの増殖をある程度防止する効果がある．

また，微生物学的には真空包装と同じ意味を持つが，脱酸素剤（oxygen absorber）を用い，ガスバリア性（酸素ガス遮断性）の包装袋内の酸素を食品の雰囲気から取り除く包装を脱酸素包装（oxygen absorber packaging）と呼ぶ．多くの場合，真空包装やガス置換包装に比べ，小ロットから本格的生産まで対応でき，また，ガス置換包装や真空パックの手間などが省けるという利点もあり，食品の劣化防止に幅広く使用されている．特に，微生物学的観点からは，カビ類はすべて好気性微生物に分類されるので，パンや菓子類などを中心に広く利用されている．

酸素を除去するという点では，窒素ガス置換包装もある．窒素ガス置換包装では脱気後に包装気相を不活性の窒素で置換する．真空包装と同等の効果を持つ窒素ガス置換包装では食品の物理的外観が保たれ，またドリップも少ない．

(2)　真空包装・脱酸素包装の微生物への影響

細菌は，増殖に酸素を必要とする好気性菌，酸素の非存在下でも増殖可能な通性嫌気性菌，酸素が存在しない条件でのみ増殖できる偏性嫌気性菌の3つに大別できる．好気性細菌の代表として，肉，野菜，魚の代表的な腐敗細菌である *Pseudomonas* があげられる．通性嫌気性菌には，大腸菌，*Salmonella* などの腸内細菌科の細菌，乳酸菌，ブドウ球菌，多くの酵母などが含まれている．ほとんどの腸管感染型食中毒細菌は通性嫌気性細菌と考えてよい．一方，嫌気性細菌で食品に密接に係わるものとしてはボツリヌス菌などの *Clostridium* 属があげられる．カビは細菌とは異なり，ほとんどが酸素非存在下では増殖不能な好気性微生物である．

酸素を除去した包装下では好気性微生物の増殖は停止する．一方，通性嫌気性細菌は酸素の存在の有無に関係なく増殖すると誤解されやすいが，実際は酸素非存在下で増殖量は低下する（表3.3.1）[1]．酸素非存在下では通性嫌気性菌のエネルギー獲得様式が解糖系と呼ばれる発酵反応であり，糖は乳酸や酢酸，エタノールなど中間代謝産物にまでしか分解されないため，TCA回路を使った場合と比べてエネルギー獲得効率が大幅に低下するからである．

一方，偏性嫌気性菌（一般に嫌気菌と呼称される）は酸素を利用できず，活性酸素や過酸化

表 3.3.1　酸素と細菌の増殖

	細菌の種類	$N_2$100％下での増殖量を100%としたときの空気下での増殖（%）
好気性細菌	*Pseudomonas fluorescens*	1 373
	Bacillus subtilis	1 708
通性嫌気性細菌	*Escherichia coli*	457
	Salmonella Typhimurium	638
	Vibrio parahaemolyticus	703

ガス置換包装した寒天平板培地上での増殖量をコロニーかき取り懸濁液の吸光度で測定した．　（文献1）を改変）

水素などの有毒分子の除去酵素を持たないため，酸素気相下では生存できない．嫌気性菌は好気性菌と本質的に同じ生化学経路（発酵，TCA 回路）を保有しているが，電子伝達鎖の最終電子受容体として酸素の代わりに硝酸，硫酸，フマル酸，またはトリメチルアミンオキシドなどがその役割を果たす．一般に，食中毒を起こすボツリヌス菌やウエルシュ菌などの *Clostridium* 属は *Bacteroides* などヒトの腸内に住む嫌気菌に比べると，耐酸素性は高いが，寒天平板培地での純粋培養では酸素を除去した嫌気培養でないと増殖できない．

さらに，微生物の中には，*Campylobacter* のように空気中における酸素濃度（約 20%）では増殖できず，3〜6%という低濃度酸素下でのみ良好な増殖を示す微好気性微生物と呼ばれる一群もある．

以上のように，微生物の増殖に及ぼす酸素の影響はさまざまであり，好気性微生物，通性嫌気性微生物，偏性嫌気性微生物のなかでも，酸素に対する感受性は多様である．

(3)　真空包装・脱酸素包装の保蔵効果

カビ類はすべて好気性微生物に分類されるので，カビ防除に対しては脱酸素剤封入包装（脱酸素包装）が大きな効果をあげる（表 3.3.2）[2]．一方，細菌では酸素を除去することにより *Pseudomonas* などの好気性腐敗菌の増殖が抑制されるため，真空包装がシェルフライフの延長に有効であることは古くから知られている．

表 3.3.2　パン製品を脱酸素剤入り包装した場合とそのまま含気包装した場合のカビの増殖[2]

貯蔵期間（25℃）	カビの増殖	
	脱酸素剤入り	対照（含気包装）
1 か月	−	+
2 か月	−	+
3 か月	−	+
4 か月	−	+（色変）
5 か月	−	+ +（色変）
6 か月	−	+ +（色変）
10 か月	−	+ + +（色変）
13 か月	−	+ + +（色変）

−：非増殖，＋：わずかに増殖，＋＋：かなり増殖，＋＋＋：大量増殖．

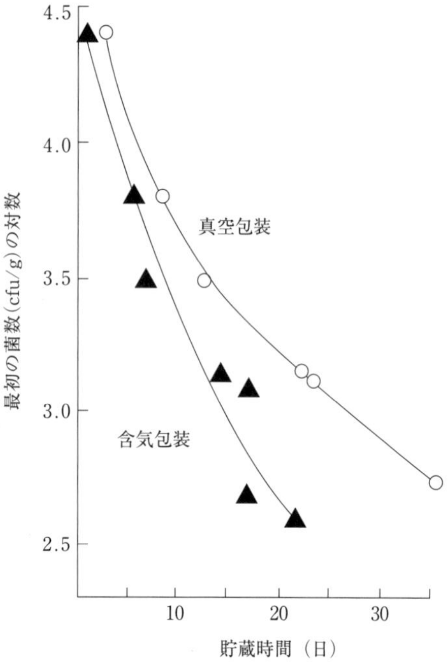

図 3.3.1　スライス肉加工品の初発菌数と $5×10^5$ cfu/g に達するまでの日数（5℃貯蔵）[3]

図 3.3.1 は，スライス肉加工品の初発菌数と細菌数が 1g 当たり $5×10^5$cfu に達するまでの日数を示したものである[3]．この図から，真空包装された食品では腐敗細菌の増殖が抑制され，シェルフライフ延長効果が期待できることがわかる．

一方，最近では食品を塩の添加や pH の調整など，ある程度の微生物学的な保存処理を施した加工品を真空包装して流通する場合が多いが，これらの加工食品では乳酸菌が主要な腐敗細菌

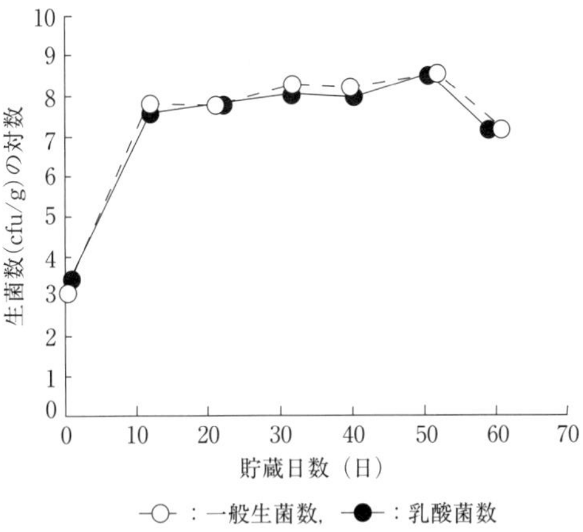

図3.3.2　真空包装したスモークサーモンをチルド貯蔵（5℃）した場合の一般生菌数と乳酸菌数の変化[4)]
腐敗菌の大部分は乳酸菌で占められている．

叢となる場合が多い．図3.3.2に真空包装したサケ燻製の微生物増殖を示した（食塩4.6%，5℃貯蔵）[4)]．乳酸菌は本来，酸素が豊富な環境では好気性の*Pseudomonas*などとの競合に勝てず，優占種になりえないが，燻製や塩の添加，さらには酸素が除去されることにより好気性の競合菌に勝てるようになるものと考えられる．

(4)　真空包装・脱酸素包装の課題

真空包装や脱酸素剤を用いた包装では，包材のピンホールや溶封不良，商品流通が長期に及んだことによる事故が多く，酸素透過性を考慮した適正な包材の使用と厳重な工程管理が要求される．しかし，細菌や酵母は微量の酸素で増殖可能なため，この方法での防止は難しい．また，真空包装では食品が圧縮されたり，ドリップを生じたり，食品に高級感が与えられないなどの欠点も多い．また，真空包装技術を過信してチルドを怠って失敗した例として，1984年の真空包装辛子れんこんによるボツリヌス食中毒事件がある．

3.3.2　ガス置換包装

(1)　ガス置換包装について

空気の組成はおよそ，窒素（N_2）80%，酸素（O_2）20%である．二酸化炭素（CO_2）も0.03%含まれている．自然界の空気中に含まれているCO_2濃度は微々たるものであるが，CO_2濃度を人工的に高く調整すると，生物の生死に大きな影響を及ぼす．このような原理を応用して，食品をN_2，O_2，CO_2などで置換する包装をガス置換包装(modified atmosphere packaging)と呼ぶ．用いられるガスは，N_2，O_2，CO_2単体，もしくはこれらの混合ガスが使用される．混合比は食品や用途により異なる．N_2ガスは無毒の不活性ガスであるため，N_2包装では，N_2ガス自体の効果ではなく，酸素による品質劣化（酸化，カビ，腐敗，虫害など）を防止するために用いられる．N_2包装の微生物学的な効果については，前項の真空包装や脱酸素包装と同様であるため，本項では記述を省略する．また，O_2ガスは食肉などでは酸素分圧を上げることにより肉色の保持をするために用いられる場合もある．O_2ガス包装も微生物学的保存効果を目的としたものではなく，主として肉色保持効果を狙ったものであるので，ここでは省略する．以下，CO_2ガス置換包装について詳説する．

(2)　ガス置換包装の微生物への影響

CO_2濃度が高いほど，細菌の増殖抑制に効果

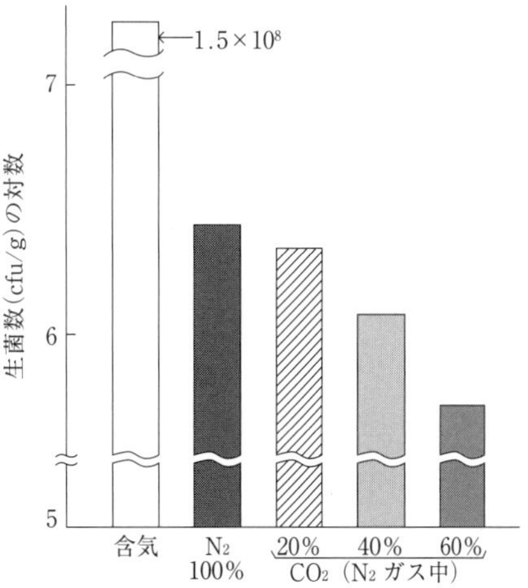

図3.3.3　マアジフィレーを種々のガス置換包装で貯蔵（5℃，4日）した場合における生菌数[5)]

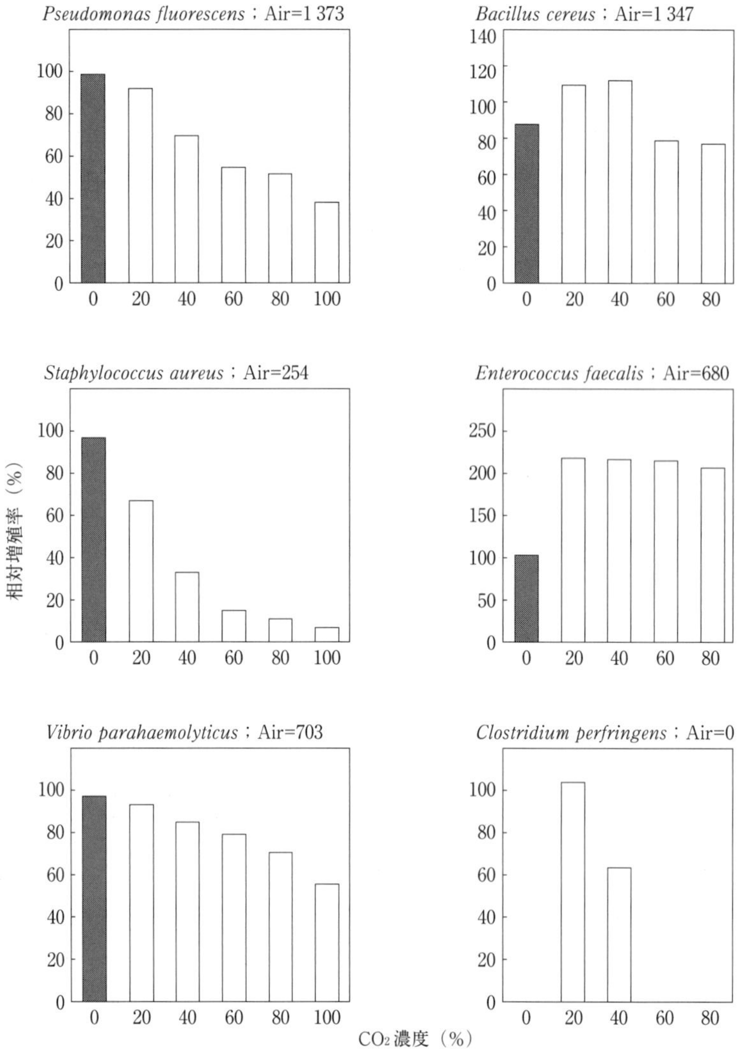

図 3.3.4　各種食品関連細菌を寒天平板培地に塗抹後，種々の二酸化炭素濃度で30℃，24時間培養した場合における増殖量の比較[1)]
N_2 100%における増殖を100%として．
図中の Air は含気包装下での増殖量を示す．

的であることが多くの研究で確認されている（図3.3.3）[5)]．鮮魚や食肉の代表的な好気性腐敗細菌の *Pseudomonas* は CO_2 ガス20%程度以上で増殖が抑制される．図3.3.4は各種食品関連細菌の寒天培地上での増殖（30℃）とヘッドスペースの気相中における CO_2 濃度との関係をみたものである[1)]．好気性細菌の *Pseudomonas* や黄色ブドウ球菌（*Staphylococcus aureus*），腸炎ビブリオ（*Vibrio parahaemolyticus*）などは CO_2 濃度が高いほど細菌の増殖抑制に効果的であることがわかる．一方，乳酸菌（図3.3.4：*Enterococcus faecalis* の場合）のように CO_2 による増殖抑制効果があまり期待できないものもある．これまでの研究で，生鮮食品の CO_2 気相下で優占種となっているのはグラム陽性菌のなかでもほとんどの場合，乳酸菌であったことから，CO_2 への耐性はグラム染色性ではなく，乳酸菌特有の生理機能（例えば，耐酸性など）に起因していると考えられる．

また，一般に低温になるほど CO_2 による微

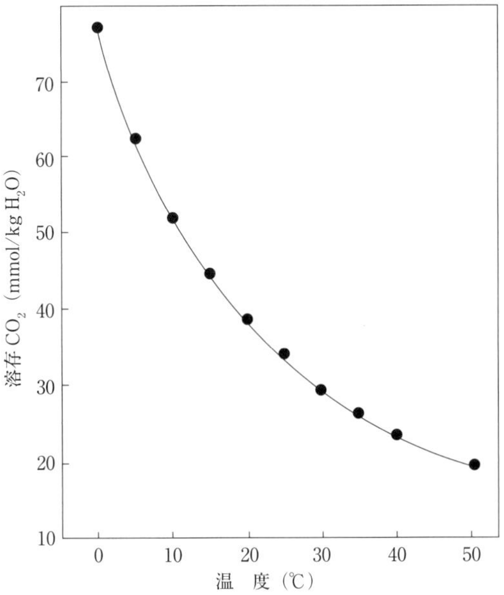

図 3.3.5　温度が CO_2 の水への溶解度に及ぼす影響[6)]

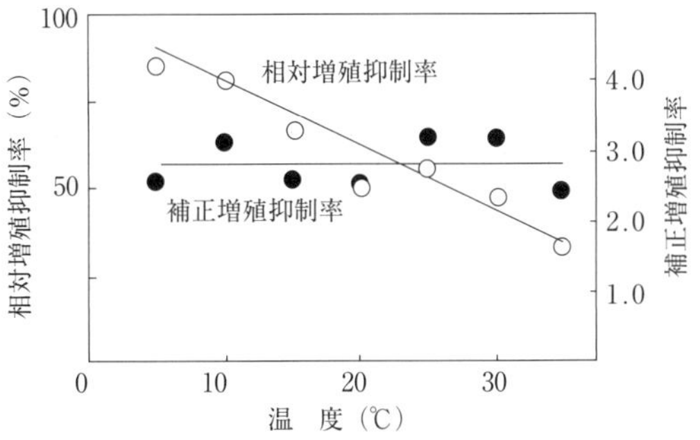

図 3.3.6　各温度における CO_2 による微生物の相対増殖抑制率（○）と CO_2 溶解度との比で補正した補正増殖抑制率（●）[7)]

生物の増殖抑制率は高くなる．魚肉や畜肉の保存性向上に関する研究でも，CO_2 ガスによる微生物増殖抑制効果が明確に出るのは10℃以下の低温であり，20℃以上では CO_2 による静菌作用はほとんど認められていない．CO_2 による微生物増殖抑制効果の低温依存性の理由として，CO_2 の溶解性が低温になるほど高くなり，その結果，周辺環境の pH を低下させる，あるいは微生物細胞の遭遇する CO_2 量が多くなるからであるとする考えが有力である．図 3.3.5 に温度と CO_2 の水への溶解度の関係を示した[6)]．ある温度での CO_2 ガスによる微生物増殖抑制率［(対照区での増殖速度－CO_2 区での増殖速度)/対照区での増殖速度］×100 とその温度での CO_2 溶解度の比を温度ごとにとると，いずれの温度でも一定値になる（図 3.3.6）[7)]．

CO_2 ガスによる細菌の増殖の抑制のメカニズム（図 3.3.7）[8)] は，(1) CO_2 が細菌の種々の酵素反応や，TCA 回路関連の反応を阻害すること，(2) CO_2 ガスが微生物細胞の周囲の環境水に溶解して，炭酸イオンとなり pH を低下させる，および (3) 細胞内への CO_2 の侵入と解離の 3 つと推測されている．どのようなメカニズムであっても，CO_2 下で静菌された細菌は CO_2 ガスから開放されると比較的すみやかに増殖を開始することから，CO_2 の細菌に対する作用は致死的なものではない．

(3)　ガス置換包装の保蔵効果

CO_2 ガス置換包装の効果についての実例を 1 つ示す．図 3.3.8 はリステリアを植菌した牛肉（pH 6.0 以上）を用い，CO_2 ガス置換包装の効果を検討している[9)]．10℃の真空包装区，CO_2 区（CO_2 ガス 100%）および 5℃の真空包装区では増殖しているが，5℃の CO_2 区では全く増殖を示していない．また，2℃の真空包装区ではやはり増殖しているが，CO_2 区では全く増殖していない．このようにガス置換包装（特に CO_2 包装）のみでも，低温との組合せによりリステリアの増殖抑制効果が期待できる．しかし，温度管理不備や長期間貯蔵を想定すると，別のハードルを設定することが必要となる．リステリア危害の防除には CO_2 ガス置換包装と低温の組合せが効果的であるが，温度管理不備を想定すれば，さらに乳酸などの有機酸の添加との組合せが必要であろう．

(4)　ガス置換包装の課題

乳酸菌は CO_2 による静菌作用に強い耐性を示すので，ガス膨張やネト（slime）の発生，あるいは微生物が原因の変色（緑変）の原因菌として畜肉製品の包装製品で問題となることが多

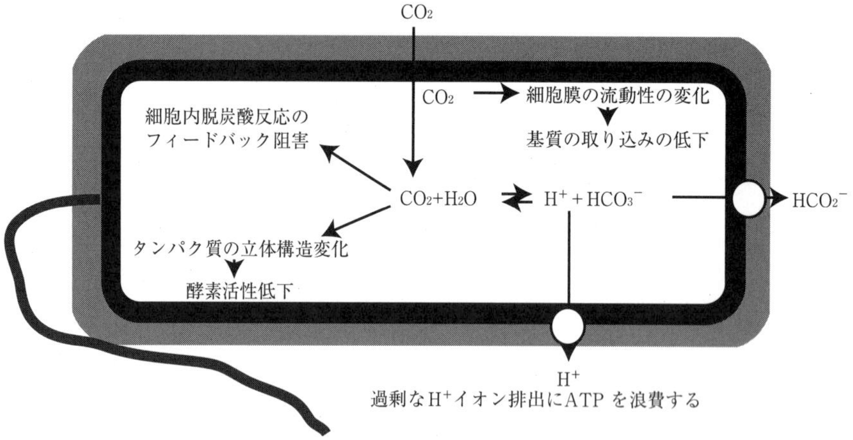

図3.3.7　CO_2が微生物の増殖を抑制するメカニズム[8)]

(1)　CO_2は微生物増殖環境への溶解にともないpHの低下を引き起こし，わずかに微生物の増殖低下をもたらす．

(2)　細胞内に流入したCO_2は，直接細胞膜の流動性に影響を与えたり，過剰なH^+イオンをもたらし，細胞内への栄養物資の取り込み効率を低下させる．

(3)　CO_2は細胞内の脱炭酸反応のフィードバック阻害や，酵素タンパク質の立体構造に影響を及ぼし酵素活性の低下をもたらす．

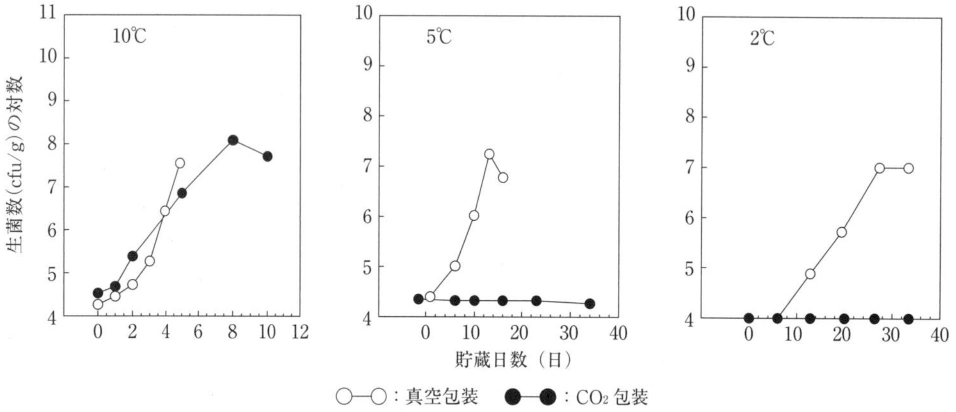

図3.3.8　リステリアを植菌した牛肉を真空包装とCO_2包装（100％）後，低温貯蔵した場合における増殖[9)]

い．表3.3.3に食肉製品を真空包装やガス置換包装した場合の主たる変敗菌を示した[10)]．真空包装は乳酸菌が増殖するには好適環境であり，特に変敗原因の主要菌である*Leuconostoc*はソーセージやハムなどの保存基準として定められている10℃以下でも十分に増殖することが可能である．また，食肉の変敗乳酸菌は低温増殖性で，CO_2に対しても耐性を示すので，CO_2ガス置換包装と低温の組合せでは制御できない場合が多い．また，CO_2濃度は高ければ高いほど食品表面のpHを低下させるため，刺身や惣菜のようにガスパック開放後，すぐに食するものについては高濃度CO_2ガスによる渋味が生じ官能的に問題となる．したがって，食品にガス置換包装を導入する場合，これらの食品の持っている特性をよく把握した上で行う必要がある．

3.3.3　無　菌　包　装

(1)　無菌包装について

無菌包装とは，無菌状態を保った環境であらかじめ加熱殺菌をした食品を，外部からの菌の

表 3.3.3　食肉および食肉製品を真空包装およびガス置換包装した場合における細菌数とフローラに及ぼす影響[10)]

	燻製豚肉			
	0 日	真空包装 48 日	CO_2 包装 48 日	N_2 包装 48 日
生菌数の対数（g 当たり）	2.5	7.6	6.9	7.2
pH	5.8	5.8	5.9	5.9
主な細菌叢（%）	*Flavobacterium*（20） *Arthrobacter*（20） 酵母（20） *Pseudomonas*（11） *Corynebacterium*（10）	乳酸菌（52）	乳酸菌（74）	乳酸菌（67）
	フランクフルトソーセージ			
	0 日	真空包装 98 日	CO_2 包装 140 日	N_2 包装 140 日
生菌数の対数（g 当たり）	1.7	9.0	2.4	4.8
pH	5.9	5.4	5.6	5.9
主な細菌叢（%）	*Bacillus*（34） *Corynebacterium*（34） *Flavobacterium*（8） *Brochothrix*（8）	乳酸菌（38）	乳酸菌（88）	乳酸菌（88）

混入を遮断しながら殺菌済みの包材で包装する技術である．レトルト食品は本来，調理加熱ではなく殺菌加熱を目的として密封後加熱を施す食品であるため，容器内で水蒸気が逃げない，レトルト臭が食品に付くなど，味への影響が避けられない．一方，無菌包装食品は，あらかじめ調理殺菌し，その後無菌環境下で無菌包装するため，レトルト食品より食品本来の風味が残る利点がある．

(2)　無菌包装の微生物への影響

レトルト食品は密封後加熱のため加熱後の微生物の混入はないが，無菌包装食品ではその後の無菌包装工程で菌の混入の可能性を完全に否定することはできない．容器密封後加熱食品は，pH が 4.6 を超え，かつ，水分活性が 0.94 を超えるものについては，包装後の F4 殺菌条件の義務を課せられているが，無菌包装食品は密封後に加熱殺菌を行うわけではないので，いわゆる容器密封後加熱食品の定義から外れ，F4 殺菌が法律的に義務付けられていない．2008 年の厚生労働省通知（食安監発第 0617003 号，平成 20 年 6 月 17 日）では，容器包装に密封した常温流通食品のうち，pH が 4.6 を超え，かつ，水分活性が 0.94 を超えるものであって，120℃・4 分間に満たない条件で殺菌を行ったものを容器包装詰低酸性食品と定義し，科学的知見に基づき，ボツリヌス食中毒防止対策を考慮した適切な常温流通期間の設定を行う等，容器密封後加熱食品と同等以上の安全措置を食品等事業者自らの責任において講じることとされている．無菌包装米飯においては，残存酸素や pH

表 3.3.4　無菌米飯（5% CO_2・95% N_2 ＋脱酸素剤，残存酸素 0.3%以下）にボツリヌス A 型菌胞子を植菌し，30℃，6 か月貯蔵した場合のボツリヌス毒化（マウスアッセイによる）[11)]

pH	ボツリヌス毒
4.6～4.7	24 週まで毒化せず
4.8～4.9	〃
5.0～5.1	12 週で毒化
5.2～5.3	4 週で毒化
5.4～5.5	2 週以内で毒化
5.6～5.7	〃
5.8～5.9	〃
6.0～6.1	〃
6.2～6.3	〃
6.8～6.9	〃

によりボツリヌス菌のリスクが異なる．表3.3.4は，各種pHで調整した無菌米飯にボツリヌスA型菌を植菌し，30℃で6か月貯蔵した場合におけるボツリヌス毒の蓄積をみたものである[11]．pH 5.4以上の米飯では，2週間でボツリヌス毒化が認められているが，pH 4.9以下では6か月の貯蔵期間中，毒化は認められていない．この実験は，窒素包装＋脱酸素剤により残存酸素を0.3%以下にした場合の結果である．一方，pHが6.0以上であっても，残存酸素を0.5%以上に制御することにより，ボツリヌス菌による毒化は起こらない（未発表）．

(3) 無菌包装の応用

米飯やパスタなどで急速に無菌包装が普及している．無菌包装米飯は，調理加工した米飯類を，無菌室で包装する．炊飯された米飯を，再加熱することなく包装するため，風味や食感がレトルト米飯に比較して優れている．パスタにおいても，ゆで上がりにむらがなく，本来的に望まれる香味や食感などを残す利点があり，無菌包装パスタが急速に普及している．

(4) 無菌包装の課題

無菌包装食品のほかにも，ある程度の気体透過性のある包材で食品を包装する簡易包装食品や多種多様なびん詰包装食品など，「容器包装詰加圧加熱殺菌食品」の定義から外れるものが現在多く流通している．このような食品は，惣菜，菓子類（洋菓子など），めんつゆなど，多数あるのが現状である．ある程度の気体透過性を有する包材で食品を包装する簡易包装食品については，2003年に厚生労働省から，「若干気密性の低い包材で食品を包装する場合であっても，包装後加熱の場合は容器包装詰加圧加熱殺菌食品と同様にF4殺菌を施す必要がある」との趣旨の通知が出されている（食監発第0630004号，平成15年6月30日）．現在，これらの食品については，これまで経験的にボツリヌス食中毒を起こしていないので，基本的に安全とみなされているが，これらの食品のリスクを正しく評価するには，実際にボツリヌス菌胞子の接種実験を実施するなど，リスクを評価しておく必要がある．

文 献

1) B. Kimura, M. Murakami, T. Fujii：*Fisheries Sci.*, **63**, 1030 (1997)
2) E. M. Powers, D. Berkowitz：*J. Food Prot.*, **53**, 767 (1990)
3) 遠山 良，関沢憲夫，荒川善行，石谷孝佑：日食工誌，**27**，221 (1980)
4) L. Gram, H. H. Huss：*Int. J. Food Microbiol.*, **33**, 121 (1996)
5) 木村 凡，村上正忠，藤沢浩明：水大校研究報告，**37**，129 (1989)
6) H. S. Harned, R. J. Davies：*Am. Chem. Soc.*, **65**, 2030 (1943)
7) S. O. Enfors, G. Molin：*Can. J. Microbiol.*, **27**, 15 (1981)
8) 木村 凡，藤井建夫：日食微誌，**13**，1 (1996)
9) C. O. Gill, M. P. Reichel：*Food Microbiol.*, **6**, 223 (1989)
10) J. M. Jay："Modern Food Microbiology", p. 57, Chapman and Hall, New York (1996)
11) B. Kimura, R. Kimura, T. Fukaya, K. Sakuma, S. Miya, T. Fujii：*J. Food Prot.*, **71**, 468 (2008)

（木村 凡）

●第3章　食品の保蔵法

3.4　加熱殺菌による食品保蔵

3.4.1　加熱殺菌について

加熱殺菌は現在において最も幅広く利用されている殺菌方法である．人類が火の利用法を発見したのは今から約40万年前といわれており，それ以来，火は食物の煮炊きに使用されてきた．食品の加熱殺菌の歴史も，同時にここから始まったといっても過言ではない．

微生物の殺菌方法を表3.4.1に示す[1)]．殺菌方法には加熱殺菌と冷殺菌とがあり，加熱殺菌はさらに，低温殺菌，高温殺菌およびマイクロ波殺菌を含むその他の殺菌に分類される．食品工場において普遍的で重要かつ有効な微生物制御方法は，いうまでもなく加熱殺菌である．加熱殺菌は乾熱殺菌法と湿熱殺菌法にも大別できるが，食品工場では後者が広く用いられている．低温殺菌とは100℃以下での殺菌のことであり，高温殺菌とは100℃以上での殺菌のことである．低温殺菌は，1866年にPasteurが開発した殺菌法である．Pasteurは，ブドウ酒の酸敗が発酵にかかわる微生物（酵母）以外の微生物の汚染によって発生し，汚染微生物が酵母より熱に弱いこと，また，乳酸菌は60℃，20～30分程度で死滅することを発見した．低温殺菌の英語名（pasteurization）は彼の名前に由来する．

表3.4.2に代表的な加熱殺菌装置をまとめた[2)]．低温加熱殺菌は固形食品，液状食品を含め，様々な加工食品の容器包装後の殺菌に使用されている．レトルト殺菌にはバッチ式と連続式があり，種々の加熱方式・型がある．この中で摺動(しゅうどう)式および自動圧力制御式は比較的新しい技術であり，前者はレトルト釜内部にある殺菌トレーを摺動させることにより，殺菌時間の短縮や内容物の局部的な褐変・凝集を防止するものであり，後者はレトルトに適合できる近接距離センサーを用いレトルト釜内部の圧力パターンを最適化することで，加熱によってプラスチック容器を変形させない技術である．食品の無菌充填包装（aseptic packaging）では，過熱蒸気を使用した高温短時間（high-temperature short-time, HTST）殺菌，超高温短時間（ultrahigh-temperature, UHT）殺菌が使われている．

表3.4.1　微生物の殺菌方法[1)]

殺菌方法		殺菌の種類
加熱殺菌		低温殺菌（蒸気，火炎，熱湯） 高温殺菌（過熱蒸気，煮沸） 高周波 マイクロ波 赤外線 遠赤外線
冷殺菌	紫外線殺菌	紫外線
	放射線殺菌	γ線，X線，電子線
	化学的殺菌	化学合成殺菌剤，静菌剤，天然抗菌剤 ガス殺菌 オゾン殺菌

3.4.2　加熱殺菌の微生物への影響

(1)　加熱と微生物

加熱による微生物の死滅機構は，微生物の細胞膜やDNA，酵素などが加熱によって変性を受け，生命活動が維持できなくなることによる．逆に，微生物の熱安定性は，細菌胞子を例に取ると次のように考えられる[3)]．つまり，細菌胞子が栄養細胞に比べて強い耐熱性を有する機構としては，胞子内部が脱水状態にあることが指摘されている．胞子形成時のコルテックス形成の際に，これが収縮（または拡張）することでコアが圧縮され脱水が起こり，この脱水の完了に伴い胞子の耐熱性が獲得されるというものである．また，胞子のコア内部に存在するジピコリン酸（DPA）がCa^{2+}とキレートを形成し

表 3.4.2　現在使われている主な加熱殺菌装置

殺菌方式	殺菌装置名			殺菌温度（℃）	主な対象食品
	バッチ／連続	加熱方式			
低温加熱殺菌	バッチ式・連続式	ボイル式（温水浸漬）		60～100	包装豆腐，包装煮豆，漬物
		シャワー式（温湯）		80～100	炭酸飲料，果実缶詰，びん詰
		スチーム式		80～100	プラスチック容器詰調味料，缶・びん詰
		乾熱式（電気・ガス）		100～160（熱風）	板付かまぼこ，包装卵焼き
高温・高圧（レトルト）殺菌	バッチ式	熱水式シャワー	静置式／摺動式 自動圧力制御式	100～135	カレーなど（業務用大袋製品，流動食），プラスチック容器詰食品
		熱水式スプレー	静置式／揺動式		
		熱水式（満水式）	循環静置式 自動圧力制御式		缶詰，びん詰，レトルトパウチ食品，魚肉ソーセージ，包装かまぼこ，プラスチック容器詰食品
			回転式		缶詰，レトルトパウチ食品，プラスチック容器詰食品
		水蒸気式	静置式		缶詰，びん詰，レトルトパウチ食品
					包装かまぼこ
		過熱水式	定差圧式		含気包装食品，包装米飯
	連続式	熱水浸漬式	常圧低温式		ミカン缶詰，ジャム缶詰，包装煮豆
		熱水噴霧式	カタラクト式		ジュース缶詰，びん詰，ビール
		熱水ハイドロック式	高圧・高温式		缶詰，びん詰，レトルトパウチ食品，魚肉ソーセージ・ハム
		熱水ハイドロスタティック式	静水圧・垂直式		コーヒー缶詰，レトルト食品
		高温液槽式	グリセリン・水混合		レトルトパウチ食品，レトルト米飯
高温短時間（HTST）殺菌	連続式	プレート式		100～120	牛乳，果汁
超高温短時間（UHT）殺菌	連続式	プレート式		135～150	牛乳，飲料，果汁，スープ
		チューブラー式			
		表面かき取り式など（固液混合食品）			ビーフシチュー，ホールイチゴ
電磁波加熱殺菌	バッチ式・連続式	マイクロ波		80～135	パン，ジャム，米飯
	バッチ式	遠赤外線		100～160	笹かまぼこ，パン
通電加熱殺菌	連続式	交流加熱式		100～140	フルーツプレパレーション，調理食品

（文献 2）を改変）

(Ca-DPA)，アミノ酸やペプチドなどと結合することで一種のセメント様防護物質（防水系）の役割を果たし，熱安定性の増大に寄与していることも考えられている．以上のように，この分野の研究動向としては，耐熱性の強い細菌胞子を用いて水分の状態，DPA，カルシウム含有量などを検討したり，タンパク質合成機構，DNA，RNA の耐熱性の比較検討などが行われている．

加熱殺菌では，微生物の種類や加熱温度により殺菌効果に違いがあるのはもちろんであるが，湿熱状態か乾熱状態かでも異なる．微生物は有機物から構成されるため，特に湿熱状態で加熱すると死滅しやすい．乾熱状態では，ほとんどの微生物で温度に対する耐性が高くなり，例えば栄養型細胞の殺菌には100℃で90分間，細菌胞子では140℃で3時間を要するという報告もある[4]．

(2)　微生物の耐熱性

表3.4.3に主な微生物の耐熱性の目安を示した[5]．微生物の耐熱性は概ねカビ・酵母，サルモネラのような食中毒細菌（無胞子），グラム陰性菌などで弱く，乳酸菌は比較的強い．細菌胞子（*Bacillus*，*Clostridium* など）では格段に強くなる．

(3)　加熱殺菌の理論

加熱殺菌理論を理解する上で必要な D 値，Z 値，F 値といった殺菌工学用語の概要について説明する．

①　D 値

D 値（decimal reduction time）とは，一定温度において微生物数が1/10に減少するのに要する加熱時間（分（または秒））をいう[6]．D 値が大きいほど微生物の耐熱性が強く，逆に D 値が小さいほど耐熱性は弱いといえる．なお，D 値を表す場合には当該の加熱温度を D_{100} のように右下に下付文字で記す（この場合，100℃における D 値の意味）．

②　Z 値

Z 値とは，D 値の1/10または10倍の変化に対応する加熱温度の変化（℃，°F）をいう[6]．Z 値が大きいほど温度上昇による殺菌効果の増加率が小さい，すなわち微生物の耐熱性が強いといえるし，逆に Z 値が小さいほど温度上昇による殺菌効果の増加率が大きい，すなわち耐熱性が弱いといえる．

③　F 値および F_0 値

一般的に加熱殺菌理論で F 値といえば，大きく2つの意味で使用されており，若干混乱を招くことがある．ここでは，微生物の熱死滅時間を表す F_d 値，および食品が加熱された時間を表す F_p 値とに区別して説明する[6]．

F_d 値は，微生物の耐熱性に基づいた熱死滅時間についてのものであり，一定温度において，一定数の微生物を死滅させるために必要な加熱時間（分（または秒））をいう．

$$F_d = n \times D \qquad (1)$$

（n：定数，D：D 値）

(1) 式において，n は菌の重要度（危害度）に応じて決定される．加熱殺菌の指標菌である *Bacillus stearothermophilus*（*Geobacillus stearothermophilus*）および *Clostridium sporogenes* 胞子では $F_d=5D$ に，人命を奪う危険な食中毒細菌のボツリヌス菌胞子では $F_d=12D$ となっている（$12D$ の概念）[7-9]．

F_p 値は食品が基準温度 T において加熱された時間の総和をいう．特に，121.1℃（250°F）において，Z=10℃としたときの F_p 値を F_0 値と呼ぶ．F_p 値は，一般的に殺菌値（sterilizing value）とも呼ばれる[8]．F_p 値の表記は加熱温度 T と Z 値を併記する．例えば T=95℃，Z=8℃であれば，F_{95}^{8} となる．したがって F_0 は，$F_{121.1}^{10}$ を略記したものである．

表3.4.3　微生物の耐熱性の目安[5]

微生物の種類	熱死滅に必要な温度と時間	
	温度（℃）	時間（分）
カ　ビ	60	10～15
酵　母	54	7
食中毒細菌		
サルモネラ	60	5
ブドウ球菌	60	15
大腸菌	60	30
乳酸菌	71	30
細菌胞子		
Bacillus	100	1 200
Clostridium	100	800

(4) 食品pHと加熱殺菌条件

食品（原材料を含む）を加熱殺菌する場合に，その食品自体の性状（水分活性，pH，酸化還元電位など）は，製造工場での加熱殺菌条件の決定に重要な影響を及ぼす．表3.4.4に食品衛生法に定められた食品の殺菌基準を示す[10)]．例えば，清涼飲料水（ミネラルウォーター類および冷凍果実飲料を除く）の殺菌基準には場合分けがあり，pH 4.0未満（高酸性飲料），pH 4.0以上4.6未満（酸性飲料），pH 4.6以上（低酸性飲料）の場合では，それぞれ異なっている．この理由は，食品pHと微生物の増殖可能なpH領域との関係で理解できる（図3.4.1）[11, 12)]．pH 4.6以上の食品（水分活性が0.94以上のもの）では，ボツリヌス菌（*Clostridium botulinum*）の胞子が発芽・増殖して毒素を産生する危険性があるため，この胞子の殺滅を目的に殺菌条件を決定する必要がある（図中で「強」）．そのためにはかなり厳しい加熱殺菌条件を設定する必要があり，100℃以上の蒸気あるいは熱水を利

表3.4.4　各種食品の加熱殺菌基準[10)]

食　品	加熱殺菌基準（抜粋）	温度測定部位	殺菌の指標微生物	実用殺菌条件（例）	備　考
牛　乳	保持式により63℃，30分間 or ≦*		*Bacillus*胞子（UHT殺菌の場合）	120～140℃，2～3秒間	殺菌山羊乳，成分調整牛乳，低脂肪牛乳，無脂肪牛乳，加工乳も同左
クリーム	保持式により63℃，30分間 or ≦			120～140℃，2～20秒間	
アイスクリーム	68℃，30分間 or ≦（対象：原料）			85℃，15～20秒	アイスミルク，ラクトアイスも同左
無糖練乳	115℃≦で15分間≦（容器に入れた後）			115℃，15分間	無糖脱脂練乳も同左
脱脂粉乳	保持式により63℃，30分間 or ≦（対象：原料）			120～130℃，2秒間 72～85℃，15秒間	
発酵乳	62℃，30分間 or ≦（対象：原料）			85～95℃，5～15分間	
乳酸菌飲料	62℃，30分間 or ≦（対象：原料）			120～150℃，2～3秒間	
乳飲料	62℃，30分間 or ≦（対象：原料）			120～150℃，2～20秒間	殺菌の過程において破壊されるものを除く
清涼飲料水	a. pH<4.0：65℃，10分間加熱または別法	中心部	カビ・酵母	75℃，10分間	ミネラルウォーター類および冷凍果実飲料を除く 容器包装内のCO_2圧力が20℃で98kPa≦で，かつ動・植物組織成分を含有しないものは殺菌不要
	b. 4.0≦pH<4.6：85℃，30分間加熱または別法		一部の耐熱性細菌		
	c. 4.6≦pHかつ0.94≦A_w：原材料等に由来して，当該食品中に存在し，かつ，発育しうる微生物を死滅させるのに十分な効力を有する方法 またはb.の方法で殺菌		ボツリヌス菌	121℃，20分間	
容器包装詰加圧加熱殺菌食品	1. 原材料等に由来して当該食品中に存在し，かつ，発育し得る微生物を死滅させるのに十分な効力を有する方法であること 2. 4.6<pHかつ0.94<A_w：120℃，4分間 or ≦	中心部	ボツリヌス菌	120℃，50分間（カレー）	

（表 3.4.4 つづき）

食　品	加熱殺菌基準（抜粋）	温度測定部位	殺菌の指標微生物	実用殺菌条件（例）	備　考
食肉製品 特定加熱食肉製品	第 1 欄 / 第 2 欄 / 第 1 欄 / 第 2 欄 55℃ 97 分 / 60℃ 12 分 56℃ 64 分 / 61℃ 9 分 57℃ 43 分 / 62℃ 6 分 58℃ 28 分 / 63℃ 瞬時 59℃ 19 分	中心部（肉塊）			第 1 欄に掲げる温度の区分に応じ，第 2 欄に掲げる時間加熱し，又はこれと同等以上の効力を有する方法により殺菌 製品の中心部の温度が 35℃以上 52℃未満の状態の時間を 170 分以内としなければならない
加熱食肉製品	63℃，30 分間 or ≦ 魚肉を含む製品であって気密性のある容器包装に充填した後殺菌するものは，80℃，20 分間 or ≦	中心部	*Streptococcus* 属	70～75℃，一定時間保持	≦10℃保存
	120℃，4 分間 or ≦	中心部			常温保存
魚肉ねり製品 魚肉すり身	適用外				工程中加熱操作を加えていない実態から基準の適用が除外
魚肉ハム・ソーセージ	85℃，45 分間 or ≦	中心部	ボツリヌス E 型菌		120℃，4 分間加熱する場合もある
特殊包装かまぼこ	80℃，20 分間 or ≦				
その他のねり製品	75℃以上に保って加熱 or ≦	中心部			

＊ or ≦：またはこれと同等以上の殺菌効果を有する方法.

用した高温殺菌が必要となる.

一方，pH 4.0 以上 4.6 未満の食品では，カビ・酵母，無胞子細菌（主に乳酸菌）および一部の耐熱性細菌（胞子）の増殖が可能であるが，これらの微生物はボツリヌス菌の胞子よりも耐熱性が低いため，加熱殺菌条件を緩和できる（図中で「中」）. pH 4.0 未満の食品では一部の耐熱性細菌（胞子）の増殖が可能であるが，カビ・酵母および乳酸菌の増殖が主となる．これらの微生物の耐熱性はかなり低下するので，加熱殺菌条件はより緩和できることになる（図中で「弱」）．これらの殺菌は 100℃以下の低温殺菌でよい.

3.4.3　加熱殺菌による保蔵効果

食品を加熱により殺菌する際に影響を及ぼす要因としては，加熱温度と加熱時間がある．高温性偏性嫌気性細菌胞子に汚染された砂糖を原材料として，種々の条件でミルクコーヒー缶詰（1 缶当たり約 20 個の胞子を含む）を加熱殺菌し，その変敗に及ぼす影響を調査した結果[13]によると，殺菌温度が上昇するにつれて，55℃で 3 週間保存後の変敗率は低下し，121℃，20 分（F_0=20）の殺菌では 100%（全缶で変敗）であったが，123℃，25 分（F_0=40）で 40%，125℃，25 分（F_0=60）で 5%，125℃，40 分（F_0=100）では 0% となった．ここで注意を要するのは，加熱殺菌による殺菌効果は確率論で議論されることである．例えば，5*D* の殺菌効果とは初発菌数の 99.999% を死滅させる殺菌効果であるように，限りなく 100% に近づいたとしても，決して 100% の完全殺菌ということはあり得ないことを念頭に置く必要がある.

3.4.4　加熱殺菌の課題

(1)　耐熱性細菌（高温細菌）の問題と対策

食中毒細菌が食品衛生学の範疇（はんちゅう）で特に注意を払うべき菌群であることはいうまでもないが，

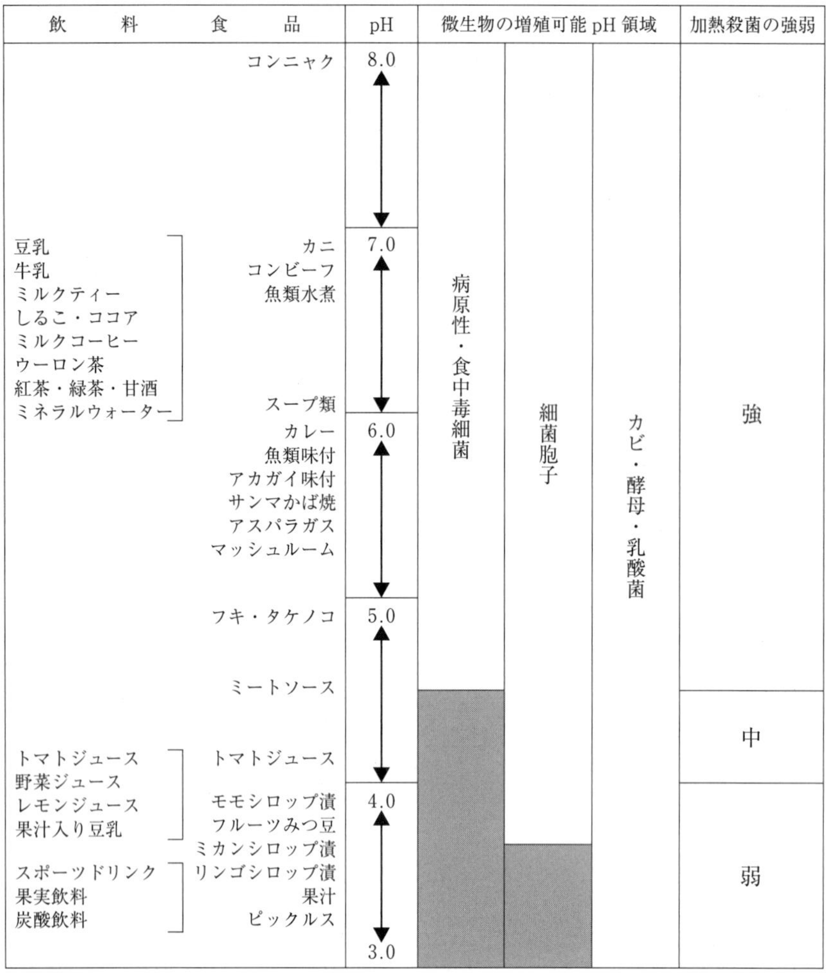

飲　料　食　品
pH
微生物の増殖可能 pH 領域
加熱殺菌の強弱
コンニャク
8.0
豆乳
牛乳
ミルクティー
しるこ・ココア
ミルクコーヒー
ウーロン茶
紅茶・緑茶・甘酒
ミネラルウォーター
カニ
コンビーフ
魚類水煮
スープ類
7.0
カレー
魚類味付
アカガイ味付
サンマかば焼
アスパラガス
マッシュルーム
6.0
フキ・タケノコ
5.0
ミートソース
トマトジュース
野菜ジュース
レモンジュース
果汁入り豆乳
トマトジュース
モモシロップ漬
フルーツみつ豆
ミカンシロップ漬
リンゴシロップ漬
果汁
ピックルス
4.0
スポーツドリンク
果実飲料
炭酸飲料
3.0
病原性・食中毒細菌
細菌胞子
カビ・酵母・乳酸菌
強
中
弱

図 3.4.1　食品 pH と微生物の増殖可能な pH 領域との関係（文献 11）および 12）を改変）

これらの耐熱性を考えた場合，セレウス菌（*Bacillus cereus*）やウエルシュ菌（*Clostridium perfringens*）などの胞子形成細菌では強くなる．したがって，製造する食品の種類にもよるが，乳業工場，飲料工場，缶詰・レトルト食品工場などでの加熱殺菌では，これらの食中毒細菌を含め耐熱性の強い細菌胞子をその対象としている．例えば，牛乳の殺菌では，実用的な殺菌条件として 120〜140℃，2〜3 秒が用いられることが多いが，この条件は牛乳殺菌の指標菌である枯草菌（こそうきん）（*B. subtilis*）の胞子を 5*D* 殺菌できる強度となっている．

食品製造に関連のある胞子形成細菌の代表は，好気性細菌として *Bacillus*，嫌気性細菌として *Clostridium* があり，それぞれに中温性の菌種と高温性の菌種とがある．一般的に，中温性細菌胞子に比べ，高温性細菌胞子の方が耐熱性は強い．したがって，高温性細菌胞子の殺菌まで考慮すべき食品の製造においては，過酷な殺菌条件（温度，時間）が必要となるが，食用や飲用に耐える品質を維持できない場合もある．また，殺菌装置のガスケットやパッキンにも劣化が生じやすい．このような場合，加熱殺菌と他の手法による併用効果を検討し，高温細菌の増殖を防止しなければならない（例：保存料の使用や紫外線殺菌）．その意味で，製造装置，特に加熱殺菌機の洗浄（サニテーション）は重要である．また，食品工場で洗浄剤として使用される酸（硝酸），過酸化水素や過酢酸には胞子に対する殺菌効果があり，薬剤濃度と作用温度が重要であることが知られている[14,15]．

(2)　加熱低減食品の問題と対策

近年，チルド弁当や惣菜で品質が良く，長期保蔵も可能な製造方式が開発されている．保存料や日持向上剤を添加しないこれらの食品を，容器内で100℃以下の調理殺菌を施し無菌包装するものであり，賞味期限が約1.5か月と長期保存が可能な製造方式である．ハンバーグライス，カレーライス，どんぶり類（例：牛どん）および味噌汁・スープなどで実用化されており，製造工程の概略は次のとおりである．

前処理（米および具材）→容器内調理殺菌炊飯→無菌パック→蒸らし冷却→製品（冷蔵）

この製造方式の微生物制御の考え方は，ボツリヌスE型菌を10℃以下のチルド流通で抑制し，耐熱性の弱い無胞子細菌および10℃以下で増殖可能な胞子形成細菌の大半を当該の殺菌処理で殺滅し商業的無菌を達成するものである（容器内調理殺菌製法）[16]ので，流通・消費段階での低温管理が必須である．従来のレトルト殺菌やボイル殺菌に比べ高品質で生産性も高く，計画生産や廃棄ロスの低減が可能である長所がある．一方で，容器のサイズ変更に時間を要する，製造装置の部品が高価などの短所もあるが，改良が進んでいる．

(3)　食品成分および味に及ぼす影響

食品工場では，病原菌を含め，食品で問題を引き起こす可能性のある汚染微生物を確実に殺菌する必要があるが，一方で，過度の加熱は食品成分や味に影響を及ぼす．ビタミン類や着色，組織，風味などの温度依存性に関する特性値を調査した結果では，これらのD_{121}値（ここでは，121℃における当該成分の90%破壊に要する時間）の値からみて，品質への影響は微生物の死滅に比べ，100～1 000倍少ないと報告されている[17]．これら以外にも，粘性の変化などの問題もあり，いずれにせよ，商品開発上の問題との兼ね合いが重要となる．

3.4.5　加熱殺菌と規格基準

わが国における食品の加熱殺菌の規格基準は，「食品衛生法」（法律 第233号，昭和22年制定）に基づいて定められている．

表3.4.4に見られるように，特に乳・乳製品について，種類ごとに細かく殺菌基準が決められている．牛乳は完全食品とも呼ばれ，食中毒細菌や腐敗微生物の格好の栄養素となる．乳・乳製品の培地並みともいえる諸条件が，細かく殺菌基準が決められている理由である．日本では，UHT牛乳の加熱殺菌条件として130℃，2秒が採用されることが多いが，この条件は中温細菌の中で耐熱性の強い*B. cereus*や*B. subtilis*胞子を加熱殺菌の指標菌として捉え，$F=5D_{130}=2$秒，すなわち，$D_{130}=0.4$秒程度を想定したものである．

清涼飲料水（ミネラルウォーター類および冷凍果実飲料を除く）および容器包装詰加圧加熱殺菌食品（缶詰・レトルト食品）の殺菌基準では，製品のpH条件により殺菌基準が異なり，pH 4.6以上かつ水分活性が0.94以上のもので最も厳しい殺菌条件が設定されている．この理由については，3.4.2の(4)で述べたとおりである．

文　　献

1) 高野光男，横山理雄：「食品の殺菌—その科学と技術—」，p. 2，幸書房（1998）
2) 横山理雄：「食品の保全と微生物」（藤井建夫編），p. 192，幸書房（2001）
3) 藤井建夫：「食品の低温流通ハンドブック」（田中芳一，丸山　務，横山理雄編），p. 346，サイエンスフォーラム（2001）
4) 芝崎　勲：「新・食品殺菌工学」，p. 14，光琳（1998）
5) 松田典彦：「缶びん詰・レトルト食品事典」，p. 67，朝倉書店（1984）
6) 佐藤　順：「現場必携 微生物殺菌実用データ集」（山本茂貴監修，佐藤　順他編），p. 31，サイエンスフォーラム（2005）
7) 芝崎　勲：「新・食品殺菌工学」，p. 86，光琳

(1998)
8) 松田典彦，藤原　忠：「容器詰食品の加熱殺菌(理論および応用)」，p. 9，日本缶詰協会（1993）
9) 高野光男，横山理雄：「食品の殺菌―その科学と技術―」，p. 41，幸書房（1998）
10) 長尾英二他：「現場必携 微生物殺菌実用データ集」（山本茂貴監修，佐藤　順他編），p. 45，サイエンスフォーラム（2005）
11) 松田典彦，三島　進：「缶詰食品の加熱殺菌」，p. 6，日本缶詰協会（1979）
12) 松田典彦：食品衛生研究，**36**，21（1986）
13) 田中光幸，松岡正明，幸形　正：缶詰時報，**68**，81（1989）
14) 亀井俊郎他：防菌防黴，**16**，411（1988）
15) J. Sato, K. Takei：*Biocontrol Sci.*, **5**, 121（2000）
16) 増田敏郎：日本包装学会誌，**17**，329（2008）
17) D. B. Lund：*Food Technol.*, **31**, 71（1977）

（佐藤　順）

●第3章 食品の保蔵法

3.5 食品添加物による食品保蔵

3.5.1 食品添加物について

食品衛生法では食品添加物について,「添加物とは,食品の製造の過程において,又は食品の加工若しくは保存の目的で,食品に添加,混和,浸潤その他の方法によって使用するものをいう」と定義している.ここでいう製造とは原料の本質を変化させる,例えばダイズから豆腐を作るような行為をいい,加工とは形態だけを変化させるような着色とか調味などの行為を意味しており,保存とは食品の性質や状態が変化しないように保つことをいう.

食品添加物を使用目的から分類すると,① 食品の製造の過程で使用されるもの,② 食品を形作るもの,③ 食品の感覚刺激を改善し,嗜好性を高めることを目的とするもの,④ 食品の栄養成分の補填・強化を目的とするもの,⑤ 食品の品質を維持することを目的とするものの5つに大別される.数多くの添加物がそれぞれの目的に使用されていることから,食品添加物は近年の加工食品の製造において大きな役割を担っていると考えられる.

食品保蔵に関連する品質の維持を目的として使用される食品添加物には,殺菌料,酸化防止剤,保存料,防カビ剤,日持向上剤がある.このうち,殺菌料は食品の製造の前処理として使用されることが一般的であり,防カビ剤はかんきつ類などの生鮮果実の輸送・貯蔵中のカビの発生を抑える目的で使用されている.酸化防止剤,保存料および日持向上剤は,食品製造の中間あるいは最終工程で使用されることが一般的である.

食品に使用されている主な抗菌物質を作用機作別に分類すると表3.5.1のようになる.保存料,日持向上剤以外のものでも抗菌性を示すものがあり,効果を高めるためにいくつかの物質を組み合わせて使用されることが多い.このように抗菌性を示す物質は多く存在するので,個々の性質と食品との適合性を見て選定される.

3.5.2 保存料,日持向上剤の微生物への影響

(1) 有機酸型食品添加物

古くから自然発酵による乳酸や酢酸が食品の保存に利用されてきた.有機酸は保存料として指定されている物質が多く(表3.5.1),世界的に見ても使用量が多い.有機酸の抗菌作用は,① pHの低下,② 非解離の分子数,③ 個々の有機酸の特異性の3つの要因によると考えられている[1)].

① pHの低下については,図3.5.1[2)] に示したようにpHが低い環境では有機酸分子は非解離状態になり,電気的な抵抗がないため菌体に侵入しやすくなる.侵入した有機酸は菌体内のpHにおいて解離しプロトン(H^+)を遊離する.このプロトン(H^+)はATPにより菌体外に排出されるが,過剰量のプロトンが発生した場合には菌体内は酸性になり,代謝や物質移動が阻害されて微生物は増殖阻害や死滅に至る.

② 非解離の分子数については,pHの低下により非解離状態の分子が菌体内に侵入することから,pK_a 値が高い化合物すなわち同じpHにおいて非解離の分子数が多い化合物のほうが抗菌効果は高くなる.

③ 個々の有機酸の抗菌性については,①と② の要因では説明がつかないことが見出されており,それぞれの有機酸に特異な抗菌メカニズムの存在が示唆される.例えば,ほぼ同じ解離定数や pK_a 値を持つ有機酸が異なる抗菌性を示す(表3.5.2)[3)].

世界的にみて最も多く使用されている保存料

表 3.5.1 作用機作別保存料，日持向上剤

分類	主な化合物	備考
有機酸型	**安息香酸，ソルビン酸，プロピオン酸，パラオキシ安息香酸エステル**，酢酸，乳酸，クエン酸，アジピン酸，フマル酸	細菌，カビ，酵母に有効
タンパク質・ペプチド型		グラム陽性細菌に有効
塩基性タンパク質	**プロタミン（しらこたん白），ポリリシン**	
バクテリオシン	**ナイシン**	
酵素	リゾチーム，ラクトパーオキシダーゼ	
その他	ラクトフェリン，アビジン	
界面活性剤型	グリセリン脂肪酸エステル（中鎖脂肪酸），チアミンラウリル硫酸塩（ビタミン B_1），ショ糖脂肪酸エステル	グラム陽性細菌，酵母に有効
強アルカリ	焼成カルシウム	
キレート化合物	重合リン酸塩，クエン酸塩，EDTA 塩	
香辛料抽出物	クローブ抽出物，オレガノ抽出物，カラシ抽出物，ローズマリー抽出物	
サポニン型	トウガラシ水性抽出物，ユッカフォーム抽出物	酵母に有効
植物抽出物	**カワラヨモギ抽出物**，モウソウチク抽出物，カンゾウ油性抽出物，ホップ抽出物	
精油	**ツヤプリシン（抽出物）**	
糖分解物	**ペクチン分解物**，キトサン	
酸化剤	過酸化水素，**亜硫酸（塩）**，次亜塩素酸（塩），オゾン，二酸化塩素	
無機塩	亜硝酸（塩），**亜硫酸（塩）**，次亜塩素酸（塩）	
アミノ酸	グリシン	
食品成分	エタノール，醸造酢，ホップ抽出物など	

太字は保存料に，下線は日持向上剤に指定されているもの．

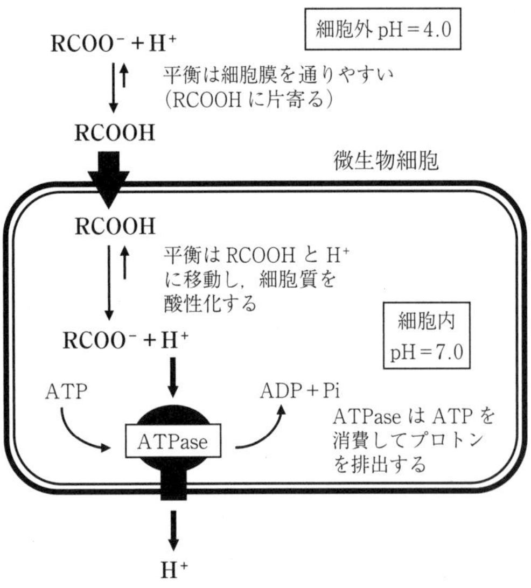

図 3.5.1 有機酸の菌体内侵入の模式図[2)]

であるソルビン酸は，細菌，カビ，酵母のすべてに対して強い抗菌性を示し，畜産ねり製品，水産ねり製品，佃煮（つくだに），漬物など幅広く使われている．酢酸は細菌に強く効き，次いでカビに効果があるが，酵母に対する効果は弱い．このため酵母発酵を阻害しないので酢酸ナトリウムの形でパン類のカビ防止に使われている．また，酢酸ナトリウムは惣菜をはじめ加工食品に幅広く使われている．

(2) タンパク質・ペプチド型食品添加物

抗菌性タンパク質・ペプチドである塩基性タンパク質・ペプチド（プロタミン，ポリリシン），バクテリオシン（ナイシン），酵素（リゾチーム）などがあり，それぞれ作用メカニズムが異なる．塩基性タンパク質は，その一次構造が塩基性アミノ酸の占める割合が多いため，中性域の pH ではプラスの電荷を持ち，マイナスに荷電した菌体表面に吸着することにより細胞膜機能を阻害する（図 3.5.2）．アルカリ域の pH では非解離状態となり，菌体内に侵入して効力を示す．

表 3.5.2　酢酸，プロピオン酸，ソルビン酸の MIC（%），解離定数と pK_a 値[3)]

菌　種	酢　酸		プロピオン酸		ソルビン酸	
	pH 5.0	pH 6.5	pH 5.0	pH 6.5	pH 5.0	pH 6.5
乳酸菌						
Lactobacillus casei	2.0	>5.0	1.5	>5.0	0.87	3.5
L. brevis	1.5	>5.0	1.5	>5.0	0.87	2.0
L. helveticus	1.0	3.5	1.0	4.5	0.11	1.5
一般細菌						
Escherichia coli	1.5	3.5	0.05	1.5	0.87	1.5
Bacillus subtilis	0.1	3.5	0.25	2.5	0.87	1.5
Staphylococcus aureus	0.5	4.5	0.05	1.0	0.44	1.0
真菌類						
Saccharomyces cerevisiae	1.5	>0.5	0.5	3.0	0.11	0.5
Aspergillus oryzae	0.125	4.0	0.125	1.5	0.11	0.125
pK_a 値	4.8		4.9		4.8	
解離定数	1.75×10^{-5}		1.34×10^{-5}		1.7×10^{-5}	

MIC：最小発育阻止濃度.

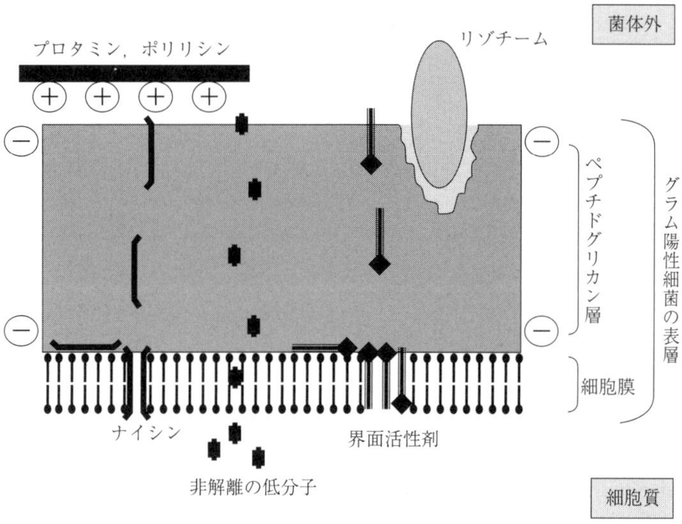

図 3.5.2　各種抗菌剤の作用機作

プロタミンはサケやニシンの精巣（しらこ）からDNAと分離して抽出され，アルギニンが60～70%を占める分子量約4 000の核タンパク質である．ポリリシンは放線菌 *Streptomyces albulus* の培養液から抽出されたもので，L-リシンのεアミノ基とカルボキシル基がペプチド結合した25～30残基からなる直鎖状ポリマーである．プロタミン，ポリリシンは水溶性で熱安定性が高く，グラム陽性細菌，酵母に対して抗菌性を示す（表3.5.3[4)]，表3.5.4[5)]）．抗菌性は液体培地中では非常に微量（数～数十ppm）で効果を発揮するが，寒天培地や食品中では寒天や食品成分，特に酸性多糖類に吸着して抗菌力が低下する．

バクテリオシンは，細菌類が産生する，主に同種や類縁種に対する抗菌性をもったタンパク質やペプチドの総称であり，ナイシンはバクテリオシンの一種である．このナイシンは発酵乳から分離された乳酸菌 *Lactococcus lactis* subsp. *lactis* が産生する物質で，34個のアミノ酸から成り，*Bacillus* や *Clostridium* を含むグラム陽性細菌に対して効果があり（表3.5.5[6)]），

表 3.5.3　液体培地中でのプロタミンの MIC（μg/mL）[4]

菌　　名	pH				
	5	6	7	8	9
グラム陰性細菌					
Escherichia coli ATCC 25922	15.6	15.6	15.6	7.8	7.8
Enterobacter cloacae ATCC 23355	31.3	15.6	15.6	15.6	15.6
Salmonella Typhimurium ATCC A4028	62.5	31.3	15.6	15.6	15.6
S. Typhi Jin-3	62.5	31.3	15.6	15.6	7.8
S. Enteritidis 1891	15.6	15.6	7.8	7.8	7.8
Yersinia enterocolitica ⅡD 981	31.3	31.3	31.3	31.3	15.6
Pseudomonas aeruginosa ATCC 27853	62.5	15.6	15.6	15.6	15.6
グラム陽性細菌					
Staphylococcus aureus 209p	7.8	7.8	7.8	2.0	2.0
Sta. epidermidis ATCC 12228	7.8	7.8	7.8	2.0	2.0
Lactobacillus brevis IFO 3345	15.6	7.8	7.8	3.9	
Leuconostoc dextrinicum IFO 3349	15.6	7.8	7.8	7.8	
Leu. mesenteroides IFO 3426	15.6	7.8	7.8	7.8	3.9
Bacillus subtilis IAM 1069	31.3	7.8	7.8	7.8	7.8
B. cereus IAM 1029	62.5	31.3	31.3	15.6	7.8
B. licheniformis IFO 12200	31.3	15.6	7.8	7.8	3.9
酵　母					
Saccharomyces cerevisiae IFO 0205	31.3	15.6	15.6	7.8	2.0
Candida utilis IFO 0396	7.8	7.8	7.8	7.8	7.8

30℃，72 時間培養，MIC：最小発育阻止濃度．

表 3.5.4　ポリリシンの MIC[5]

菌　株　名	MIC（μg/mL）
グラム陰性細菌	
Escherichia coli	50
Salmonella Typhimurium	16
Pseudomonas aeruginosa	＜3
Campylobacter jejuni	100
グラム陽性細菌	
Bacillus subtilis	3
B. cereus	30
B. stearothermophilus	5
Staphylococcus aureus	12
Lactobacillus brevis	10
Streptococcus lactis	100
Micrococcus luteus	16
Clostridium sporogenes	32
カビ・酵母	
Aspergillus niger	250
Candida utilis	＜3
Saccharomyces cerevisiae	50
Pichia membranaefaciens	＜3
Hansenula anomala	150
Zygosaccharomyces rouxii	150
Rhodotorula lactosa	25

MIC：最小発育阻止濃度．

細胞膜に作用して膜孔を形成することにより膜機能を破壊すると考えられている（図 3.5.2）．現在 50 か国以上の国々で保存料としてチーズ，

表 3.5.5　ナイシンの各種細菌に対する MIC（IU/mL）[6]

細 菌 の 種 類	MIC の分布
Bacillus spp.	2〜4
Clostridium spp.	0.25〜80
Staphylococcus spp.	4〜128
Streptococcus（Groups A, B, N）	0.25
Corynebacterium spp.	4〜120
Mycobacterium spp.	100〜500
Pneumococcus spp.	100

MIC：最小発育阻止濃度（nisin=40,000IU/mg）．

乳製品，缶詰などに使用されている．

リゾチームは，グラム陽性細菌の細胞壁を構成する多糖を加水分解する酵素である．この作用が細菌を溶かしているように見えることから溶菌酵素とも呼ばれる．リゾチームはキレート剤やグリシンと併用すると効果が高まり，抗菌スペクトルが広がることから，実用上はグリシンなどと併用して使用される．

(3)　界面活性剤型食品添加物

界面活性剤は，脂肪酸のような長鎖のアルキル基（親油性部分）と，この油性部分を水に分散または溶かすことができる基（親水性部分）

表 3.5.6　脂肪酸とそれらのエステルの抗菌作用の比較[7)]

薬　剤　名	MIC (mM)				
	寒天希釈法*				肉汁希釈法**
	Aspergillus niger	*Penicillium citrinum*	*Candida utilis*	*Saccharomyces cerevisiae*	*Candida utilis*
カプリル酸 (C_8)	4	2	2	1	2
グリセロールモノカプリレート	4	2	4	4	>2
ショ糖モノカプリレート	>4	>4	>4	>4	>2
ショ糖ジカプリレート	>4	2	>4	4	>2
カプリン酸 (C_{10})	1	1	1	0.5	1
グリセロールモノカプレート	0.5	0.5	0.5	0.5	0.5
ショ糖モノカプレート	>4	>4	>4	>4	>2
ショ糖ジカプレート	>4	>4	>4	>4	>2
ラウリン酸 (C_{12})	>4	4	4	>4	1
グリセロールモノラウレート	0.5	0.5	0.25	0.5	0.063
ショ糖モノラウレート	>4	>4	>4	>4	>2
ショ糖ジラウレート	>2	>2	>2	>2	>2

MIC：最小発育阻止濃度.
* Czapek Dox 寒天培地上（0.25%酵母抽出物，ペプトンを補給，pH 5.6），30℃，48時間培養.
** Czapek Dox 培地中（0.25%酵母抽出物，ペプトンを補給，pH 5.6），30℃，48時間培養.

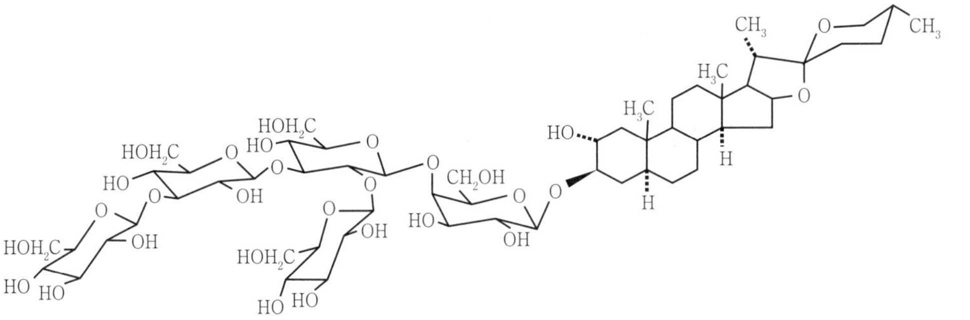

分子式：$C_{57}H_{94}O_{29}$
分子量：1243.35

図 3.5.3　トウガラシ水性抽出物（ギトゲニン配糖体）の構造式[8)]

を1分子中に共有する物質の総称である.

グリセリン（グリセロール）脂肪酸エステルにはカプロン酸 (C_6)，カプリル酸 (C_8)，カプリン酸 (C_{10})，ラウリン酸 (C_{12})，ミリスチン酸 (C_{14})，パルミチン酸 (C_{16}) およびステアリン酸 (C_{18}) のモノグリセリドがあり，その中では，カビ，酵母に対してラウリン酸モノグリセリドが最も強い抗菌作用を示す（表3.5.6[7)]）.

(4)　サポニン型食品添加物（トウガラシ水性抽出物）

トウガラシ水性抽出物は，サポニンの一種であるギトゲニン配糖体（構造：図3.5.3[8)]）を主体とするものであり，辛味成分は含まれていない．この抗菌力は酵母に対してのみ（表3.5.7）有効であるため，酵母の抑制用（梅漬など）に用い，また細菌類に効果のある化合物と配合して製剤化され，様々な食品に利用されている.

(5)　ホップ抽出物

ホップ抽出物は，苦味料に用いられるものもあるが，あまりにも苦味が強いと幅広く食品に添加することができなくなるため，日持向上剤として用いるにはある程度苦味を抑える必要がある．ホップにはキサントフモールという無味無臭の黄色物質が含まれ，これを主体にしたホップ抽出物が日持向上剤に使用されるようにな

表3.5.7 ギトゲニン配糖体の抗菌スペクトル

被　検　菌	MIC(μg/mL)*
酵　母	
Saccharomyces cerevisiae OC-2	4
Hansenula anomala IFO 0140 (p)	4
Pichia membranaefaciens IFO 0128	31
Candida tropicalis	8
Debaryomyces hansenii IFO 0083	16
Zygosaccharomyces rouxii IFO 0597	8
グラム陽性細菌	
Bacillus subtilis IAM 1069	>1 000
B. cereus IFO 13494	>1 000
Lactobacillus plantarum IAM 1041	>1 000
Streptococcus lactis IAM 1249	>1 000
グラム陰性細菌	
Escherichia coli NRIC 1023	>1 000
Salmonella Typhimurium IFO 12529	>1 000
カ　ビ	
Penicillium decumbens IAM 7260	>1 000
Aspergillus niger	>1 000
Mucor javanicus IFO 4569	>1 000
Rhizopus chinesis IAM 6011	>1 000

MIC：最小発育阻止濃度.　(アサマ化成資料)
* YM液体培地 pH 6.0, 25℃, 48時間培養.

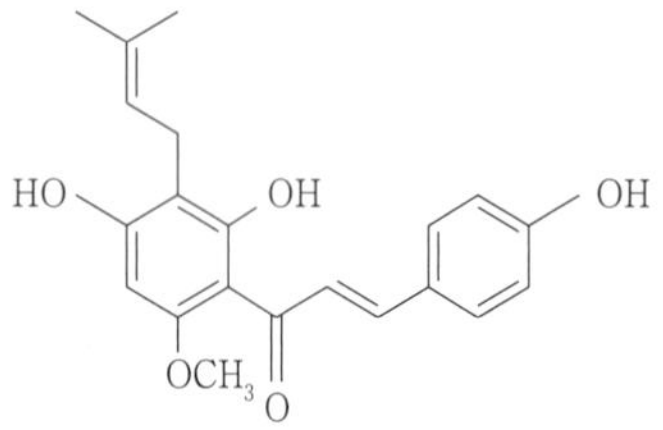

図3.5.4 ホップ抽出物（キサントフモール）の構造式

った．キサントフモール（図3.5.4）は，ホップの代表的なプレニルフラボノイドであり，乳酸菌や他の細菌，酵母に対する抗菌性を示し（表3.5.8），さらに様々な生理活性[9]を有しており，健康食品の素材としても有用である．

(6) グリシン

グリシンの微生物に対する作用は，細菌の細胞壁の合成阻害による．したがって，細胞壁組成が細菌と異なるカビや酵母に対しては抗菌作用を示さない．グリシンはリゾチームやプロタミン，キレート剤と組み合わせると細菌に対して相乗効果を示す．また，グリシンには呈味性もあるので加工食品に幅広く使用されている．

表3.5.8 キサントフモールの抗菌スペクトル

被　検　菌	MIC(μg/mL)*
グラム陽性細菌	
Bacillus subtilis IAM 1069	3
B. cereus IFO 13494	3
Staphylococcus aureus FDA 209p	3
Lactobacillus plantarum IAM 1041	20
Streptococcus lactis IAM 1249	10
Leuconostoc mesenteroides-M	20
グラム陰性細菌	
Escherichia coli NRIC 1023	>500
Salmonella Typhimurium IFO 12529	>500
酵　母	
Hansenula anomala IFO 0140(p)	20
Saccharomyces cerevisiae OC-2	>500

MIC：最小発育阻止濃度.　(アサマ化成資料)
*トリプトソイ寒天培地, pH 6.0, 30℃, 72時間培養.

3.5.3 食品中における抗菌物質の効力

往々にして培地中の抗菌力と食品中の効力が異なることがある．また，培地の成分が変化すると抗菌力の結果が異なる場合がある．この現象は，抗菌物質と食品成分や培地成分との相互作用によるものであり，その作用は抗菌物質の吸着性と溶解性に起因することが考えられる．

吸着性については，ポリカチオンと酸性多糖類やタンニン成分およびタンパク質の結合による複合体の形成などがある．また，溶解性については親水性，親油性の影響が想定される．図3.5.5はその様子を模式的に表したものである．抗菌物質が親水性の場合は，食品中で自由水に集まることにより培地中よりも自由水中における濃度が上昇し，微生物に対する効果が高くなる．一方，親油性抗菌物質は食品の疎水性成分に吸収されて自由水中の濃度が低下し，微生物への作用が培地中よりも低下する．このようなことから，食品の状態によって抗菌物質の効力が異なるため，食品に用いる抗菌物質の選択はその物性，抗菌スペクトルなどをよく把握して行う必要がある．

代表的な保存料，日持向上剤の抗菌スペクトルを概念的に模式図で示した（図3.5.6）．

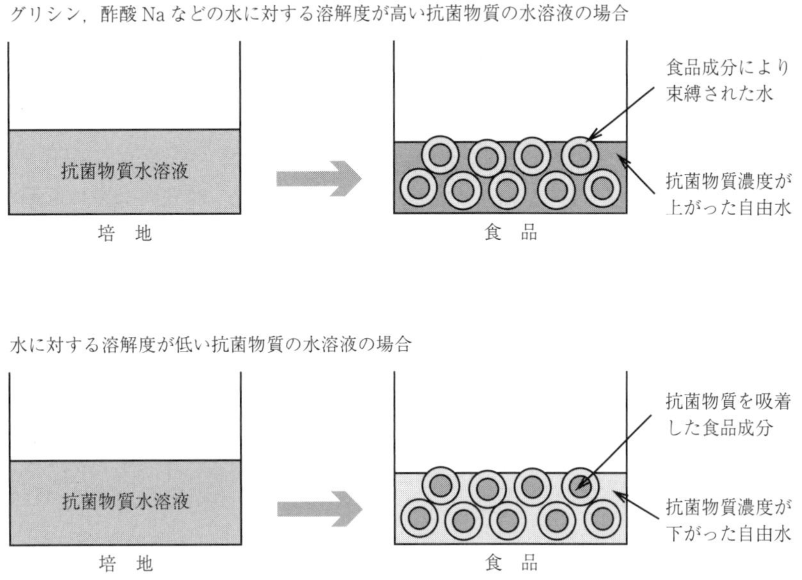

図 3.5.5 溶解性の異なる抗菌物質の食品中における分布

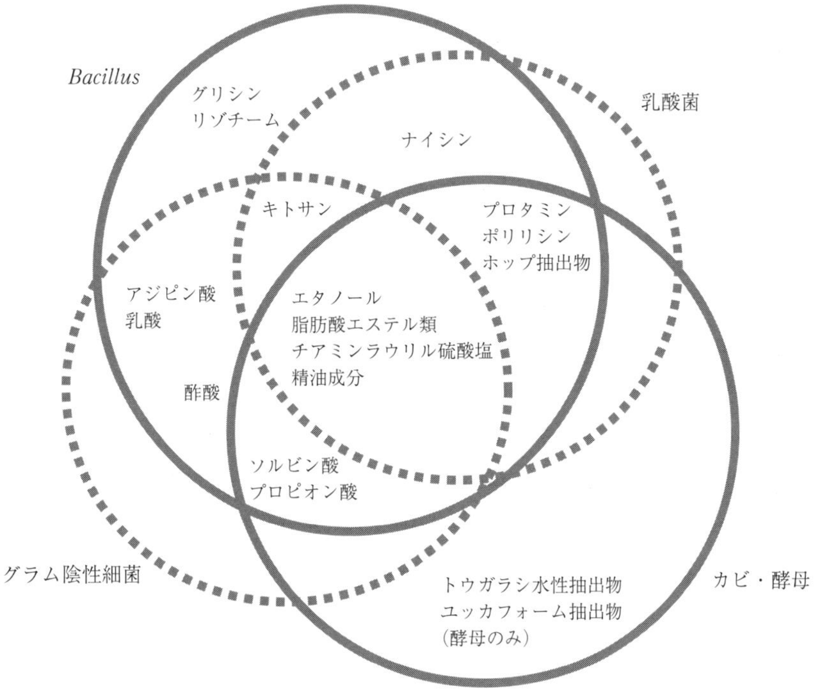

図 3.5.6 代表的な薬剤が作用する微生物

3.5.3 食品添加物の課題

日本では，安全性と有効性を確認して厚生労働大臣が指定した「指定添加物」が 423 品目（平成 23 年 12 月 27 日改定），長年使用されてきた天然添加物として品目が決められている「既存添加物」が 365 品目（平成 23 年 5 月 6 日改定），このほかに，「天然香料」や「一般飲食物添加物」を含めて 4 種類が食品添加物として扱われている．1995 年 5 月の食品衛生法改正により，すべての添加物を指定制にするために，現在，国公立の研究機関において天然添加物の安全性の確認と規格化が検討されている．

天然物の問題点を挙げるとすれば，原料の品質が動植物の種類や気象により変動し，製造された添加物の成分や価格に影響することであろう．また，天然添加物に限らないが，国により添加物に対する考え方が異なることから，加工食品に使用された添加物が貿易上の障害になることがある．

天然添加物の品質については，安全性試験が順次進められ，自主規格および公定書の作成の段階で自然現象を考慮した規格化が検討されているため，実状に沿った規格になると思われる．実質的な対策を要する課題は国際化への対応である．

食習慣や食品製造加工の実態，法規制の経緯などは国によって違うため，添加物の定義や規定がそれぞれの国で幾分異なっている．例えば，アメリカでは食品の容器包装から食品中に移行する物質も添加物として扱っている．また，寒天はわが国では食品とみなされているが，欧米諸国では食品添加物となっている．EUでは栄養強化のためにビタミン類やミネラルを添加しても食品添加物とは見なされないが，わが国では明確に食品添加物に属する．指定外添加物が使用された食品は輸入できないことから，国際的な食品の流通をスムーズにするために添加物の規制や安全性などについて国際的に統一した基準を作り，共通の添加物を使用しようという試みが，関係の国際機関によって行われている．

国連食糧農業機関（United Nations Food and Agriculture Organization, FAO）と世界保健機関（World Health Organization, WHO）は，1962年10月に消費者の健康と利益を保護しつつ公正な食品貿易を推進する目的をもって各国合意の下に，FAO/WHO合同食品規格計画（Joint FAO/WHO Food Standard Programme）を進めることとし，この計画の実行にあたる組織として，FAO/WHO合同食品規格委員会（Joint FAO/WHO Codex Alimentarius Commission，略称CAC，コーデックス委員会）を発足させた（現在182か国とEUが加盟）．わが国も1966年から加盟している．また，厚生労働省は，2002年7月，国際的に安全性が確認され，かつ，汎用されている未指定添加物については，指定する方向で検討していく方針を示した．それぞれの国の事情がある中で，国際的な食品規格の統一化が検討され，国際汎用添加物の新規指定の実施など，貿易上の障害をなるべく取り除く方向に向かっている．

文　献

1) 松田敏生：食衛誌，**45**，J-189（2004）
2) M. P. Doyle, L. R. Beuchat, T. J. Montville："Food Microbilogy"，p. 522，ASM Press, Washington（1997）
3) 松田敏生，矢野俊博，丸山晶弘，熊谷英彦：日食工誌，**41**，687（1994）
4) 松田敏生：*New Food Industry*, **33**(9), 36（1991）
5) 藤井正弘：ジャパンフードサイエンス，**30**(10)，49（1991）
6) B. Ray："Food Biopreservatives of Microbial Origin"，p. 224，CRC Press（1992）
7) 加藤信行，芝崎　勲：醱工，**53**，793（1975）
8) M. Yajima, T. Takayanagi, I. Matsuo, K. Yokotsuka：*Food Sci. Technol. Res.*, **6**(2)，99（2000）
9) 佐々木絵里，小出　醇：*New Food Industry*, **51**(11)，11（2009）

（野﨑一彦）

●第3章　食品の保蔵法

3.6　その他の方法による食品保蔵

前節までに取り上げられた食品保蔵方法以外に，古くからの乾燥や濃縮などの水分活性低下による方法や酸性化処理のほか，実用化されていないものも含めて多くのものがある．特に近年では非加熱殺菌法が注目されており[1]，ここでは，紫外線，電離放射線，超高圧，オゾンを取り上げる．

3.6.1　紫　外　線

(1)　紫外線について

紫外線（UV）は，一般に波長が100～400nmの電磁波を指し，その作用の上から，波長によって3種類に分けられる（表3.6.1）[2]．短波長（100～280nm）のUVCはエネルギーが大きく，最も強力な殺菌作用をもち，殺菌線ともよばれる．単に紫外線というときはUVCを指すことが多い．それより少し長い中波長（280～315nm）のUVBはUVCよりも作用力は劣る．長波長（315～400nm）のUVAは近紫外線で，地表に到達する紫外線のほとんどを占める．

紫外線の照射には紫外線ランプを用いるが，これには低圧水銀ランプと高圧水銀ランプがあり，前者が主流である．低圧のランプでは出力は低いがほとんどUVCで構成されるのに対して，高圧ランプは高出力であるが，そのスペクトルは広く可視光線も含んでいる．また，高出力のためランプの冷却が必要である[3]．水を対象とした紫外線殺菌装置の照射方式においては，照射管を液内部に入れる内照式と外部から照射する外照式とがある[4]．食品工場などでの空気殺菌では，空気の給排気による循環式の殺菌装置や，作業時には遮蔽して作業員不在時には開放照射する開閉式のものが利用される[3]．

(2)　紫外線の微生物への影響

UVCは，DNAの核酸塩基の吸収波長をもつため微生物の栄養細胞中のDNAに作用し，光生成物としてのシクロブタン型のピリミジン2量体，それにピリミジン塩基の6位と4位の炭素が結合した6-4光生成物を生ずる．このDNA損傷に対して微生物細胞は，光回復，除去修復，組換え修復などの修復システムを持っている．主要な修復系は除去修復であるが，光回復機能の程度は菌種に依存する．一般に，放射線耐性と熱耐性の間には相関が指摘されているが，例外も多い．従来，紫外線を含む放射線による微生物の死滅はDNA損傷に基づくとされてきたが，最近ではタンパク質の酸化に起因すると考えられている．放射線高抵抗性細菌の*Deinococcus radiodurans*ではDNA損傷の修復能が高いことがその紫外線・放射線耐性の要因とされてきたが，細胞内のマンガン化合物が

表3.6.1　紫外線の種類

分　類	波長（nm）	殺菌力	殺菌作用機構
UVA	315～400	小	光増感物質と酸素の存在によって発生する一重項酸素など活性酸素種による間接作用
UVB	280～315	中	DNAに対する直接作用と光化学反応に基づく水分子の励起による間接作用
UVC	100～280	大	DNA鎖におけるピリミジン2量体生成の直接作用のほか活性酸素種による間接作用

ISO基準[2]によれば，紫外線の波長は10～400nmの範囲とされ，上記の分類のほか，近紫外線（300～400nm），中間紫外線（200～300nm），遠紫外線（122～200nm），真空紫外線（100～200nm）などとしても分類されている．

多く，これがタンパク質の酸化を防ぐためとする説が出されている．

細菌胞子では，そのコア内にDNAと結合する低分子酸可溶性タンパク質（small acid-soluble spore protein）が存在し，コアの脱水やジピコリン酸の存在も関係してDNAの構造を変化させているため，紫外線照射によって栄養細胞の場合と異なる胞子型光生成物（spore photoproduct，SP：5-チミニル-5, 6-ジヒドロチミン）を生ずる．これは胞子内の修復酵素であるSPリアーゼによって修復されやすく，このことが細菌胞子の紫外線耐性の要因と考えられている[5]．

UVBもDNAに対する直接作用とともに，光化学反応によって発生する活性酸素種を介した間接作用を示す．UVAの場合は，光増感物質と酸素の存在によって1重項酸素が生じ，これが細胞膜中の不飽和脂肪酸を攻撃するなど，活性酸素種の作用によって微生物が死滅すると考えられる[6]．

(3) 紫外線の殺菌・保蔵効果

紫外線のある一定条件下での照射線量は，照射強度（mW/cm^2）と照射時間（s）の積で表され，生存数を一定水準まで低下させるのに要する線量によって殺菌効果を示す．紫外線は微生物の栄養細胞に対して強い殺菌作用を示す[7]．グラム陰性細菌は陽性細菌よりもやや感受性で，3桁死滅させるに要する線量は，それぞれ，3～10mW·s/cm^2（ただし，*Salmonella*はやや耐性で～15mW·s/cm^2）および7～20mW·s/cm^2程度である．細菌胞子は抵抗性が大きく25～35mW·s/cm^2程度であり，カビ胞子はさらに耐性で25～260mW·s/cm^2の線量照射が必要である．

適用対象は，食品や機器，包装材料の表面，空気，水が主なもので，以下に食品に対する適用例を挙げる．

加工後にセルロースケーシングを剥離したウインナーソーセージの保存において，表面上のネト発生について調べた結果では，半数の試料がネト発生を起こすのにかかる日数は，非照射対照区で14日，照射区で19日であったという[8]．また，笹かまぼこ表面の紫外線殺菌では，50%変敗率発生にかかる日数が，含気包装では非照射対照区で約8日であるのに対し，照射区では12日，真空包装の場合では，それぞれ，22日，32日となり，紫外線照射の効果が認められている[8]．

粉末食品に紫外線照射を適用した例として，多段階連続式照射装置（ランプ長さ1m，ランプ表面から3cmの位置での平均線量14mW·s/cm^2）を用いて香辛料の殺菌が試みられている．細菌胞子が比較的少ない青ノリの場合は殺菌効果が大であるが，黒コショウやトウガラシなどでは細菌胞子が多く，殺菌効果が認められていない（表3.6.2）[9]．

(4) 紫外線照射の課題

紫外線は透過力が比較的弱く，照射対象物の深部にまで到達できないので，バルクの固体食品を殺菌することはできず，表面殺菌に限定さ

表3.6.2 粉末食品中の細菌数と連続式紫外線照射装置による殺菌効果[9]

粉末食品	標準寒天平板菌数 (cfu/g)	細菌胞子数 (cfu/g)	細菌胞子占有率 (%)	殺菌効果*
黒コショウ	3.3×10^6	3.5×10^6	100	−
青ノリ	1.8×10^5	3.3×10^3	2	++
トウガラシ	4.7×10^4	4.9×10^4	100	−
パセリ	4.6×10^4	2.0×10^4	57	+
セージ	1.7×10^4	4.9×10^3	28	+
ウーロン茶葉	2.3×10^3	2.5×10^3	100	−

* ++：有効（生残率，<10%），+：効果小さい（10～60%），−：無効（>60%）．

表 3.6.3 細菌胞子に対する紫外線照射と過酸化水素あるいは過酸化水素と加熱との併用処理効果[10]

細菌名	生残数（%）		
	UV のみ	UV 後加熱	UV + H_2O_2 後加熱
Bacillus subtilis SA22	1.44	0.23	0.0004
B. subtilis 713	0.89	0.005	0.006
B. subtilis var. *niger*	0.14	0.61	0.002
B. licheniformis 100	0.67	1.1	0.0003
B. pumilus 312	0.034	0.0031	0.001
B. cereus 818	0.022	0.038	<0.0001
B. cereus T	0.020	0.0061	0.0001
Clostridium sporogenes PA 3679	0.21	0.0097	<0.0001
Geobacillus stearothermophilus 202	0.64	0.14	0.004

れる．また，細菌とカビの胞子に対しては作用が弱く，これらの殺滅のためには高出力のものでも高線量が必要となり，食品品質上，また対象固体表面の材質によっては適用困難である．水の場合も，純水では効果があるが生理食塩水でも透過性がかなり低下し，有機物の存在下ではほとんど効果はみられない．表面殺菌においても，凹凸の多い場合には均一照射が難しく，殺菌不十分になる．

これらへの対策としては，薬剤や加熱処理との併用が挙げられる．過酸化水素，加熱との二者およびそれらとの三者併用で相乗効果が認められている（表 3.6.3）[10]．

紫外線は人体に有害であり，照射中に直接皮膚をさらしたり，照射時にはその場所に立ち入ったりしないようにする．

3.6.2 放　射　線

(1) 放射線について

放射線は，一般には電離放射線のことを指す．食品には殺菌，殺虫，発芽防止の目的で利用され，均一処理が可能で有効な非加熱法である．生鮮品，冷蔵品，冷凍品の処理が可能で，包装後の食品にも適用できる利点をもち，今後の利用の拡大が期待されている．

供しうる電離放射線は，電磁線の X 線と γ（ガンマ）線，粒子線の電子線である．γ 線は放射性同位元素のコバルト 60 やセシウム 137 から放出され，X 線と電子線は電子加速装置を用いて発生させる．X 線については，5MeV（電子ボルト）の加速電圧で発生する電子を重金属に衝突させて生じる制動 X 線が利用され，γ 線と同じく透過力に優れる．電子線は加速電圧が 10MeV 以下のものが用いられ，透過力は γ 線よりも小さいが，処理能力が高く経済性に優れている[11]．また，低エネルギーの電子線（0.3MeV 以下）はソフトエレクトロンとよばれ，透過力はさらに小さいが紫外線よりは大きく，食品表面などの殺菌への利用が提唱されている[12]．

殺菌における放射線の量と強さは吸収線量の単位の Gy（グレイ）で表され，1Gy は 1kg の物質中に 1J のエネルギーが吸収される放射線量である．また，以前は rad（ラド）の単位が用いられていたが，この換算は，1Gy = 100rad である．

(2) 放射線の微生物への影響

γ 線に対する細菌の感受性を表 3.5.4 に示す[13]．微生物間で比較すると，グラム陰性細菌が *Salmonella* を除いて最も感受性が高く，*B. cereus* を除くグラム陽性細菌とカビ（*D* 値は 0.2～0.4kGy 程度）がそれに次ぎ，酵母，細菌胞子の順に耐性が高くなり，ウイルス（*D* 値 1～7.5kGy 程度）は最も抵抗性が大きい[13]．

微生物に対する放射線の殺滅作用には，放射線自体が細胞の DNA を攻撃して切断すること

表3.6.4 細菌の放射線耐性における D 値

微生物名	D 値 (kGy)	照射対象物	温度 (℃)
グラム陰性細菌			
Aeromonas hydrophila	0.14〜0.19	魚すり身	2
Campylobacter jejuni	0.186	七面鳥挽き肉	0〜5
Escherichia coli O 157 : H 7	0.24	牛肉	2〜4
Salmonella spp.	0.61〜0.66	牛挽き肉	4
Shigella dysenteriae	0.40	カキ	5
Vibrio parahaemolyticus	0.053〜0.357	カニ肉	24
Yersinia enterocolitica	0.164〜0.204	豚挽き肉	10
グラム陽性細菌			
Bacillus cereus (栄養細胞)	0.15〜0.25	10%魚破砕液	0〜1
B. cereus (定常期細胞)	0.431	脱骨鶏肉	5
B. cereus (胞子)	2.56	脱骨鶏肉	5
Clostridium botulinum type E (胞子)	3.0	鶏肉	5
Cl. perfringens (栄養細胞)	0.826	豚挽き肉	10
Cl. perfringens (栄養細胞)	0.342〜0.586	ローストビーフミール	3〜4
Listeria monocytogenes	0.42〜0.44	豚挽き肉	4
Staphylococcus aureus	0.40〜0.46	鶏肉	0

文献13)に記載のデータをもとに整理し，まとめた.

による直接作用と，放射線が水分子を励起して水酸化ラジカルや水素ラジカルを生じ，それらが細胞の核酸やタンパク質分子を損傷させて死滅をもたらす間接作用がある．これらの損傷に対して微生物は照射後損傷を修復するが，修復能力を超える損傷を受けた場合に死滅するとみられる．

(3) 放射線の殺菌・保蔵効果

放射線の殺菌効果は，照射の線量や菌の種類だけでなく，食品成分や温度，酸素の存在などの影響を受ける[13]．固体食品は液体食品よりも殺菌効果が劣る．タンパク質の存在は保護的に作用するが，脂質はあまり影響しない．加熱処理，超高圧，酸性化処理などとの併用は微生物の放射線感受性を高めるが，乾燥や凍結は遊離ラジカルの生成を減少させるため耐性を上昇させる．

食品への放射線照射は，その目的によって3つの適用線量のレベルに分類される．低線量(1kGy以下)照射では，穀類や果物の害虫，食肉中の寄生虫を駆除したり，果物の熟成や野菜の発芽遅延を目的とする．中線量(1〜10kGy)照射は食中毒菌や腐敗菌を殺滅させるパスツリゼーション処理を含み，低温流通食品の安全性とシェルフライフを高める処理である．そして高線量(10〜50kGy)は，缶詰製造や香辛料・調味料の商業的無菌化を図ることを目的としている[13]．

微生物殺滅のための照射処理としては次の3つのレベルに区別される．①ラドゥリゼーション(radurization)は，適用線量が0.75〜2.5kGyの殺菌処理で，肉や野菜，果実，穀類などに存在する変敗菌の菌数を低下させる処理，②ラディシデーション(radicidation)は2.5〜10kGyの範囲の線量で，病原菌を対象としたもの，③ラドアパタイゼーション(radappertization)は滅菌のために30〜40kGyを適用して，ウイルス以外の微生物をすべて殺滅する処理である[13]．

食品への適用例として，乾燥野菜切片について検討された，γ 線とソフトエレクトロン照射による殺菌効果を表3.6.5[14]に示す．いずれの野菜も1g当たりの初発菌数は 10^4〜10^5 強であるが，10kGyの γ 線照射あるいは0.2MeVで60分のソフトエレクトロン照射処理で，ほぼ

表 3.6.5 γ線およびソフトエレクトロン処理した乾燥野菜切片の殺菌効果[14)]

照射処理条件	パセリ	ネギ	ニンジン	シイタケ
無処理対照区	$2.7\times10^4\pm1.1\times10^4$	$9.0\times10^4\pm5.0\times10^4$	$8.7\times10^4\pm4.5\times10^4$	$2.4\times10^5\pm7.6\times10^4$
γ 線				
2.5kGy	$1.2\times10^3\pm2.6\times10^2$	$4.3\times10^2\pm5.0\times10^2$	$1.0\times10^3\pm2.2\times10^2$	$1.8\times10^2\pm6.1\times10^1$
5.0kGy	<100	$1.1\times10^2\pm6.2\times10^1$	$1.8\times10^2\pm5.1\times10^1$	<10
10kGy	<10	<10	<10	<10
20kGy	<10	<10	<10	<10
30kGy	<10	<10	<10	<10
ソフトエレクトロン				
0.2MeV, 15min	<100	$5.0\times10^2\pm2.8\times10^1$	$1.2\times10^2\pm8.2\times10^1$	$2.5\times10^2\pm5.7\times10^1$
0.2MeV, 30min	<10	<10	<100	<100
0.2MeV, 60min	<10	<10	<10	<10
0.2MeV, 90min	<10	<10	<10	<10
0.2MeV, 120min	<10	<10	<10	<10

各値は平板法による試料 1g 当たりの生菌数.

検出限界以下の生残数に低下している.

(4) 放射線照射の課題

国際原子力機関（IAEA）によれば，2006 年には 60 か国で 60 品目以上の食品（最も多いのは香辛料，乾燥野菜，ハーブ類）への放射線照射が認可されている[15)]．高線量の放射線は食品を変質させるので，適用可能な処理方法は低線量のものである．そのため，細菌胞子など耐性のある微生物を殺滅するには，加熱など他の処理との併用が必要である．また，放射線照射は，品質低下を招く有害酵素を失活できない点が難点である．

γ線は放射性同位元素を用いるため，そのための施設や線源補充が必要という短所があり，近年は，電子線利用への転換が行われてきている．X 線にも期待がかけられているが，エネルギー効率などの点で問題があり，実用化には至っていない．

放射線利用の食品への実用化における最大の課題は，照射食品の安全性，それに加えて栄養学的な適格性も含めた健全性の確認であり，それに基づく消費者の認識向上による利用の受入れである．安全性と健全性の検討については，各国および国際的な次元で各種の試験が行われ，10kGy 以下の線量照射では問題がないと結論され，国際的な規格と規範が設定されている[16)]．海外では殺菌の目的で食品の照射処理が行われているが，わが国では国民の放射線に対する抵抗感情から，まだ殺菌の目的での実用化には至っていない．

3.6.3 超 高 圧

(1) 超高圧について

超高圧としての静水圧の微生物や生体分子・機能に対する作用とその利用については古くから検討されていたが，1980 年代後半に食品への利用が林[17)]によって見直され，わが国において活発に研究されるようになった[18)]．加熱殺菌法と異なり，超高圧は非共有結合を切断するが共有結合を破壊しないため，高品質の食品を製造することが可能であり，また静水圧の等方性のため均一処理が可能でエネルギーコストも少なくてすむ．加圧方法として回分式と半連続式があり，加圧装置にはピストン式とポンプ式がある[19)]．前者はピストンによって対象液を圧縮する大型のもので大量生産に向くが，後者はポンプで高圧容器に液体を送って加圧する比較的小型の装置で試験・開発に利用される．

圧力の単位として，現在ではパスカル（Pa）が用いられ，他の単位とは次の関係がある．

1 気 圧（atm）$=1.033$ kg/cm$^2=1.013$ bar$=0.101$ MPa

(2)　超高圧の微生物への影響

微生物細胞に対して，超高圧は40〜60MPa程度で増殖阻害を起こし，100MPa以上では死滅させる[20]．死滅の時間経過は一次反応に従う場合もあるが，初期の死滅の遅れ期間や急速な死滅の後にテーリングが見られることも多く，生残数と処理時間の両対数プロットで直線を得ている例もある[21]．細菌の栄養細胞や酵母は比較的高圧に感受性であるが，*Candida tropicalis* や *C. parapsilosis* の酵母が抵抗性である（表3.6.6）[19, 22]．カビ胞子では一部に弱いものもあるが，一般的な酵母よりも耐性が高く[19]，耐熱性の *Byssochlamys nivea* や *Eupenicillium* spp. の子嚢胞子(しのうほうし)ではさらに高い[22]．微生物の高圧感受性は熱感受性に相関する例も散見されるが，超高圧耐性菌が熱感受性であるなど明確に相異する例が多くあることから，両者の基本的な作用機構は異なると推察される．

表3.6.6　蒸留水中（20℃）での超高圧（300MPa）処理による微生物死滅における *D* 値[19]

微生物名	*D* 値（s）
酵母	
Candida albicans IFO 1358	23
C. krusei IFO 0584	74
C. maltosa IFO 1977	70
C. sake IFO 1981	27
C. tropicalis 118-40A	307
C. tropicalis IFO 1400	1 200
C. utilis IFO 0988	19
Hansenula anomala IFO 0122	5
Rhodotolura glutinis IFO 1125	<5
Saccharomyces cerevisiae IAM 4125	25
S. cerevisiae IFO 0215	7
Zygosaccharomyces rouxii IFO 0505	8
カビ無性胞子	
Aspergillus niger IAM 2020	15
A. oryzae OUT 5137	128
Mucor javanicus OUT 1056	231
Penicillium citrinum IFO 6352	170
P. funiculosum IFO 6345	87
P. steckii IFO 6028	317
Rhizopus delemar OUT 1150	143
Trichoderma viride IFO 30498	231
無胞子細菌	
Enterococcus faecalis IFO 3971	20
Escherichia coli W3110	16
Lactobacillus paracasei IFO 3533	21
Leuconostoc mesenteroides IFO 3426	11
Staphylococcus aureus 209P	26

栄養細胞における超高圧の殺滅要因は，タンパク質変性・酵素失活や細胞膜損傷が有力である．酵母細胞では，100MPaで核膜が傷害を受け，それ以上の高圧では細胞内容物の漏出やミトコンドリアの変化，微小管の損傷が認められている[23, 24]．*Listeria monocytogenes* 細胞では細胞質における電子密度の低い空洞部の出現，*Salmonella* Thompson細胞ではリボソームの消失が観察されている[25]．また，細胞膜脂質のゲル-液晶相転移温度は加圧によって100MPa当たり10数℃〜20℃上昇するが[26]，15℃と37℃で培養した大腸菌の各処理温度に対する高圧感受性のパターンが，膜脂質の相転移・相分離の温度依存性にほぼ対応することから，高圧死滅に細胞膜流動性が関与することが示唆されている[27]．高圧によって損傷を受けた細菌細胞の回復は，温度やpHなどによって影響を受ける[28]．

細菌胞子は超高圧にさらに強く，室温程度では700MPa程度でも死滅しないものが多い[19, 22]．静水圧は細菌胞子の発芽を誘発させるが，この発芽誘発には2つの異なる機構が提示されている．比較的低圧域（50〜300MPa）での発芽は，L-アラニンなどによる栄養的発芽に関わるレセプター分子の活性化に起因するものであり，超高圧域（400〜800MPa）ではジピコリン酸-カルシウムキレートの漏出が引き起こされ，それによって発芽が誘発されると考えられている．したがって，超高圧域に置かれた胞子の死滅は，後者の発芽誘発機構の作動により発芽して高圧感受性に変化した結果であると推察される[29]．

(3)　超高圧の殺菌・保蔵効果

殺菌効果は種々の因子によって影響を受けるが，超高圧に特徴的な処理温度と処理液中の溶質についての例[30]を挙げる．超高圧処理した *Saccharomyces cerevisiae* 細胞の死滅の程度は0〜20℃の範囲で小さく，それより高温域と低温側の凍結温度域で死滅が増大する（図3.6.1）．

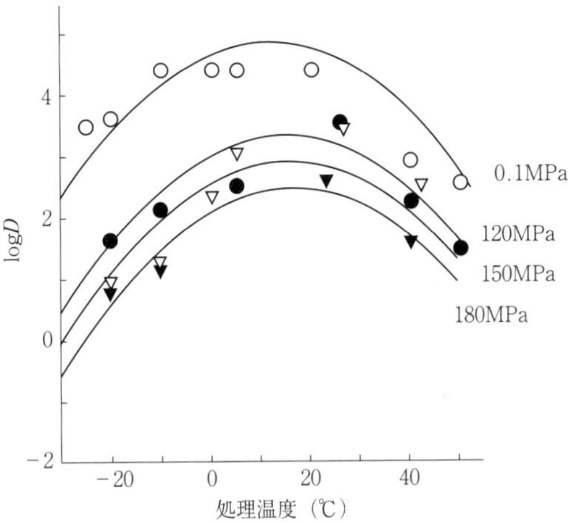

図 3.6.1　生理食塩水中での超高圧処理における *S. cerevisiae* の死滅の *D* 値に対する処理温度の影響（文献 30）を一部改変）

また，食塩やスクロース（ショ糖）の存在下では，その濃度の上昇とともに高温側（25℃）では生残率が上昇し，低温側（－20℃）では減少する傾向にある（図 3.6.2）[30]．超高圧処理はジャムやかんきつ類果汁，茶飲料，漬物などの食品の殺菌への応用が検討され[18]，果実加工品で1990 年にわが国で初めて実用化された[31]．超高圧処理したイチゴジャム製品では，アントシアニンの赤色色素が保持されるなど，加熱処理と異なって品質的に優れている．

(4)　超高圧処理の課題

適用する超高圧は静水圧のため，液体食品や固形物を含む液状のものに適用できるが，固体食品には適用できない．また，処理は回分式が主流で，連続処理は困難である．また，細菌胞子の殺滅には 700～800MPa あるいはそれ以上の圧力が必要で，このような高圧の適用は品質の点で問題がある．これに対する対策の 1 つは他の処理との併用である．加熱処理[19, 32, 33]やショ糖脂肪酸エステル[32]との併用によって殺滅効果の上昇が認められているが，特に加熱との併用は細菌胞子対策には必要不可欠である．別の対策として，加圧後の瞬間除圧処理や繰り返し処理[34, 35]も胞子に有効とされる．

3.6.4　オ　ゾ　ン

(1)　オゾンについて

オゾンは，古くから欧米で水道水の消毒に用いられているが，食品保全にも 1900 年代初頭から適用され始め，現在ではその有用性が認められている．その殺菌作用は強力な酸化力によるもので，脱臭作用もある．乾燥空気中での半減期は，1% の濃度で 16 時間程度であるが，湿度や温度の上昇によって短くなる．比重は空気 1 に対して 1.72 であり，250nm に吸収極大をもち，高濃度では微青色であるが適用濃度（2% 以下）では無色である．

主なオゾン発生装置には，紫外線，無声放電，電気分解の 3 つの方式がある．前二者は酸素分

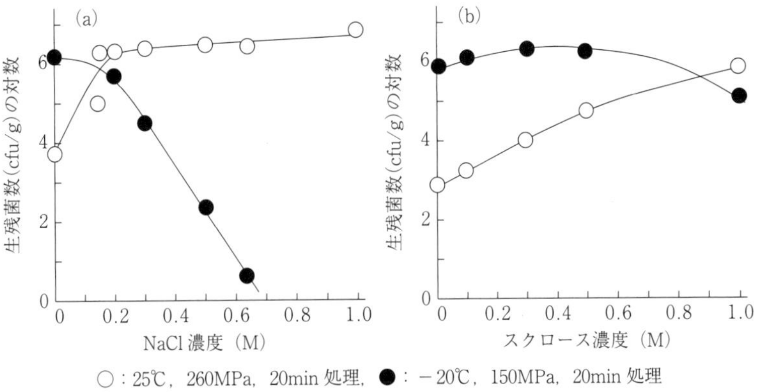

図 3.6.2　超高圧処理における *S. cerevisiae* の死滅における食塩（a）とスクロース（b）の濃度の影響（文献 30）を一部改変）

子から発生期の酸素を介して，また電気分解方式は水の分解によって発生させるものである．紫外線方式は，周囲の大気からの発生のため効率・発生量が低く利用目的が限定される．実用的には，材料として乾燥空気や酸素を用いる無声放電（特にコロナ放電）式が多く，オゾン発生量はそれぞれ1～3%，2～6%である[36]．オゾン水は，発生させたオゾンを水に溶解させたもので，製造装置としては，散気（エアレーション）式，エジェクター式，ガス溶解ポンプ式などによって連続的に製造する．散気式は回分式としても利用される．

(2)　オゾンの微生物への影響

オゾンの殺菌作用は，微生物の種類によって異なる．オゾン水の場合，他の殺菌法と同様，細菌の栄養細胞は感受性であるが胞子は抵抗性が大きい（図3.6.3）[37]．グラム陰性細菌や *Bacillus* 属細菌の栄養細胞は，0.10～0.12mg/Lのオゾン水に5分浸漬すると生残数が検出限界以下になるが，*Bacillus* 属胞子の殺滅には同条件で2.3mg/L必要である[38]．*Clostridium* 属胞子に対しても，4～5mg/Lのオゾンにより水温10℃，6～8分で殺滅可能である．オゾンガスの場合は自己分解が遅いため，オゾン水よりも効力は劣る．*Clostridium* 属胞子の場合，10℃，80～95%の相対湿度で50ppmのオゾン処理により1～2時間で死滅する[36]．

オゾンは自己分解によって活性酸素種を中心とする様々な遊離ラジカルを生成し，それらが細胞のタンパク質や核酸の損傷を引き起こして細胞を死滅させると考えられるが，詳細な死滅機構は不明である．微生物の種類や増殖期の違いがオゾン感受性に影響するが，その要因としては，他の酸化剤に類似して[38]，①オゾンやその分解物の細胞膜透過と細胞膜の損傷に関係する表層構造の組成，②細胞のスーパーオキシドジスムターゼやカタラーゼなどによる活性酸素種消去能，②酵素やDNAなど生存に重要な分子の損傷に対する修復の能力，が主なものとして挙げられる．細菌胞子については，他の酸化剤と同様，タンパク質で構成される胞子殻（spore coat）がオゾンをトラップして透過の障壁になると考えられる．また，本体の胞子コアの損傷だけでなく，表層損傷に基づく発芽システムの機能障害も見かけの生存性に関与する可能性がある．

(3)　オゾンの殺菌・保蔵効果

オゾンは，殺菌のほか脱臭，漂白，脱色，貯蔵などの目的で，食品の加工製造に広く利用されている[36]．オゾンの適用にあたって液相と気相のいずれの状態で処理するかは，殺菌対象による．殺菌作用は種々の因子によって影響を受

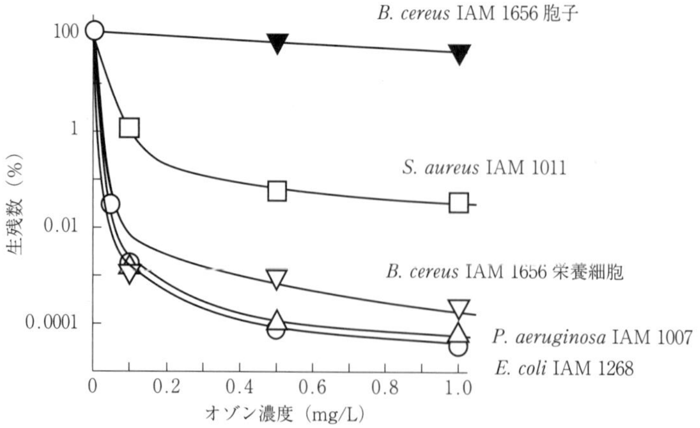

図3.6.3　オゾンガスの殺菌効果（文献37）を改変）
接触時間は30秒．

表3.6.7　オゾン水による野菜の殺菌効果

野　菜	オゾン濃度 (ppm)	処理時間 (min)	処理前の初発菌数 (cfu/g)	処理後の一般生菌数 (cfu/g)	生 残 率 (%)
レタス	3	1	2.0×10^4	4.0×10^2	2.0
キャベツ	5	1	3.0×10^4	9.0×10^1	0.30
キュウリ	5	1	8.6×10^6	2.1×10^4	0.24
ニンジン	5	5	1.2×10^5	1.0×10^2	0.083
タマネギ	5	1	2.0×10^4	9.0×10^1	0.45
ピーマン	5	1	8.0×10^4	6.0×10^2	0.75

（文献39）を一部改変）

け，オゾン水の場合，pHの低下によっていくらか低下し，共存物質の存在によって阻害される．処理温度は高温よりむしろ低温の方が作用は強く，これは溶解度の差やオゾンの分解物の安定性の影響によるとみられる．オゾン水の食品への応用としては，食品原材料の付着菌の殺滅，カット野菜や卵，豆腐など種々の食品の表面殺菌，容器内壁の殺菌が多い[37]．野菜における殺菌効果の例を表3.6.7に示す[39]．これに記載された条件下では，各種の野菜について2桁程度の一般生菌数の低下が認められる．オゾンガスの場合には，さらに湿度の影響を強く受ける．*B. subtilis*胞子の例を図3.6.4に示すように，胞子の死滅は処理時の湿度が高いほど増大する[40]．その利用においては，食品工場内くん蒸殺菌が主なもので，無人の夜間に0.05～1ppmの範囲内の濃度で処理する．この範囲内であれば金属腐食やゴム劣化なども問題なく広く使用できるとされる[37]．

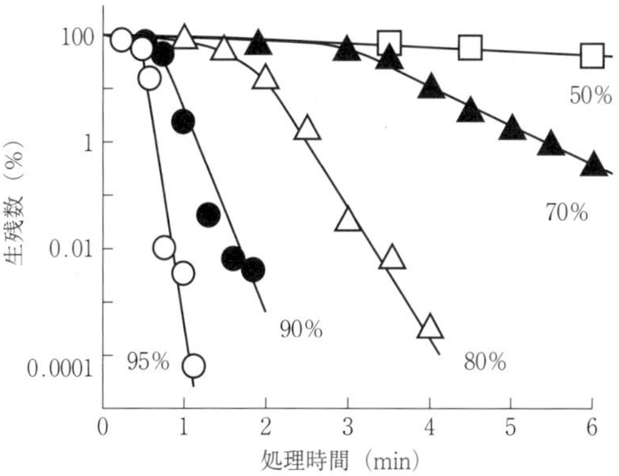

図3.6.4　オゾンガスによる *B. subtilis* IFO 3134 胞子の死滅に及ぼす相対湿度の影響[40]
胞子はろ紙上で RH 54%に調湿後，22℃で図中の各相対湿度のオゾンガス（3.0mg/L）で処理．

(4)　オゾン処理の課題

オゾンは自己分解を起こし，大気中でも次第に消失するので残留性の心配がないが，作用の持続性はない．オゾンの殺菌作用は有機物や無機物などの共存物質の影響を強く受けるので，できるだけそれらを除いておくことによって殺菌効果を高められるが，それらが多い場合には効力が低下する．オゾンは特有の刺激臭があり毒性をもつため，オゾンガスの処理中には立ち入らないようにしなければならない．作業環境のオゾンガス濃度は世界的に0.05あるいは1ppm以下に規制されている．

文　　献

1) 五十部誠一郎：日食微誌，**27**，115（2010）
2) ISO 21348 Standard for Solar Irradiances, 2007-05-01, Space Environment Technologies. http://www.spacewx.com/Docs/ISO_21348-2007.pdf
3) 町田一三：「食品の非加熱殺菌応用ハンドブック」（一色賢司，松田敏生編），p. 74，サイエンスフォーラム（2001）
4) 浦上逸男：「有害微生物管理技術」（芝崎　勲監修），第1巻，p. 730，フジ・テクノシステム（2000）
5) P. Setlow：*J. Appl. Microbiol.*, **101**, 514（2006）
6) 高野光男：「新殺菌工学実用ハンドブック」（高野光男，横山理雄編），p. 307，サイエンスフォーラム（1991）
7) I. L. Shechmeister：“Disinfection, Sterilization, and Preservation”（S. S. Block ed.），4th ed., p. 553，Lea and Febiger, Philadelphia（1991）
8) 里見弘治：「殺菌・除菌応用ハンドブック」（田中芳一，横山理雄編），p. 330. サイエンスフォーラム（1985）

9） 土戸哲明，林 昌史，松村吉信，大矢精二：防菌防黴，**29**，305（2001）
10） C. E. Bayliss, W. M. Waites：*J. Appl. Bacteriol.*, **47**, 263（1979）
11） 等々力節子：「食品の非加熱殺菌応用ハンドブック」（一色賢司，松田敏生編），p. 105, サイエンスフォーラム（2001）
12） 林 徹：「有害微生物管理技術」（芝崎 勲監修），第1巻，p. 739, フジ・テクノシステム（2000）
13） A. F. Mendonca："Control of Foodborne Microorganisms"（V. K. Juneja, J. N. Sofos eds.），p. 75, Marcel Dekker, New York（2002）
14） T. Hayashi：*Food Sci. Technol. Int. Tokyo*, **4**, 114（1998）
15） Joint FAO/IAEA Programme: Nuclear Techniques in Food and Agriculture. News and Highlights（2010）. http://www.naweb.iaea.org/nafa/news/food-irrad-too010807.pdf
16） 林 徹：*Radioisotopes*, **56**, 533（2007）
17） 林 力丸：化学と生物，**25**，703（1987）
18） 林 力丸（編）：「食品への高圧利用」（1989），「加圧食品—研究と開発—」（1990），「高圧科学と加圧食品」（1991），「生物と食品の高圧科学」（1993），いずれも，さんえい出版．
19） 中川善博：「殺菌・除菌実用便覧」（横山理雄，田中芳一編），p. 271. サイエンスフォーラム（1996）
20） C. E. ZoBell："High Pressure Effects on Cellular Processes"（A. M. Zimmerman ed.），p. 85, Academic Press, New York（1970）
21） 稲熊隆博，林 力丸：「有害微生物管理技術」（芝崎 勲監修），第1巻，p. 778, フジ・テクノシステム（2000）
22） D. G. Hoover："Control of Foodborne Microorganisms"（V. K. Juneja, J. N. Sofos eds.），p. 419, Marcel Dekker, New York（2002）
23） 嶋田昇二他：「加圧食品—研究と開発—」（林 力丸編），p. 265, さんえい出版（1990）
24） M. Osumi *et al.*："High Pressure Bioscience and Biotechnology"（R. Hayashi, C. Balny eds.），p. 37, Elsevier Science（1996）
25） B. M. Mackey, K. Forestiere, N. S. Isaacs, R. Stenning, B. Brooker：*Lett. Appl. Microbiol.*, **18**, 429（1994）
26） A. G. Macdonald："Current Perspective in High Pressure Biology"（H. W. Jannasch, R. E. Marquis, A. M. Zimmerman eds.），p. 207, Academic Press, London（1987）
27） T. Tsuchido, K. Miyake, M. Hayashi, K. Tamura："High Pressure Bioscience and Biotechnology"（R. Hayashi, C. Balny eds.），p. 185, Elsevier Science（1996）
28） 里見正隆，山口敏季，奥積昌世，藤井建夫：食衛誌，**36**，344（1995）
29） E. P. Black *et al.*：*Comp. Rev. Food Sci. Food Saf.*, **6**, 103（2007）
30） C. Hashizume, K. Kimura, R. Hayashi,："High Pressure Bioscience and Biotechnology"（R. Hayashi, C. Balny eds.），p. 423. Elsevier Science（1996）
31） 堀江 進，木村邦男，堀 恵一：農化，**65**, 1469（1991）
32） 滝 妥恵，粟生武良，光浦暢洋，高垣康雄：「加圧食品—研究と開発—」（林 力丸編），p. 143. さんえい出版（1990）
33） T. Okazaki, K. Kakugawa, T. Yoneda, K. Suzuki,：*Food Sci. Technol. Res.*, **6**, 204（2000）
34） I. Hayakawa, T. Kanno, K. Yoshiyama, Y. Fujio：*J. Food Sci.*, **59**, 159（1994）
35） 早川 功：「食品工学ハンドブック」（日本食品工学会編），p. 402, 朝倉書店（2006）
36） 内藤茂夫：「新殺菌工学実用ハンドブック」（高野光男，横山理雄編），p. 119, サイエンスフォーラム（1991）
37） 内藤茂夫：防菌防黴，**36**，469（2008）
38） 坂元 仁，土戸哲明：日食微誌，**23**，41（2006）
39） 大平美智男：「殺菌・除菌実用便覧」（横山理雄，田中芳一編），p. 257, サイエンスフォーラム（1996）
40） K. Ishizaki, N. Shinriki, H. Matsuyama,：*J. Appl. Bacteriol.*, **60**, 67（1986）

（土戸哲明）

食品の腐敗と微生物

Food Spoilage and Microbes

第4章　食品の微生物学的衛生品質管理

第4章　食品の微生物学的衛生・品質管理

4.1　微生物学的衛生・品質管理

食品の微生物学的衛生・品質管理の分野で重要視されているのは主に衛生指標細菌（糞便性大腸菌群，大腸菌群，大腸菌など）を用いた管理である．これらの指標細菌はヒトおよび温血動物の腸管由来の細菌による感染症あるいは食中毒の防止のための指標として用いられてきた．しかし，食中毒細菌の中には自然界由来のものもあり，これらの指標細菌以外の指標（嫌気性細菌，低温細菌，酵母，一般生菌数など）を用いた衛生管理が必要と思われる．一方，食中毒を含めた微生物事故のうち，多くを占めるのは腐敗・変敗であると推定される．これらの腐敗・変敗事故事例は企業の中で埋没し公表されることは少ないが，その経済的損失は食中毒事故による損害金額に比べるとはるかに多いと推察される．また，腐敗・変敗の様相は，それらの原因菌の性状，食品成分，加工，増殖温度，工場での汚染実態の特性などによって異なることから，これらの事故に遭遇した時には，試験方法の検討から行わなければならないこともある．したがって，その原因菌の特定までには時間を要することや，原因菌の分離すら難しいことがある．本章では，主に食品工場管理の視点から食品の微生物学的衛生・品質管理について述べる．

4.2　従来からの衛生・品質管理

食品の安全性を確保するためには，工場の施設・設備や生産機器などのハード面と，製造工程やそれらを保守する管理などのソフト面の両面からの整備が必要である．そのような基準を定めたものとしてGMP（Good Manufacturing Practice：適正製造規範）があげられる．GMPは1969年にアメリカで制定された「食品のGMP基本法」に基づいて，より高度な衛生・品質管理を行うための技術条件を示した食品別（低酸性食品缶詰，生鮮・冷凍魚介類，燻製魚類，ピーナッツ，粉乳など）製造基準として，法的強制力のある形で運用されている．

わが国の衛生管理は，食品衛生法に基づく食品および容器包装などの規格基準，製造基準および表示基準などの法的規制以外に，「食品等事業者が実施すべき管理運営基準に関する指針（ガイドライン）について」（平成16年，食安発第0227012号）を指針として，各食品企業・加工場での自主衛生管理方式が実施されている．また，「食品の衛生規範（厚生省通知）」がある．「衛生規範」は食品別に，弁当及びそうざい（昭和54年，環食第161号），漬物（昭和56年，環食第214号），洋生菓子（昭和58年，環食第54号），セントラルキッチン/カミサリー・システム（昭和62年，衛食第6号），生めん類（平成3年，衛食第61号）がある．それらの「衛生規範」の中には，施設・設備とその管理，食品の取扱い，営業者と従事者などについて微生物の制御を中心とした指針が示されている．

一方，農林水産省では，1973年から加工食品の安全性確保と品質向上を目的として「食品製造流通基準」の策定を開始し，1973年に缶詰食品および植物油脂についての「製造流通基準」が公布された．その後順次，豆腐，漬物，加工のり，レトルトパウチ食品などについて公

表 4.3.1 微生物が関与する食品事故事例

年　代	微生物が関与する食品事故事例
1936 年	腸炎菌（サルモネラ属菌）食中毒の発生（大阪府：氷菓，浜松市：大福餅）
1950 年	大阪府のシラス中毒事件
1952 年	カビ（*Penicillium* 属）に汚染された黄変米事件の発生
1955 年	脱脂粉乳によるブドウ球菌食中毒の発生（八雲事件）
1963 年	魚介類による腸炎ビブリオ食中毒の多発
1977 年	和歌山県有田市のコレラ事件
1981 年	エルシニアによる集団食中毒 穀類のカビ毒
1984 年	熊本市で製造の辛子れんこんによるボツリヌス中毒事件
1996 年	堺市の学校給食事件（腸管出血性大腸菌 O 157）
1998 年	イクラなどが原因食品とされる腸管出血性大腸菌 O 157 食中毒事件 卵などによるサルモネラ食中毒の増加
1999 年	イカ乾製品によるサルモネラ中毒事件
2000 年	加工乳の黄色ブドウ球菌毒素による食中毒事件
2000 年以降	生食鳥肉由来のカンピロバクター食中毒の増加 ノロウイルスによる食中毒の増加

布されている．その内容の概略は，各品目の共通事項等として，① 製造に関する事項（工場周辺・作業場・機械器具・保管施設についての環境衛生管理，原材料及び製品についての有害な物質・異物などの混入防止方法・品質の分析方法及び製造工程上の遵守事項，作業者の服装・衛生保持など），② 流通に関する事項（流通段階における有害物質，異物混入，製品の変質を防ぐための製品の取扱い・輸送方法・輸送上の注意点，保管陳列上の条件），③ 管理組織に関する事項（基準を遵守するための管理組織の整備，組織の運営方法，管理記録の作成及び保持など）が定められており，これらが「日本版 GMP」と言われている．

また，JAS 法（農林物資の規格化及び品質表示の適正化に関する法律）に基づき食品別「認定の技術的基準」[1] が定められている．その内容の概略は，① 製造又は加工，保管，品質管理及び格付けのための施設，② 品質管理の実施方法（品質管理責任者の職務，内部規定の具体的かつ体系的整備，内部規定に基づいての記録の作成と保存，品質管理の結果に基づく内部規定の見直しと従業員への周知徹底）などの基準である．さらに，農林水産消費（安全）技術センターでは，HACCP*1 や ISO*2 に基づいた「高度品質管理技術基準書」を 2002 年（平成 14 年）に作成している．このような背景の中で食品関係団体では，農林水産省補助事業で品目別に HACCP や GMP などを導入したガイドラインを作成している．

4.3 HACCP および ISO 22000 ファミリー規格

表 4.3.1 は，近年における微生物が関与する食品事故事例である．これらの事件などにより，消費者の食の安全に対する気運が高まり，国内にとどまらず，グローバルでも食の安全に関するガイドラインなどが提示されるようになった．

すなわち，Codex*3 では，食品衛生の一般原則 [2] の付属書に HACCP ガイドラインが含まれており，これに基づいて，1996 年に食品衛生法第 13 条で「総合衛生管理製造過程の承認（衛乳第 223 号）」の制度が実施された．また，

＊1 HACCP（Hazard Analysis and Critical Control Point「危害分析・重要管理点」）：食品の安全性にとって重大なハザード（危害要因）を特定し，評価し，コントロールするシステム．

＊2 ISO：国際標準化機構（International Organization for Standardization）

＊3 Codex：食品の国際規格．FAO/WHO が合同で国際規格を作成．その食品規格計画実施機関が食品規格委員会（Codex Alimentarius Commission, CAC）

表 4.3.2 ISO 22000 ファミリー規格（一部）

規格番号	ISO 規格名称	規格の概要
ISO 22000：2005	食品安全マネジメントシステム―フードチェーンの組織に対する要求事項	HACCP システムと ISO 9001 の要求事項を組み合わせた規格
ISO/TS 22002-1：2009	技術仕様書：食品安全のための前提条件プログラム 第1部 食品製造	ISO 22000 は，食品安全ハザードを確立し，実施し，維持することのための技術仕様書である．その内容は Codex 委員会勧告国際衛生取扱規範―食品衛生の一般原則を参考としている．
ISO/TS 22003：2007	食品安全マネジメントシステム―食品安全マネジメントシステムの認定および認証機関に対する要求事項	食品安全マネジメントシステム審査登録機関に対する審査のための要求事項（2007 年 2 月に発行）
ISO/TS 22004：2005	食品安全マネジメントシステム―ISO 22000 適用のための指針	ISO 22000 導入のための解説，また中小企業への規格適用の際の留意点などをまとめた（2005 年 11 月発行）
ISO 22005：2007	飼料およびフードチェーンにおけるトレーサビリティシステム設計・開発のための一般原則および指針	ISO 22519 から変更 2007 年 7 月発行

食品安全基本法（平成 15 年，法律第 48 号）が公布され，その第 8 条に「食品関連事業者の責務」がうたわれている．さらに，食品衛生法第 3 条にも「食品等事業者の責務」が明示された．これに基づき 2004 年（平成 16 年，食安発第 0227012 号）に「食品等事業者が実施すべき管理運営基準に関する指針（ガイドライン）」が告示された．さらに，2005 年 9 月に発行された ISO 22000（食品安全マネジメントシステム）[3] の中に HACCP が含まれている．また，2009 年 12 月には，ISO/TS 22002-1[4] が発行され，食品製造を対象とした PRP（前提条件プログラム：一般的衛生管理プログラム）（表 4.4.7）の要求事項が提示され，食の安全に関する消費者要求はグローバルにおいても課題になってきていると思われる．表 4.3.2 に ISO 22000 に関連する規格である「ISO 22000 ファミリー規格」を紹介する．

このような背景において，食品企業あるいはそれらを監視する機関は，ISO/IEC Guide 51：1999[5] について注目すべきであろう．すなわち，安全面に関する一般的ガイドである「ISO/IEC Guide 51」の要旨は，① 絶対安全の概念はない，② 許容できるリスクの確保，③ 受容できないリスクの排除，④ 受容できるリスクの達成，⑤ 費用対効果によるリスクアセスメントであり，これらの要件によって「安全」という概念が確保できると述べている．したがって，食品の場合，消費者も含めたフードチェーンの中での安全確保を考える必要がある．とりわけ，消費者の責任が大きいと同時に消費者教育・啓発が重要な課題となるであろう．

ISO/IEC Guide 51：1999（安全面）[5] と食品安全

最近は，食品の安全・安心という言葉がよく使われる．食品の安全とは，科学的根拠に基づいて判断されるが，安心は，顧客（消費者）要求事項（無農薬，無添加など）の社会的多様性であり，本来なら付加価値（高価格）として評価されなければならない．しかし，顧客ニーズを満足するという視点からは，この消費者要求事項に可能な限り対応する必要がある．だが，消費者要求事項にすべて対応するということは現実的ではない．したがって，本章では安心に

表4.4.1 製造物責任法の条項概要

条項番号（条項）	条 項 概 要
第1条（目的）	この法律は，製造物の欠陥により被害が生じた場合，製造業者等の損害賠償の責任について定める．
第2条（定義）	1.「製造物」とは，製造又は加工された動産をいう． 2.「欠陥」とは，当該製造物の特性，その通常予見される使用形態において，通常有すべき安全性を欠いていること． 3.「製造業者等」とは，①製造，加工又は輸入した者 ②その他．
第3条（製造物責任）	製造物の欠陥により他人の生命，身体又は財産を侵害したとき．
第4条（免責事由）	1. 当該製造物を引き渡した時における科学又は技術に関する知見では，欠陥があることを認識することができなかったこと． 2. その他．
第5条（期間の制限）	（省略）
第6条（民法の適用）	（省略）

ついては割愛する．

上記のISO/IEC Guide 51：1999の要旨の安全の概念を最初に理解する必要がある．多くの消費者は，食品は絶対に安全でなければならないと理解する傾向にある．低酸性食品缶詰には「商業的無菌（commercial sterility）」[6]という概念がある．「商業的無菌」とは，低酸性食品缶詰の殺菌条件（120℃ 4分以上）は，食中毒細菌の中で一番耐熱性のあるボツリヌスA・B型菌の胞子が死滅する条件である．したがって，120℃ 4分の殺菌条件は，既知の食中毒菌がすべて殺菌できる条件である．しかし，この条件より高い耐熱性のある腐敗菌が缶詰中に存在すれば，腐敗する可能性を含んでいるので「商業的無菌」といわれている．

一方，通常の食品の場合，製造段階での加熱・冷却（いわゆる製造基準およびその条件）や期限表示の設定，流通段階での低温管理，消費者段階での冷蔵保存や期限表示の遵守などによって食品の安全が担保されることになる．

ISO/IEC Guide 51：1999の用語および定義では，3.1安全性：受入れ不可能なリスクがないこと，3.2リスク：危害の発生する確率および危害のひどさの組合せ，3.7許容可能なリスク：その時代の社会の価値観に基づく所与の状況下で受け入れられるリスクなどと定義されている（番号は条項番号）．すなわち，実際的安全とは，①受容できないリスクがないこと ②許容可能なリスクの達成に基づいたリスクアセスメント*4により，「安全」の概念が設定されるであろう．この概念は，商品開発や製造・流通・販売・消費などの段階における条件設定（表示内容など）のための重要な条件である．したがって，ISO/IEC Guide 51：1999に基づく食品安全アクションプログラムは，消費者あるいは行政に対しての説得根拠になり得るものと考えられる．

4.4 HACCPとISO 22000：2005による衛生管理

HACCPがわが国に定着した別な側面は，1994年の製造物責任法（PL法）[7]（平成6年，法律第85号）（表4.4.1）の施行であろう．

この法律は，予見される使用形態や，科学や技術で予知できる事実に対して，欠陥および損害が発生した段階で賠償責任を製造者が負うことになっている．この法律によって，食品販売者は製造物責任をフードチェーン*5の川上（製

*4 リスクアセスメント：リスク分析およびリスクの評価のすべてのプロセス．

*5 フードチェーン：一次生産から消費までの，食品およびその材料の生産，加工，配送，保管および取扱いに関わる一連の段階および活動．

造者）にリスクヘッジ[*6]するため，PB（プライベートブランド）商品を中小製造業から責任能力を有する大手製造業に製造委託を変更したり，ブランドマークを商品に表示していても製造者表示はあるが，販売者表示をしない（食品衛生法上問題なし）などの実態が見られる．例えば，中国産冷凍餃子事件（2007～2008年）での「冷凍餃子」は，日本生活協同組合連合会（以下，日本生協連）が商品企画・開発し，製造委託と工場監査などを実施している「COOPブランド（PB商品）」でありながら食品衛生法上の輸入者責任を日本生協連ではなく，JTフーズに委託することにより「COOPブランド」商品の法的責任を回避したと理解されるであろう．今後は，製造物責任に加え，販売物責任を明確にする法的体系が必要であると思われる．

さらに，これらのリスクヘッジ（企業の安全確保が目的）を具体的に展開するために，認証（第三者監査）や納入先への第二者監査が実施され，「HACCP監査」，「ISO 22000認証監査」，「SQF監査」などがある．これらは，それぞれの監査項目や監査内容に共通性が見られず，複数の取引先の監査内容が異なることなどから製造現場での混乱が見られる．特に，微生物学的衛生・品質管理に関係する監査項目およびその内容，さらには管理手段などについても監査機関や監査員によって異なることがある．これらの混乱を防止するために監査の共通性・統一性を図ろうとする動きもある．このように，HACCPやISO 22000などの導入にあたっての背景，問題や課題などがあることを認識し，単なる安全管理や衛生管理といった技術論のみの問題であると理解しない方が良いであろう．

4.4.1 HACCPによる衛生管理

1971年，Pillsbury社がHACCPの具体的概念を第1回National Conference in Food Protectionにて発表し，1987年NACMCF（National Advisory Committee on Microbiological Criteria and Foods：食品微生物基準諮問委員会）からHACCPに関する指針が提出され，その後，EUが全品目にHACCP適用指令（1993年6月），Codex委員会がHACCP適用のためのガイドライン（1993年7月）を提示した．一方，わが国では食品衛生法での「総合衛生管理製造過程制度」（1995年10月）が創設されたことによりHACCPが注目されて，すでに15年以上が経過している．

(1) HACCPの概要

HACCPプラン作成にあたっては，HACCP 12手順7原則（表4.4.2）に従って作成すればよいとされている．

HACCPでいう危害（ハザード）[*7]とは，生物学的，化学的，物理的な要因（表4.4.3）である．一般にHACCPは健康ハザードを主に対象としているが，企業サイドからみれば，同じ考え方で，同じ工程で検討できる品質ハザードについても同時に管理すべきであると考える．品質管理でよく言われている「品質は工程の中で作り込め」という言葉があるが，同じように「安全・衛生も同時に工程の中で作り込める」と考えることができる．すなわち，HACCP導入にあたって，同じ工程で安全・衛生・品質などの管理がバラバラで行われたり，「安全・衛生」が特別に，優先的に，特化して実施されることによるリスク認識がなされていない結果，安全・衛生・品質に係わる事故や苦情などが発生する頻度が高くなったり，作業効率の低下およびコストアップの環境要因を醸成することが予測されているにもかかわらず，そのことが事故の原因になっている事例がしばしば監査現場

*6 リスクヘッジ：様々な起こりうるリスクをフードチェーンの中で回避したり，その大きさを軽減するように工夫すること．

*7 危害（ハザード）：食品安全に関する危害（ハザード）は健康への悪影響をもたらす可能性がある，食品の生物的，化学的または物理的物質またはその状態．また，危害（harm）とは，人体の受ける物理的傷害もしくは健康障害または財産もしくは環境の受ける害．

表 4.4.2　HACCP 12 手順 7 原則の概要

手順	原則	手順および原則の内容
手順 1		HACCP チームを編成する
手順 2		製品を記述する
手順 3		意図される用途を記述する
手順 4		フローダイアグラムなどを構築する
手順 5		フローダイアグラムなどを現場で確認する
手順 6	原則 1	すべての潜在的ハザードを列挙し，ハザード分析を実施してコントロールの手段を考える
手順 7	原則 2	CCP の決定
手順 8	原則 3	個々の CCP について許容限界を確立する
手順 9	原則 4	個々の CCP についてモニタリングシステムを確立する
手順 10	原則 5	是正措置を確立する
手順 11	原則 6	検証の手順を確立する
手順 12	原則 7	文書化と記録保持を確立する

表 4.4.3　食品中におけるハザードとその因子

ハザード	ハザード因子
生物学的ハザード	食中毒菌，人畜共通伝染病菌，マイコトキシン産生菌，ヒスタミン産生菌，寄生虫，原虫，腐敗微生物など
化学的ハザード	化学物質および有害化学物質，自然毒（植物毒，動物毒）など
物理的ハザード	危険異物（金属異物，ガラス片など），軟質異物および不快異物

でみられる．

したがって，HACCP 導入にあたっては，健康ハザードでの工程（HACCP）管理を中心とした管理だけではなく，品質や企業ハザードあるいはリスクを含めた経営管理や工場管理の視点からハザードおよびリスク分析を行うことが企業にとっての「食品の安全確保」のための有効かつ効果的手段であると考える．

(2)　HACCP システムの構築

ここでは，HACCP 12 手順 7 原則の概要[7]について述べる．

手順 1　HACCP チームを編成する

HACCP 導入のためのチームを編成し，チームの役割は，大別すると HACCP に関する知識・情報を従業員に伝達することと，外部査察時の対応を迅速かつ適切に行うことである．チームの構成員は，権限と実行力，さらには責任を伴うので，経営者または施設の長に加え，品質管理，製造現場，施設設備などの各分野の参加が必要である．表 4.4.4 に HACCP チームの具体的業務例を挙げる．

表 4.4.4　HACCP チームの具体的業務例

1. HACCP プラン（実施計画）の作成
2. 作業手順書および衛生標準作業手順書の作成
3. 上記 1 および 2 の見直し，修正または変更（改変）
4. 従業員に対する教育・訓練
5. 検証の実施と外部査察への対応
6. その他

手順 2　製品を記述する（製品説明書の作成）

「製品説明書」で製造している製品がどのようなものか客観的に把握する必要がある．これは取引上での製品仕様書，商品カルテなどに相当する．これを手順 2 の「製品説明書」の様式に記入し，製品およびその特殊性などから記載項目の不備があれば，製品仕様書，商品カルテなどの項目から追加することも必要である．さらに，原材料や添加物（食品添加物を含む），さらには包材関係の原料説明書（包材仕様書）を納入取引先から確認する必要がある．この重要性は食品表示に係る情報が漏れていないかのチェックにもなる．

手順3　意図される用途を記述する

意図される用途を記述（明示）することの重要性は，PL法（表4.4.1）にも関与する．すなわち，食品表示におけるデメリット表示の根拠である．企業が意図（予測）する用途と消費者などが意図（使用方法・喫食形態など）する用途が異なり，その狭間でPL事故が発生することがある．HACCPプラン作成における手順3の認識度は低いと思われるが，最近は，デメリット表示やハイリスク層に対する配慮が求められてきている．

手順4　フローダイアグラム・作業手順書・衛生標準作業手順書・施設の図面などを作成する

手順4の基本となるのがフローダイアグラム*8である．原料の受入れから出荷まで，可能なら製造条件（温度，圧力，時間など），機械・器具名およびその能力などを記載することが工程管理の基礎データとなる．また，機械・器具については，取扱説明書に記載されている情報が重要になる．最近の取扱説明書には，メンテナンス方法や分解して洗浄する場合の手順まで記載されているものがある．それ故，作業手順書・衛生標準作業手順書*9の作成にあたっては，取扱説明書が重要になる．製造作業と取扱説明書での手順に違和感があれば，メーカーを呼んで作業手順書・衛生標準作業手順書の見直しが必要となる．最後に，施設の図面を作成するにあたっての重要なことは，工場と外部との出入口（ヒト，モノなど）はもちろんのこと，排水口，排気口，配管口，配線口など工場内と外部との問題（事故予測と保守管理）を図面に記載することが重要である．次いで，機械・設備の配置図，工場内排水溝の図面，電気系統の配線図（工場の電気容量），ボイラー系統図（ボイラー容量），チラー供給配管図など生産管理面からの動力安定供給を確認することが，マクロ的食品安全生産体制確認の根拠となるであろう．

手順5　フローダイアグラム・作業手順書・衛生標準作業手順書・施設の図面などを現場で確認する

手順5は，いくら理屈・理論あるいは紙ベースなどで考えても，現場で確認しないと不適合が見られるために行われる．作成者だけが現場を確認することは避けるべきであろう．

手順6（原則1）すべての潜在的ハザードを列挙し，ハザード分析を実施してコントロールの手段を考える(ハザード分析)

ハザード分析とは，フローダイアグラムで作成されたそれぞれの工程の中に「潜在し，これが顕在化することが予測されるハザード要因」を洗い出し，それぞれのハザード特性からそのハザードを排除・低減するなどの方法を検討する作業である．

ハザード分析の手順は，表4.4.5のハザード分析表に基づいて作成する．すなわち，手順4で作成したフローダイアグラム（製造工程図）を見ながら（1）欄に記入し，（1）欄に対応する（2）から（6）欄に記入する．（2）欄は「発生が予想されるハザード要因」，（3）欄は（2）欄のハザード要因が現実性が高いかどうかを判断（○，×），（4）欄はその判断理由，（5）欄はハザード要因を防ぐための管理手段，（6）欄はそのハザード要因が後の工程で取り除けるかどうかを判断（○，×）する．

手順7（原則2）　CCP（重要管理点）の決定

CCP（表4.4.7）の決定では，表4.4.5に基づき，（6）欄で×と判断したものについて，この工程での記録が必要なポイントとして管理する必要（重要管理点）があるか，日常の衛生作業（一般的衛生管理）で管理できるかどうかを

---

*8　フローダイアグラム：特定の食品の生産，あるいは製造の際に使用される一連のステップやオペレーションを系統的に表現したもの．

*9　作業手順書・衛生標準作業手順書：作業手順書とは，作業や機械操作などに係る手順書であり，衛生標準作業手順書とは，作業手順の中の衛生に係る手順書である．

表 4.4.5　ハザード分析表と CCP の決定例

(1)欄	(2)欄	(3)欄	(4)欄	(5)欄	(6)欄	(7)欄
工程番号 工　程	発生が予想されるハザード要因は何か	管理が必要な重要なハザード要因か？	(3) 欄の判断した根拠は何か？	(3) 欄で重要と判断されたハザード要因の管理手段は何か？	後の工程で取り除けるか？	この工程は重要管理点 (CCP) か，一般的衛生管理か
5 らいかい	B) 微生物の混入	○	従業員の手指を介した汚染	手洗いの徹底，加熱工程での除去	○(加熱工程)	
	B) 微生物の増殖	○	撹拌熱による温度上昇	室温・機械温度の管理，加熱工程での除去	○(加熱工程)	
	C) 洗剤の混入	×	重篤な作用を起こさない洗浄剤の使用			
	P) 金属異物の存在	○	刃欠けによる金属異物の混入事例あり	検品工程での除去	○(検品)	
加　熱	B) 微生物の生残 C) なし P) なし	○	中心部までの加熱不足	加熱の徹底	×	CCP

考え，(7) 欄には「CCP」または「一般的衛生管理」を記入する．

CCP (重要管理点) とされた工程については，手順 8 原則 3 (許容限界の確立)，手順 9 原則 4 (モニタリングシステムの確立)，手順 10 原則 5 (是正措置の確立)，手順 11 原則 6 (検証手順の確立)，手順 12 原則 7 (文書化と記録保持の確立) について定める必要がある．これらを整理したものが CCP 整理票で，表 4.4.6 にその例を示した．

4.4.2　ISO などによる衛生管理と現場における衛生 (微生物) 管理

ISO 22000：2005 (食品安全マネジメントシステム) の中の「3 用語及び定義」の項に，PRP (前提条件プログラム)，オペレーション PRP

表 4.4.6　CCP 整理票例

段階／工程	加　　熱
ハザード要因	微生物の生残
発生要因	加熱条件 (温度／時間) 不良
管理手段	蒸気での加熱
管理 (許容) 基準	トンネル内温度○○±○○℃，加熱時間○○±○○分
管理基準が守られているかどうかの確認	いつ：加熱温度到達時および到達後 30 分ごと 誰が：加熱係長 どのように：デジタル温度計の目視確認と自記温度計での記録確認
管理基準が守られなかった場合の改善	いつ：管理基準逸脱時 誰が：加熱係長 どのように：課長に報告した後，原因究明 再加熱条件，廃棄条件，機械補修対応など
検証方法	加熱日報：毎週月曜日に記載事項を品質管理課長が確認 測定器の校正：年 2 回 (1 月，7 月)，加熱係長が校正手順に従って温度計などの校正と電池交換
記録文書名	加熱日報，温度計校正記録表，CCP 改善措置記録

表4.4.7　PRP，OPRP，CCPの定義[8)]

用語の定義	定義の内容
3.8 PRP：前提条件プログラム	人間による消費にとって安全な最終製品（3.5）及び安全な食品の生産，取扱い及び提供に適切なフードチェーン（3.2）の衛生環境を維持するために必要な〈食品安全〉基本条件及び活動 参考　必要なPRPは，組織が活動するフードチェーンの部分及び組織の種類に依存する（付属書C参照）．同義の用語の例：適正農業規範（GAP），適正獣医規範（GVP），適正製造規範（GMP），適正衛生規範（GHP），適正生産規範（GPP），適正流通規範（GDP），適正取引規範（GTP）
3.9 オペレーションPRP：オペレーション前提条件プログラム（OPRP）	食品安全ハザード（3.3）の製品又は加工環境への混入及び／又は製品又は加工環境における食品安全ハザードの汚染又は増加の起こりやすさを管理するために不可欠なものとしてハザード分析によって明確にされたPRP（3.8）
3.10 CCP：重要管理点	管理が可能で，かつ，食品安全ハザード（3.3）を予防若しくは除去，又はそれぞれの許容水準まで低減するために不可欠な〈食品安全〉段階

番号はISO 22000「3 用語及び定義」の番号．

（OPRP）およびCCPの用語が定義された（表4.4.7）．

この定義に基づき規格要求事項7.2のPRPの内容は表4.4.8のとおりであり，PRPとそれ以外のOPRPおよびCCPの管理レベルは表4.4.9のとおりである．

一方，PRPについては，「食品衛生の一般原則」[2)]に準拠した内容を「食品等事業者が実施すべき管理運営基準に関する指針（ガイドライン）」（前述）で示しており，ISO規格では，ISO/TS 22002-1：2009[4)]が技術仕様書として提示されている．

これらの内容については，いわゆる，外観的評価による「目に見える衛生管理」が中心となり，微生物ハザードなどの「目に見えない衛生管理」が理解されない傾向を生みだしていると考える．また反面，微生物を中心とした分析技術者は外観評価に対する根拠（エビデンス）を模索する意識が低い傾向にあるともいえる．

例えば，食品衛生現場では「生ものは危険，加熱するから安全」という言葉がある．しかし，食品流通を経験した者としては「生だから安心，加熱するから危険」となる．その理由は，スーパーなどにおいては刺身類の苦情は少ないが，加熱された豆腐やめん類など（いわゆる日配食品）の苦情は，刺身より多いし，ロット苦情も

表4.4.8　ISO 22000規格要求事項のPRPに関する内容

7.2.1	次の事項を管理するためにPRPを確立，実施，維持すること
a)	作業環境から製品への食品安全ハザード混入の起こりやすさ
b)	製品間の交差汚染を含む生物学的，化学的，物理的汚染
c)	製品及び製品加工環境における食品安全ハザードのレベル
7.2.3	PRPを選定及び／又は確立する場合，組織は次のことを考慮すること
a)	建物，関連施設の構造，配置などの保守管理
b)	作業空間，従業員施設を含む構内配置の保守管理
c)	空気，水，エネルギー及びその他のユーティリティの供給源の保守管理
d)	廃棄物及び排水処理を含めた支援業務及び保守管理
e)	設備の適切性，清掃，洗浄，保守及び予防保全などの保守管理
f)	購入資材，供給品，廃棄及び製品の取扱い管理
g)	空気による汚染対策
h)	清掃・洗浄及び殺菌・消毒（環境）
i)	そ族・昆虫の防除（施工管理）
j)	要員の衛生（教育・訓練）
k)	適宜，その他の側面

表 4.4.9　CCP，OPRP，PRP の管理レベルの概要

	CCP（7.6）	OPRP（7.5）	PRP（7.2）
文書化すること	○7.6.1	○7.5	×
管理される食品安全ハザード	○7.4.3	○7.4.3	×
管理手段の選択	○CCP 管理 7.4.4	○OPRP 管理 7.4.4	×
管理手段の妥当性確認	○8.2	○8.2	×
許容限界	○7.6.3	△管理状態にないこと 7.5 d)	×
モニタリング手順	○7.6.4	○7.5 c)	×
修正及び是正措置	○7.6.5，7.10.1，7.10.2	○7.5 d)	×
責任及び権限	○7.6.1 f)	○7.5 e)	×
モニタリング記録	○7.6.1 g)	○7.5 f)	○記録及び伝票管理
検　証	○7.8 c)	○7.8 c)	○7.2.3，7.8 a)

○：記録，△：状況による，×：記録不要．番号は ISO 22000 規格要求事項．

生じる．その理由は，「生ものは危険，加熱するから安全」は飲食店の話であり，加熱後すぐ食べることにより事故は少ない．しかし，日配食品などは，製造（加熱）後，食べるまでに時間がかかるので，加熱の管理とともに，加熱後冷却が十分であったかどうかの確認が必要である．また，食べるまでの流通時間の間に微生物が増殖し苦情が発生することがある．すなわち，日配食品などにおいては，加熱（条件）とともに冷却（条件）の管理が重要となり，加熱・冷却がセットになった CCP 管理を行う必要があろう．さらに流通・保管・時間などの条件も無視できない．

また，食品衛生の 3 原則である「つけない」「増やさない」「殺す」についても，基本的には理解できても現実的に制御することは不可能である．「つけない」については，原材料由来があり，さらに汚染がある．汚染については，単一汚染，連続汚染，少量（希少）汚染，濃厚汚染が想定される．衛生管理上，優先的に配慮すべき汚染の形態は，連続汚染および濃厚汚染である．次に，「増やさない」ことは濃厚汚染の対策と同様に重要である．一般的には温度管理であるといわれているが，重要なことは工程中での増殖箇所の特定である．すなわち，増殖要因が存在する（想定される）工程での循環再利用プロセス，食品成分の残渣（滞留など），洗浄・殺菌不良，温度および時間管理ミス，仕掛品・再生品の保管状況などの管理である．「増やさない」という単純な言葉であるが，その背景にはかなりの経験と技術が必要であることを認識すべきであろう．最後に，「殺す」であるが，通常の殺菌ではすべての微生物を殺菌できず一部は生残する．しかし，食品加工学，食品殺菌工学，食品冷凍工学，食品成分化学などの基本的知識がないと殺菌後の取扱い不良によって事故が発生することがある．食品衛生の 3 原則は，集約された平易な言葉で述べられているが，その背景にある経験・知識・技術などの「目に見えない衛生管理」をどのように「目に見える衛生管理」に高めるか（高度化？　ローテク化？）が今後の課題である．

4.5　食品衛生における監査手法

食品衛生現場では，食品衛生監視員による監視および衛生行政指導や ISO などの第三者認証機関による監査（第三者監査：外部監査），スーパー，コンビニ，大手飲食チェーンや原料・半製品・製品納入食品工場などの取引先からの監査（第二者監査：「外部」監査または取引先監査．この場合，取引先が第三者機関に委託することがある），さらに，これらの監査に対応するための自社（企業が外部機関などに依頼することもある）による自主監査（第一者監査：「内部」監査または企業内監査）などの監査が行われる（表 4.5.1）．

これらの監査指導は，有効なケースが多いが，

表 4.5.1　第一者監査，第二者監査，第三者監査について

監査の種類	監査の内容
第一者監査	組織の内部で実施，「内部」監査といわれる．
第二者監査	ある契約または継続的な契約の中で，契約先（顧客）またはその代理人が行う．顧客の信頼を生むメリットがある．「外部」監査といわれる．
第三者監査	行政機関や登録機関などからの監査．これにより潜在的顧客からの信頼を得る．「外部監査」といわれる．

一方では，「うるさい」「面倒くさい」「なぜしなければならないのか」「それをしたら事故がなくなるのか」などと言った抵抗があることも否めない．その結果，本来の監査指導からかけ離れたところで「適当に処理されていること」が見受けられる場合がある．このような問題について，「監査とは何か」について考える必要がある．

例えば，食品衛生監査指導の中で最初に認識しなくてはならないのは，「監査者（行政）と被監査者（事業者）は同等である」ということである．従来の「官尊民卑」や「監査・検査側の優位性」などではなく，「監査・検査する側」も「監査・検査をされる側」も同等であるという認識が，食品衛生監査（監視）のスタートであるとのスタンスに立たないと，本来の目的である食の安全や食品衛生などの確保のための評価機能（監査・検査・指導）としての信頼性はなくなるであろう．したがって，「監査者と被監査者は同等である」という基本的前提条件の中で，それぞれの状況での当事者間で異議申立機関，例えば，第三者機関や組織の上部機関を設置することを事前に決めておく必要がある．行政機関ではこのような機能を有する機関が設置されているが，食品衛生分野において「被監査者側」が，不服申立機関の設置とその機能を有効に利用しているかどうか疑問がある．その背景には，従来の「官尊民卑」や「バイイングパワー（buying power）」などがあるが，監査業務においては「監査者」も「被監査者」も「対等」であることを理解する必要がある．

第二ステップは，「根拠：エビデンス」に基づいて監査および監査指導がなされるべきである．案外，監査および監査指導内容あるいはチェックリスト項目の中に「根拠」が明確でない項目がある．つまり，「あった方がよい」「やった方がよい」という項目が多く，「これをやればどのような有効性があるのか」や，食品衛生法では「第○○条，あるいは告知第○○号に基づく」，ISO（国際標準規格）なら「項番や項目の○○に基づく」などと指摘する根拠が必要である．このように根拠を明確にすることにより，監査員，監視員などの指摘内容のそれぞれの担当者によるばらつきが制御される利点がある．このように，法律，通達，項番などの該当する規格や取決め事項などが明確であれば，監査員などの個人の見解のばらつきの要因は，規格などの解釈によるばらつきとなり，規格の解釈の妥当性や現場の状況による判断の違いなどについて調整すればよいことになり，「監査者」も「被監査者」も感情論抜きで議論ができることになる．

また，このことに対して，監査・監視側から「状況によって難しい」，「ケースバイケースが多い」など「監査・監査指導」が困難で，一概に言えないとの意見がある．しかし，このことは，「監査・監視者」が「被監査・被監視者」に対して，事前に（事故）予測したマニュアルを作成するようにと言っていることと同じであり，「状況によって難しい」，「ケースバイケースが多い」に対応するマニュアルや予測事例を準備しておくことが監査員・監視員あるいは彼らが属する組織の課題である．すなわち，「監査者・監視者」の個人的経験や個人の力量だけ

に依存するのではなく，「監査・監視指導を業務とする組織」としてのマニュアル化が求められ，「組織対組織」の監査になるべきであろう．そのことによって，更なる個人の力量に基づいた組織としての「監査・監視指導」ができると思われる．また，「被監査者（事業者）」も「監査・監視指導内容」の根拠が明確になり，遵守しやすい環境が醸成され，さらに，「監査者と被監査者は同等である」との視点から更なる議論（監査）ができ，かつ，「食の安全・安心」議論（監査）が，建前的な議論（監査）から現場視点での実質的な議論（監査）へ発展することが期待される．

4.6　食品の微生物学的衛生・品質管理の課題

食品の微生物学的衛生・品質管理の課題としては，従来の技術的管理とともに微生物学的衛生・品質管理の実施に基づく効果やコストなどの管理が求められるようになってきている．すなわち，技術的なハザード分析をベースにしたマネジメントシステムが求められ，その結果，組織（企業）としての食品微生物学的衛生・品質管理におけるPDCA（Plan, Do, Check, Action）サイクルが機能しているかどうかが評価されることになる．その評価実施機能が第一者監査（内部監査）であり第二者監査であり第三者監査である．したがって，今後，食品微生物学的衛生・品質管理技術の力量アップも重要であるが，食品微生物学的衛生・品質管理技術をベースとした監査員の監査手法に関する力量アップが早急に求められる．

文　献

1) 日本農林規格　品質表示基準　食品編，中央法規出版（加除式）
2) 田中信正（監修），月刊HACCP編集部（翻訳），コーデックス食品規格委員会：FAO/WHO合同食品スタンダードプログラム，「食品衛生基本テキスト—食品安全の国際規格」，第3版，鶏卵肉情報センター（2005）
3) 日本規格協会（編）：「ISO 22000：2005　食品安全マネジメントシステム—フードチェーンのあらゆる組織に対する要求事項」，日本規格協会（2007）
4) 「ISO/TS 22002-1：2009　食品安全のための前提条件プログラム　1．食品製造」，日本規格協会．
5) 「ISO/IEC Guide 51：1999　安全面—規格に安全に関する面を導入するためのガイドライン」，日本規格協会．
6) A. C. ハーソム，E. D. ハランド，高尾彰一（監修），田中光幸（訳）：「缶詰食品—その微生物学入門—」，p. 233，建帛社（1974）
7) 豊福　肇，日佐和夫：HACCP研修事前学習資料，HACCP導入の手引き，日本食品保蔵科学会HACCP管理者認定委員会（2011）
8) 湯川剛一朗，湯地和夫，日佐和夫：「よくわかるISO 22000の取り方・活かし方」（池戸重信編），p. 106，日刊工業新聞社（2006）

（日佐和夫）

事 項 索 引

ア 行

カ 行

サ　行

タ　行

ナ 行

ハ 行

マ　行

ヤ　行

ラ 行

ワ 行

欧文・略語索引

微生物名索引

【編著者紹介】

藤井建夫（ふじい　たてお）

略　歴―― 1943年京都市生まれ．1968年京都大学農学部水産学科卒業．1975年京都大学大学院農学研究科博士課程修了．京都大学農学部助手．水産庁東海区水産研究所（現　水産総合研究センター）微生物研究室長を経て，1986年東京水産大学助教授，1993年同教授，2003年東京海洋大学教授（大学統合により名称変更），2007年山脇学園短期大学教授，東京海洋大学名誉教授，2009年東京家政大学特任教授，2010年同大学生活科学研究所所長，現在に至る．農学博士．

委　員―― 日本食品衛生学会元会長，日本食品微生物学会元理事，日本伝統食品研究会会長，内閣府食品安全委員会専門委員，ほか．

専門分野―― 食品微生物学：特に腐敗・食中毒菌など有害微生物の制御，水産発酵食品における微生物機能の解明．

主な著書「微生物制御の基礎知識」（中央法規出版，1997）
「魚の発酵食品」（成山堂書店，2000）
「食品微生物Ⅱ―食品の保全と微生物」（幸書房，2001）
「増補　塩辛・くさや・かつお節」（恒星社厚生閣，2001）
「加工食品と微生物」（中央法規出版，2007）
「日本の伝統食品事典」（朝倉書店，2007）
「食品安全の事典」（朝倉書店，2009）
「食品微生物標準問題集（改訂版）」（幸書房，2008）
「よくわかる　食品有害微生物問題集」（幸書房，2010）
「食品衛生学　第三版」（恒星社厚生閣，2012），ほか

食品の腐敗と微生物

2012年4月10日　初版第1刷　発行

編著者　藤　井　建　夫
発行者　桑　野　知　章
発行所　株式会社　幸　書　房
〒101-0051　東京都千代田区神田神保町3-17
TEL 03-3512-0165　FAX 03-3512-0166
URL：http://www.saiwaishobo.co.jp

印　刷：　平文社

ISBN978-4-7821-0360-9　C3058